国家卫生健康委员会"十三五"规划教材

全国高职高专学校教材

供口腔医学专业用

口腔材料学

第4版

主　审　赵信义

主　编　王　荃

副主编　郭建康　吴　婕

编　者（以姓氏笔画为序）

马冬梅　开封大学医学部

王　荃　昆明医科大学

田　硕　赤峰学院

孙静静　枣庄职业学院

吴　婕　山东医学高等专科学校

赵信义　空军军医大学

赵利霞　河北医科大学

章书森　湖南医药学院

郭建康　河南护理职业学院

谢亮焜　昆明医科大学

人民卫生出版社

·北京·

图书在版编目（CIP）数据

口腔材料学 / 王荃主编. —4 版. —北京：人民
卫生出版社，2020.10（2025.4重印）

"十三五"全国高职高专口腔医学和口腔医学技术专
业规划教材

ISBN 978-7-117-29256-6

Ⅰ. ①口… Ⅱ. ①王… Ⅲ. ①口腔科材料－高等职业
教育－教材 Ⅳ. ①R783.1

中国版本图书馆 CIP 数据核字（2019）第 252713 号

人卫智网	www.ipmph.com	医学教育、学术、考试、健康， 购书智慧智能综合服务平台
人卫官网	www.pmph.com	人卫官方资讯发布平台

口腔材料学
Kouqiang Cailiaoxue
第 4 版

主　　编：王　荃
出版发行：人民卫生出版社（中继线 010-59780011）
地　　址：北京市朝阳区潘家园南里 19 号
邮　　编：100021
E - mail：pmph @ pmph.com
购书热线：010-59787592　010-59787584　010-65264830
印　　刷：人卫印务（北京）有限公司
经　　销：新华书店
开　　本：787 × 1092　1/16　印张：14　插页：4
字　　数：341 千字
版　　次：2003 年 8 月第 1 版　 2020 年 10 月第 4 版
印　　次：2025 年 4 月第 11 次印刷
标准书号：ISBN 978-7-117-29256-6
定　　价：45.00 元
打击盗版举报电话：010-59787491　E-mail：WQ @ pmph.com
质量问题联系电话：010-59787234　E-mail：zhiliang @ pmph.com

出 版 说 明

为了培养合格的口腔医学和口腔医学技术专业人才,人民卫生出版社在卫生部(现国家卫生健康委员会)、教育部的领导支持下,在全国高职高专口腔医学和口腔医学技术专业教材建设评审委员会的指导组织下,2003年出版了第一轮全国高职高专口腔医学和口腔医学技术专业教材,并于2009年、2015年分别推出第二轮、第三轮本套教材,现隆重推出第四轮全国高职高专口腔医学和口腔医学技术专业教材。

本套教材出版近20年来,在我国几代具有丰富临床和教学经验、有高度责任感和敬业精神的专家学者与人民卫生出版社的共同努力下,我国高职高专口腔医学和口腔医学技术专业教材实现了从无到有、从有到精和传承创新,教材品种不断丰富,内容结构不断优化,纸数融合不断创新,形成了遵循职教规律、代表职教水平、体现职教特色、符合培养目标的立体化教材体系,在我国高职高专口腔医学和口腔医学技术专业教育中得到了广泛使用和高度认可,为人才培养做出了巨大贡献,并通过教材的创新建设和高质量发展,推动了我国高职高专口腔医学和口腔医学技术教育的改革和发展。本套教材第三轮的13种教材中有6种被评为教育部"十二五"职业教育国家规划立项教材,全套13种为国家卫生和计划生育委员会"十二五"规划教材,成为我国职业教育重要的精品教材之一。

教材建设是事关未来的战略工程、基础工程,教材体现了党和国家的意志。人民卫生出版社紧紧抓住深化医教协同全面推动医学教育综合改革的历史发展机遇期,以规划教材创新建设,全面推进国家级规划教材建设工作,服务于医改和教改。为贯彻落实《医药卫生中长期人才发展规划(2011—2020年)》《国务院关于加快发展现代职业教育的决定》等文件精神要求,人民卫生出版社于2018年就开始启动第四轮高职高专口腔医学和口腔医学技术专业教材的修订工作,通过近1年的全国范围调研、论证和研讨,形成了第四轮教材修订共识,组织了来自全国25个省(自治区、直辖市)共计52所院校及义齿加工相关企业的200余位专家于2020年完成了第四轮全国高职高专口腔医学和口腔医学技术专业教材的编写和出版工作。

本套教材在坚持教育部职业教育"五个对接"的基础上,进一步突出口腔医学和口腔医学技术专业教育和医学教育的"五个对接":和人对接,体现以人为本;和社会对接;和临床过程对接,实现"早临床、多临床、反复临床";和先进技术与手段对接;和行业准入对接。注重提高学生的职业素养和实际工作能力,使学生毕业后能独立、正确处理与专业相关的临床常见实际问题。

本套教材修订特点：

1. 国家规划　教材编写修订工作是在国家卫生健康委员会、教育部的领导和支持下，由全国高等医药教材建设研究学组规划，全国高职高专口腔医学和口腔医学技术专业教材建设评审委员会审定，全国高职高专口腔医学和口腔医学技术专业教学一线的专家学者编写，人民卫生出版社高质量出版。

2. 课程优化　教材编写修订工作着力健全课程体系、完善课程结构、优化教材门类，本轮修订首次将口腔医学专业教材和口腔医学技术专业教材分两个体系进行规划编写，并新增了《口腔基础医学概要》《口腔修复工艺材料学》《口腔疾病概要》3 种教材，全套教材品种增至 17 种，进一步提高了教材的思想性、科学性、先进性、启发性、适用性（"五性"）。本轮 2 套教材目录详见附件一。

3. 体现特色　随着我国医药卫生事业和卫生职业教育事业的快速发展，高职高专医学生的培养目标、方法和内容有了新的变化，修订紧紧围绕专业培养目标，结合我国专业特点，吸收新内容，突出专业特色，注重整体优化，以"三基"（基础理论、基本知识、基本技能）为基础强调技能培养，以"五性"为重点突出适用性，以岗位为导向、以就业为目标、以技能为核心、以服务为宗旨，充分体现职业教育特色。

4. 符合规律　在教材编写体裁上注重职业教育学生的特点，内容与形式简洁、活泼；与职业岗位需求对接，鼓励教学创新和改革；兼顾我国多数地区的需求，扩大参编院校范围，推进产教融合、校企合作、工学结合，努力打造有广泛影响力的高职高专口腔医学和口腔医学技术专业精品教材，推动职业教育的发展。

5. 创新融合　为满足教学资源的多样化，实现教材系列化、立体化建设，本套教材以融合教材形式出版，纸质教材中包含实训教程，同时，将更多图片、PPT 以及大量动画、习题、视频等多媒体资源，以二维码形式印在纸质教材中，扫描二维码后，老师及学生可随时在手机或电脑端观看优质的配套网络资源，紧追"互联网 +"时代特点。

6. 职教精品　为体现口腔医学和口腔医学技术实践和动手特色，激发学生学习和操作兴趣，本套教材将双色线条图、流程图或彩色病例照片以活泼的版面形式精美印刷。

为进一步提高教材质量，请各位读者将您对教材的宝贵意见和建议**发至"人卫口腔"微信公众号（具体方法见附件二）**，以便我们及时勘误，同时为下一轮教材修订奠定基础。衷心感谢您对我国口腔医学高职高专教育工作的关心和支持。

人民卫生出版社

2020 年 5 月

附件一　本轮口腔医学和口腔医学技术专业 2 套教材目录

口腔医学专业用教材（共 10 种）	口腔医学技术专业用教材（共 9 种）
《口腔设备学》（第 2 版）	《口腔设备学》（第 2 版）
《口腔医学美学》（第 4 版）	《口腔医学美学》（第 4 版）
《口腔解剖生理学》（第 4 版）	《口腔基础医学概要》
《口腔组织病理学》（第 4 版）	《口腔修复工艺材料学》
《口腔预防医学》（第 4 版）	《口腔疾病概要》
《口腔内科学》（第 4 版）	《口腔固定修复工艺技术》（第 4 版）
《口腔颌面外科学》（第 4 版）	《可摘局部义齿修复工艺技术》（第 4 版）
《口腔修复学》（第 4 版）	《全口义齿工艺技术》（第 4 版）
《口腔正畸学》（第 4 版）	《口腔工艺管理》（第 2 版）
《口腔材料学》（第 4 版）	

附件二　"人卫口腔"微信公众号

"人卫口腔"是人民卫生出版社口腔专业出版的官方公众号，将及时推出人卫口腔专培、住培、研究生、本科、高职、中职近百种规划教材、配套教材、创新教材和 200 余种学术专著、指南、诊疗常规等最新出版信息。

1. 打开微信，扫描右侧"人卫口腔"二维码并关注"人卫口腔"微信公众号。
2. 请留言反馈您的宝贵意见和建议。

注意：留言请标注"口腔教材反馈＋教材名称＋版次"，谢谢您的支持！

第三届全国高职高专口腔医学和口腔医学技术专业教材评审委员会名单

主 任 委 员 马　莉　唐山职业技术学院

副主任委员 于海洋　四川大学　　　　　　　　胡砚平　厦门医学院

口腔医学组

组　　　长 胡砚平　厦门医学院

委　　　员（以姓氏笔画为序）

马永臻　山东医学高等专科学校　　　李水根　厦门医学院

马惠萍　开封大学　　　　　　　　　李晓军　浙江大学

王　荃　昆明医科大学　　　　　　　宋晓陵　南京医科大学

左艳萍　河北医科大学　　　　　　　张清彬　广州医科大学

吕俊峰　苏州卫生职业技术学院　　　赵信义　空军军医大学

杜礼安　唐山职业技术学院　　　　　顾长明　唐山职业技术学院

李　月　深圳职业技术学院　　　　　麻健丰　温州医科大学

口腔医学技术组

组　　　长 于海洋　四川大学

委　　　员（以姓氏笔画为序）

马玉宏　黑龙江护理高等专科学校　　项　涛　四川大学

吕广辉　赤峰学院　　　　　　　　　赵　军　日进齿科材料（昆山）

任　旭　黑龙江护理高等专科学校　　　　　　有限公司

杜士民　开封大学　　　　　　　　　胡荣党　温州医科大学

李长义　天津医科大学　　　　　　　葛秋云　河南护理职业学院

李新春　开封大学　　　　　　　　　蒋　菁　唐山职业技术学院

陈凤贞　上海医学高等专科学校　　　潘　灏　苏州卫生职业技术学院

岳　莉　四川大学

秘 书 长 刘红霞　人民卫生出版社

秘　　　书 方　毅　人民卫生出版社　　　查彬煦　人民卫生出版社

前　言

近年来，新的口腔材料及技术不断应用于口腔临床，特别是数字化技术的大量应用，极大促进了口腔医学技术的发展和医疗质量的提高，医师椅旁操作模式正发生革命性的改变。新材料、新技术的广泛应用，使口腔临床医师和患者有了更多的选择。但是，在面对许多的新材料和新技术时，也对教学提出新的要求，因此，对第 3 版的《口腔材料学》进行修订很有必要。

本次修订是在广泛征求了使用该教材的学校及专业教师的意见后，结合目前口腔各学科的发展趋势，充分考虑高职高专的培养目标和教学特点的基础上进行的。在读者对象方面，从面向口腔医学、口腔医学技术专业调整为面向口腔医学专业。在形式方面和章节安排上，总体按照上版教材的分类法，根据口腔材料的应用和使用习惯进行章节的分类。为了更准确贴近应用实际，把上版第六章口腔颌面外科材料名称调整为口腔植入材料。考虑到内容和章节的平衡，把上版中的第二章的第九节切削、研磨抛光材料和第十节口腔修复用其他材料合并后单独列一章口腔辅助材料进行介绍。在内容上，为使教材和口腔材料的应用和发展结合更加紧密，根据口腔材料发展趋势和应用实际，对口腔修复充填材料、粘接材料、植入材料等发展迅速的材料作了一定的调整和充实；而对一些逐渐淘汰的材料如银汞合金等内容进行了较多的精简，仅进行简单的介绍。对有的口腔材料的相关知识和发展方向，以知识拓展的形式予以介绍。

空军军医大学的赵信义教授作为本教材的主审，全程参与了本教材的编写并给予了重要指导，提升了教材的质量。

在编写过程中，得到了昆明医科大学口腔医学院和厦门医学院附属口腔医院等单位的大力支持，在此一并致谢。

由于口腔材料的发展迅速，对新材料的认识和掌握尚需要一个过程，加之我们的水平有限，难免会出现一些错误或遗漏，我们恳请广大师生和口腔医务工作者给予批评和指正。

王　荃

2020 年 3 月

目 录

第一章　总　论

第一节　概　述

口腔材料学（science of dental materials）是一门和口腔医学、生物医学工程、材料学、化学、物理学等密切相关的界面学科。口腔材料学是口腔医学的重要组成部分，它是研究口腔医学领域各种材料的组成、性能和应用，以及口腔与生物材料的相互关系，从而达到利用人工材料和制品，替代和恢复因各种原因造成的天然牙或软硬组织缺损、缺失后的生理外形和重建已丧失的生理功能，以及牙体组织预防保健的一门学科。

随着社会的发展和人们生活水平的不断提高，人们对口腔健康更加重视，人们要求得到高质量的、舒适的、美观的口腔医疗保健服务。现代口腔医疗、保健水平的进步和提高，常伴有口腔材料的改进或新的口腔材料出现，而口腔材料的发展，也使口腔治疗、修复技术有了质的改变。因此，口腔医学和口腔材料学相互促进、相互发展。许多口腔材料在临床应用时，需要口腔医师进行进一步的加工或处理。作为一名现代口腔医师除了必须掌握口腔医学知识外，还要掌握口腔材料的基础知识，以及应用技术，只有基于对所用口腔材料的充分了解，掌握其性能特点和应用要求后，才能完成高质量的口腔治疗和修复。

一、口腔材料学的发展简史

口腔材料的应用历史悠久，与口腔医疗活动几乎是同时产生和发展的。口腔材料在口腔医疗实践活动中的应用历史，最早可以追溯到公元前 2500 年前，在埃及王朝墓葬中发现有用蜡、黏土和木制的假鼻、眼眶、耳和牙齿。公元前 700 年—公元前 500 年，罗马人已有了用黄金制作的修复用牙冠及桥体。公元 1 世纪罗马的 Celsus 在拔除龋齿之前，曾用棉绒、铅和其他物质充填大的龋洞，避免在拔牙过程中牙齿破碎，这可能是最早的龋洞充填材料。

在公元 7 世纪的中国,唐高宗时期颁布的《唐本草》有用银膏补牙的记载,其银膏的主要成分为银、汞和锡,与现代的银汞合金成分很相似。据记载,公元 1050—公元 1122 年间,人们用研碎的乳香、明矾和蜂蜜充填龋洞。约 1480 年,有意大利人开始用金箔充填龋洞。

1728 年法国人 Pierre Fauchard 出版了《外科 - 牙科医》专著,该著作涉及口腔医学的许多领域,论及了多种牙科修复材料和操作技术,并包括用象牙制作个别牙固定桥、活动义齿及全口的方法。1756 年 Pfaff 发表了以蜡分段制取口腔印模,并用煅石膏灌注模型的论文。1770 年,Jean Darcet 开始将低熔点合金用于牙科。1788 年法国人 Nicholas 发明了瓷牙修复技术,并于 1792 年获得专利。1839 年美国人 Charles Goodyear 发明了硫化橡胶,后来被牙科医生用于制作义齿基托,使义齿基托的性能有了一定的改善,得到了广大患者的认可。

进入 19 世纪后,牙科材料发展迅速,先后发现了牙胶、氧化锌丁香酚水门汀和磷酸锌水门汀等材料,这些材料现在仍在广泛使用。在 19 世纪中叶发明了铜汞合金和银锡汞合金,并不断加以改进,银汞合金成为了广泛使用的充填材料。1895 年 Black 首次提出了相应的洞形分类法和制备技术要求,他在硫化橡胶用于基托制作和面部赝复,陶瓷用于义齿和人工牙种植等方面也进行了大量的研究。

20 世纪,随着科学技术的发展,新兴学科的出现,口腔材料也得到极大的发展,除对已有的材料进行改进,并建立了规范的标准,同时还研制出了许多新的材料。1937 年出现的丙烯酸酯树脂基托材料取代了硫化橡胶基托材料,是合成高分子材料在口腔医学领域广泛应用的最早实例。20 世纪 50 年代后期,室温硫化硅橡胶用作印模材料;20 世纪 50—60 年代金属烤瓷修复技术用于临床;1960 年聚羧酸水门汀问世;1971 年英国学者 Wilson 综合了硅水门汀和聚羧酸水门汀的优点而开发出玻璃离子水门汀;1963 年美国学者 Bowen 研究成功了自凝复合树脂,70 年代光固化复合树脂开始面世。在复合树脂的应用逐渐扩大的同时,合成树脂类口腔粘接剂及粘接技术也迅速开发。20 世纪 60 年代,瑞典科学家 Brånemark 提出骨整合理论,并把钛和钛合金用于种植体,该研究获得极大成功,促进了口腔金属种植材料的发展。1960 年多孔氧化铝陶瓷及其组织学研究报告发表,1978 年羟基磷灰石等生物陶瓷作为植入材料应用于口腔临床,这些促进了对生物相容性和生物活性较好的陶瓷类种植材料研究。

随着口腔材料的不断发展,现在人们毫不质疑口腔材料在口腔医学中的重要作用和地位,口腔材料学早已成为一门独立的学科。自 1920 年建立了口腔材料制品的第一项质量标准——银汞合金的选择和分级规格以来,目前已经建立了各种口腔材料、器械和设备的国际标准。目前世界上(包括我国)已有相当数量的专门人才从事口腔材料学的研究和教学工作。国内许多口腔医学院内设立了专门的口腔材料学教研室、研究室或中心,除开设口腔材料学课程外,还授予这门学科硕士和博士学位。在我国口腔材料学已成为与口腔解剖生理学、口腔组织病理学并列的口腔医学专业的主要基础课程之一。

二、口腔材料的质量标准和管理

口腔材料直接或间接用于人体,对其研发、生产和使用均需严格的质量标准和监督管理。口腔材料的质量标准(或称质量规范)是评价特定的口腔材料性能的技术文件,即对某种材料的性能提出具体的技术标准和生产要求,当某种材料的质量标准确定之后,各生产厂家要向有关的质量管理部门申报,经检测确实符合标准后,才可给予注册并生产销售。

口腔医师作为口腔材料的使用者，必须对这些标准有一定的了解。

口腔材料的第一项标准是由美国国家标准局于1920年组织完成的牙科银汞合金标准，此后有关研究人员又进行了锻制合金、铸造合金等材料的研究。1928年改由美国牙科协会（American dental association，ADA）组织这方面的工作，先后已制定60多项美国牙科协会标准，并随着知识的更新及技术的发展，不断对已制定的标准进行修订和补充。国际牙科联盟（Federation Dentaire Internationale，FDI）和国际标准化组织（International Standards Organization，ISO）等机构为此目标进行了大量工作。

目前，我国对医疗器械（含口腔材料）按照风险程度实行分类管理，按风险从低到高将医疗器械相应分为一、二、三类，口腔材料也纳入医疗器械管理。在产品管理方面，第一类是风险程度低，实行常规管理可以保证其安全、有效的医疗器械。明确第一类医疗器械实行产品备案管理。如石膏、印模等材料。第二类是具有中度风险，需要严格控制管理以保证其安全、有效的医疗器械，第二类由省一级食品药品监管部门实施产品注册管理，如瓷粉、瓷牙、修复用的各类合金等材料。第三类是具有较高风险，需要采取特别措施严格控制管理以保证其安全、有效的医疗器械，人工牙种植体、人工骨等材料，高分子义齿材料、修复用复合树脂类、充填用复合树脂等材料也列为第三类，第三类由国家实施产品注册管理。

义齿加工企业须取得《医疗器械生产企业许可证》和口腔定制式义齿（或定制式矫治器）《医疗器械产品注册证书》。涉及义齿产品（或定制式矫治器）的必须按照国家标准、行业标准和有关法规要求，编写注册产品标准。

我国对口腔材料、义齿加工厂企业监管原由食品药品监督管理部门负责，现食品药品监督管理部门归属于"市场监督管理部门"。

三、口腔材料的分类

口腔材料的品种繁多，加之新的口腔材料不断研发并应用于口腔临床，造成分类标准和分类方法不一。从科研、教学和临床应用的不同角度，可采用不同的分类方法。通常有以下几种分类法：

（一）按材料主要应用临床科室分类

1. 口腔内科材料；
2. 口腔颌面外科材料；
3. 口腔修复材料；
4. 口腔正畸科材料；
5. 口腔预防保健材料。

（二）按材料性质分类

1. 有机高分子材料；
2. 无机非金属材料；
3. 金属材料；
4. 复合材料。

（三）按材料直接用途分类

1. 印模材料；

2.模型材料；

3.义齿材料；

4.充填材料；

5.粘接材料；

6.种植材料；

7.口腔预防保健材料。

此外，还有包埋材料、研磨抛光材料、衬层材料、颌面修复材料等。

（四）按材料与口腔组织的接触方式分类

1.直接、暂时与口腔组织接触的材料；

2.直接、长期与口腔组织接触的材料；

3.间接与口腔组织接触的材料。

（五）按材料的应用部位分类

1.非植入人体的材料；

2.植入人体的材料。

以上分类法各有侧重，各有特点。本教材突出高职教育的特点，体现实用性原则，并考虑到口腔材料应用的习惯和逻辑关系，采用按材料主要应用临床科室分类法，结合材料直接用途进行分章，每章中又按照其用途或名称分为若干节。对多个临床科室均需使用的材料一般按其主要用途在某一章节集中介绍。

第二节 材料的性能

口腔材料的性能主要指其口腔临床应用并与行使功能密切相关的性质，是保证口腔材料临床应用安全有效的基础。临床应用和实验室研究证明，材料的临床效果与材料的性质有着密切的关系。为了保证材料符合临床要求，ISO/TC 106及各国标准化组织研究制定了口腔材料性能技术标准，规定了不同口腔材料应满足的性能要求及技术标准。下面主要介绍口腔材料的物理性能、力学性能、化学性能、生物学性能等知识。

一、物理性能

（一）尺寸变化

口腔材料在制作和使用过程中，由于物理及化学因素的影响，引起长度或体积大小的变化，称为尺寸变化（dimensional change），尺寸变化（ε）通常用长度或体积变化的百分数来表示。其表达式为：

$$\varepsilon = \frac{L - L_0}{L_0} \times 100\%$$

式中，L_0 为原长（单位：mm），L 为变化后的长度（单位：mm）。

口腔材料的尺寸稳定是材料的基本性能要求，具有重要的临床意义。如印模材料、模型材料的尺寸稳定性对修复体的制作精度有重要影响；充填材料固化期间的尺寸变化对充填体与窝洞之间的密合性也有很大影响。因此，在研制印模材料、模型材料和充填材料等材料时必须努力减少使用过程中的尺寸变化。标准化组织根据临床需要对材料的尺寸变化做了相应规定，表 1-1 列举了几种材料在固化期间的尺寸变化的允许值。

表 1-1　几种材料固化期间尺寸变化允许值

材料	尺寸变化 /%	材料	尺寸变化 /%
银汞合金	−0.15～0.20	熟石膏	0～0.30
氧化锌丁香酚水门汀	−0.31～0.85	人造石	0～0.20
磷酸锌水门汀	−0.05～−0.07		

（二）热膨胀

几乎所有的材料均有受热时膨胀、冷却时收缩的现象。热膨胀系数（coefficient of thermal expansion）是描述物体长度（或体积）随温度变化而变化的物理量，当用长度的变化表示时称为线胀系数（linear expansion coefficient），其定义为固态物质温度改变 1℃时，其长度的变化跟它在 0℃时长度的比值。通常测量材料的线热胀系数，其表达式为：

$$\alpha_L = \frac{1}{L} \cdot \frac{d_L}{d_T}$$

该式适用于压强为恒量的条件下。

式中，α_L 为温度为 T 时的线胀系数（单位：K^{-1}），L 为温度为 T 时试样的长度（单位：mm），d_L 为物体长度的改变，d_T 为温度的变化。

线胀系数的单位为每开［尔文］或负一次方开［尔文］，符号为 K^{-1}。

图 1-1 为新鲜无龋牙冠、牙根的线胀系数。曲线上各点的微商除以试样长度所得的商即为相应温度下的线胀系数。由曲线可知：同种材料不同温度时的线胀系数不同。

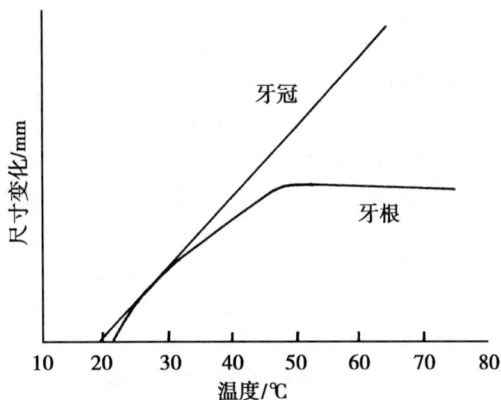

图 1-1　牙冠、牙根的线胀系数

实际应用时，通常测量一定温度范围的平均线胀系数更有应用意义，即温度范围在 $T_1 - T_2$ 时的线胀系数可表示为：

$$\alpha_L = \frac{L_2 - L_1}{L_1(T_2 - T_1)}$$

式中，α_L 为温度 T_1 至 T_2 范围内平均线胀系数（单位：K^{-1}），L_1 为温度为 T_1 时试样长度

（单位：mm），L_2 为温度为 T_2 时试样长度（单位：mm）。

当用体积的变化表达热膨胀系数时，则称为体胀系数（cubic expansion coefficient）。表达式为：

$$\alpha_V = \frac{1}{V} \cdot \frac{d_V}{d_T}$$

式中，α_V 为温度为 T 时的体胀系数（K^{-1}），V 为温度为 T 时试样的体积（mm^3），d_V 为物体体积的改变，d 为温度的变化。

体胀系数的单位为每开［尔文］或负一次方开［尔文］，符号为 K^{-1}。如果固体是各向同性的，则其 $\alpha_V = 3\alpha_L$。

口腔材料的热膨胀系数是材料性质的主要指标，对临床应用有很大影响。如包埋材料要求具有一定的热膨胀系数来补偿铸造合金在铸造过程中的体积收缩，烤瓷材料和烤瓷合金热膨胀系数不匹配会影响瓷与合金的结合等。若充填体与牙体热膨胀系数有差别，也会在长期使用后出现充填体产生微裂或在充填体与窝洞之间产生缝隙，唾液及食物残渣等进入裂隙，引起继发龋及牙髓炎。表 1-2 列出了牙体组织及一些口腔材料的线胀系数。

表 1-2　牙体组织及部分口腔材料的线胀系数

材料	线胀系数 /$10^{-6} \cdot K^{-1}$	材料	线胀系数 /$10^{-6} \cdot K^{-1}$
人牙	10～15	体瓷及不透明瓷	12.4～16.2
牙釉质	11.4	金合金	12～15.5
牙本质	8.3	钴 - 铬合金	14.1～14.7
氧化锌丁香酚水门汀	35	镍 - 铬合金	14.1～15.7
玻璃离子水门汀	10.2～11.4	钛合金	12.4
复合树脂	25～50	钛	11.9
银汞合金	22～28	铜	16.8
窝沟封闭剂	70.9～99.1	银	19.2
嵌体蜡	300～1 000	金	14.4
硅橡胶印模材料	109～210	铂	8.9
长石质陶瓷	6.4～7.8	汞	60.6

（三）导热性

导热性是物体传递热量的性能。热导率（thermal conductivity）又称导热系数（coefficient of thermal conductivity），是量度材料导热性能的物理量，其定义为面积热流量除以温度梯度。符号为 λ，即温度梯度为 1℃/m，单位时间通过 $1m^2$ 的热量（瓦特）。单位是瓦［特］每米开［尔文］，符号为 W/(m·K) 或 $W \cdot m^{-1} \cdot K^{-1}$。

在牙体修复时，为避免充填后牙齿在口腔环境中出现冷热刺激反应，口腔充填材料应具备较小的热导率，特别是接近牙髓的部位必须选用热导率低的材料，以隔绝温度变化对牙髓的刺激。在使用银汞合金等这类热导率远远大于牙齿硬组织的材料时，必须用热导率较低的水门汀垫底后才可充填。表 1-3 列出牙釉质、牙本质及部分口腔材料的热导率。

表 1-3 牙釉质、牙本质及部分口腔材料的热导率

材料	热导率[单位：W/(m·K)]	材料	热导率[单位：W/(m·K)]
牙釉质	0.87～0.92	陶瓷	1.05
牙本质	0.57～0.63	银汞合金	23
磷酸锌水门汀	1.05～1.29	金合金	297.3
氧化锌丁香酚水门汀	0.46	铜	370～394
无填料丙烯酸树脂	0.21	银	385～421
复合树脂	1.1	金	297

（四）润湿性和表面张力

液体在固体表面扩散的趋势称为液体对固体的润湿性（wettability），润湿是粘接的必要条件。润湿性和物体的表面张力（surface tension）密切相关，表面张力是研究物体表面特性的物理量。液体内部的分子受到周围分子的作用力的合力为 0，但在表面的分子受气相分子对它的吸引力小于内部液相分子对它的吸引力，所以该分子所受合力不等于零，其合力方向垂直指向液体内部，结果导致液体表面具有自动缩小的趋势。这种促使液体表面收缩的力叫作表面张力，单位为牛每米（N/m）。

广义而言，两种不同物态的物质之间界面上的张力均被称为表面张力。液体的表面张力是指液体与空气界面的表面张力，符号为 γ_{LV}；固体的表面张力是指固体与空气界面的表面张力，符号为 γ_{SV}。固体与液体界面的表面张力则为 γ_{SL}。三种界面及产生的表面张力关系如下列公式表示：$\gamma_{SV} = \gamma_{SL} + \gamma_{LV} \cdot \cos\theta$

θ 指液体在固体表面的接触角。

当把液体滴在固体表面上，它可以铺展开来或取得一定形状而达到平衡。通过液滴与固体表面接触点作液滴曲线的切线，该切线与固、液界面之间的夹角 θ 称为接触角（图 1-2）。接触角 θ 越小，液体在固体表面润湿性越好；反之，θ 越大，润湿性越差。当 $\theta = 0°$，表明液体对固体完全润湿或理想润湿；当 $\theta = 180°$ 时，表明液体对固体完全不润湿。因此，润湿的条件是 $\gamma_{SV} > \gamma_{SL}$。

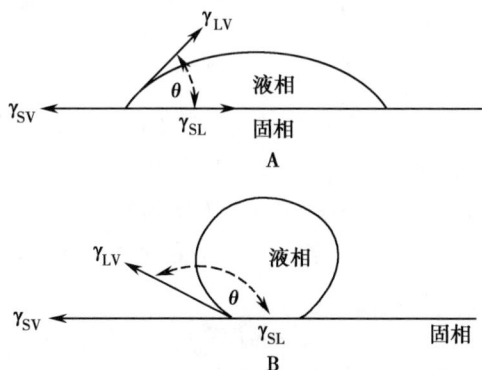

图 1-2 接触角（θ）与润湿性

（五）流电性

在电解质溶液中，异种金属相接触，由于不同金属之间的电位不同，将会出现电位差，导致微电流，这种性质称为流电性（galvanism），该现象称为流电现象。流电现象产生的原

理同原电池原理。

在口腔环境中唾液类似电解质,当口腔内存在不同金属的修复体或金属充填物时,就会产生流电现象。表现为患者在咬合时,两修复体接触,相当于电池两极短路,有较大的电流产生即流电现象,患者感觉极不舒服,同时还导致修复体的不断溶解、锈蚀(出现电化学腐蚀)。因此,临床上应尽量使用相同的金属材料或者尽量避免不同的金属接触。此外,同一种金属修复体由于加工中金属污染或不同部位所含各类元素浓度不同也会发生上述现象。

(六)色彩性

口腔治疗、修复的目的不但要恢复软、硬组织的形态和功能,而且还要达到美观、和谐的效果。随着人们对口腔健康的要求不断提高,修复体的色彩自然、协调,成为医师和患者关注的重要内容之一。

物体的颜色是不同波长的可见光作用于眼睛的结果,任何色彩均具备三个基本要素,即色相(hue)、明度(chroma)和彩度(value)。

色相是指色彩的类型;明度是指色彩的明暗程度;彩度是指色彩的饱和度或纯度,它们相互作用而影响色彩。为了对色彩进行统一和规范,现多采用孟塞尔颜色系统作为国际上通用标准。比色板由于直观,使用方便,在口腔修复体制作过程中,常用比色板进行义齿的颜色选择。

天然牙的色彩除了和牙齿自身组织颜色有关外,还受到牙周组织、黏膜、皮肤、年龄、环境等因素的影响。一般通过仪器测色法或比色板比色法来测定牙齿的颜色,从而确定修复体的颜色。

在选择材料时,必须考虑材料的色彩性,同时还要考虑影响色彩的各类因素。

二、力学性能

材料的力学性能(mechanical properties)是指材料受到外力作用时所表现出来的形变和破坏等特性。形变是分子之间距离发生改变的宏观现象。分子距离减小产生斥力,分子距离增大产生引力。这些引力或斥力的矢量和称为内力。内力与外力共同保持材料受载状态下的平衡。内力与外力大小相等,方向相反。通过外力的研究来了解内力的规律是普遍采用的方法。

(一)应力

物体由于外因(外力、湿度、温度场变化等)而变形时,在物体内各部分之间产生相互作用的内力,以抵抗这种外因的作用,并试图使物体从变形后的位置恢复到变形前的位置。定义单位面积的这种内力为应力(stress)。当物体受到外力作用后处于平衡状态时,内部产生的应力与外力数值相等但方向相反,若外力均匀且垂直用于受力面上,应力(σ)可用下列公式表示:

$$\sigma = F/S$$

式中,σ为应力(单位:MPa),F为外力(单位:N),S为受力面积(单位:mm^2)。

当外力为拉力时,材料产生拉应力(tensile stress);当外力为压力时,材料产生压应力(compressive stress);当外力是剪切力时,材料产生剪切应力(shear stress)或切应力(图1-3)。

在等截面物体中,应力是均匀分布的。由于物体上有孔、沟槽而导致截面尺寸改变而引起应力分布不均匀,而在局部增大,这种现象称为应力集中。应力集中会导致修复体容

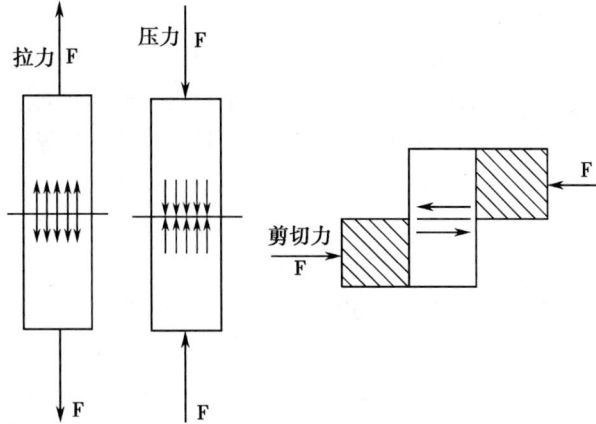

图 1-3 三种应力示意图

易被破坏。金属材料在加工过程中还可能会导致残留应力，残留应力在一定条件下可导致金属变形或破坏。

（二）应变

应变（strain）是描述材料在外力作用下形状和尺寸变化的量。口腔材料通常研究的是线应变（linear strain），又称为正应变，简称应变。在研究正畸弓丝性能时还涉及角应变。应变（ε）可表示为：

$$\varepsilon = \Delta L / L_0$$

有些应变或变形是可逆的，即外力去除后物体可恢复其原始形态，称为弹性形变（elastic deformation）。有些应变或变形是不可逆的，即外力去除后物体不能完全恢复其原始形态，发生永久的变形，称为塑性形变（plastic deformation）。

（三）应力 - 应变曲线

研究材料的力学性能时，测量应力和其对应的应变，以应力 - 应变为坐标作一曲线，该曲线称为（stress-strain curves），测定应力 - 应变曲线是研究材料性能的基本方法。对材料施加拉力、压力、剪切力或弯曲力均可得到应力 - 应变曲线。图 1-4 是用韧性较好的低碳钢为试样进行拉伸试验所得的应力 - 应变曲线。

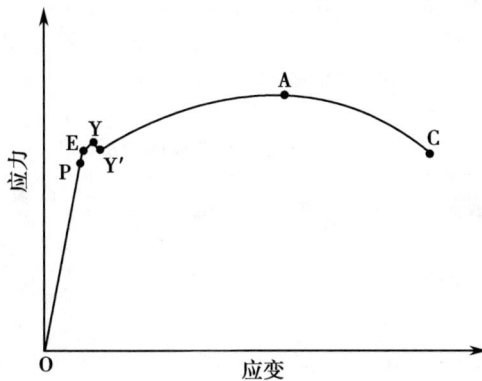

图 1-4 应力 - 应变曲线

P. 比例极限　E. 弹性极限　Y. 上屈服点　Y′. 下屈服点　A. 极限强度　C. 断裂强度

下面对应力 - 应变曲线各段及应变点的含义进行描述。

1. 比例极限（proportional limit） 是材料受外力作用时，应力与应变能保持比例关系（即符合胡克定律）时的最大应力值。在图 1-4 中，即 P 点所对应的应力值，通常以 σ_P 表示，单位与应力相同。P 点的意义是材料应力不超过 σ_P 时，其应力与应变呈线性变化，其斜率称为材料的弹性模量（modulus of elasticity），也称杨氏模量（Young's modulus），是材料刚性的指标。其表达式为：

$$E = \sigma_E / \varepsilon_E$$

式中，E 为弹性模量（单位：MPa 或 GPa），σ_E 为弹性极限时应力（单位：MPa 或 GPa），ε_E 为弹性极限时应变。

弹性模量越大，材料的刚性越大，材料越不易发生变形。在选择修复材料和充填材料时，要考虑材料的用途和使用部位，如用于牙体修复或充填时，要选择弹性模量偏大，和牙釉质相近的合金或陶瓷等材料，可防止咀嚼产生的应力使修复体或充填体出现过大的变形。而用于基托的材料则弹性模量可适当偏小，与口腔组织有较好的力学相容性。表 1-4 是牙体组织及一些口腔科材料的弹性模量。

表 1-4 牙体组织及部分材料的弹性模量

牙体组织及材料	弹性模量 /GPa	牙体组织及材料	弹性模量 /GPa
牙釉质	46～130	磷酸锌水门汀	13.7～22.4
牙本质	12～18.6	氧化锌丁香酚水门汀	0.17～3.04
银汞合金	27.6～60.1	玻璃离子水门汀	2.9～10.8
金合金	72.2～108	硅橡胶印模材料	$0.088～0.35 \times 10^{-3}$
钴 - 铬合金	125～218	义齿基托树脂	1.06～2.94
镍 - 铬合金	145～203	长石质陶瓷	60～70

2. 弹性极限（elastic limit） 图 1-4 中 OE 阶段尽管应力与应变呈非线性变化，然而卸载后应变可完全恢复，此阶段仍为弹性变形阶段。E 点所对应的应力值称为弹性极限，是材料不发生永久形变所能承受的最大应力。E 点的意义是材料的应力不超过 σ_E 时不发生塑性形变，去除应力，材料的形变可以恢复。

3. 屈服强度（yield strength） 从应力 - 应变曲线的 Y 点开始材料表现出塑性变形（永久变形），即应力去除后，应变不能完全恢复。Y 点称为屈服点，所对应的应力值称为屈服强度，记为 σ_Y。表 1-5 是一些材料的屈服强度。

表 1-5 部分材料的屈服强度

材料	屈服强度 /MPa
牙本质	165[1]
釉质	344[1]
复合树脂	138～172[1]
无填料丙烯酸树脂	43～65[1]
金合金	207～620[2]

[1]为压缩屈服强度，[2]为拉伸屈服强度。

4. 极限强度（ultimate strength）　材料在断裂过程中产生的最大应力值称为极限强度记为 σ_A。σ_A 可出现在断裂时，也可出现在断裂前，当应力为拉应力时，极限强度为拉伸强度；应力为压应力时，极限强度为压缩强度；应力为剪切应力时，极限强度为剪切强度；应力为弯曲应力时，极限强度为挠曲强度（或弯曲强度）。从表 1-6 可知材料的拉伸强度和压缩强度有很大区别。如釉质和复合树脂其压缩强度远大于拉伸强度。

表 1-6　牙体组织及部分材料的部分极限强度

材料	拉伸强度 /MPa	压缩强度 /MPa	弯曲强度 /MPa	剪切强度 /MPa
牙本质	43～100	232～305	—	102～138
牙釉质	10～40.3	261～400	80～110	90～90.2
银汞合金	27.3～69	300～520	120～140	188
金合金	414～828	—	—	—
复合树脂	39～69	270～448	70～160	—
无填料丙烯酸树脂	28	76～97	70～100	122
长石质烤瓷	24.8	149～175	65～120	128
氧化锆陶瓷	24.8～37.4	700～1 400	900～1 100	
人造石	5.7～7.7	50～110	16	—
磷酸锌水门汀	4.3～7.5	62.1～171	5～6	13～63.4
玻璃离子水门汀	5.3～14.2	130～183	9～20	—
氢氧化钙水门汀	2～3	8	—	—

口腔咀嚼是一个复杂的力学过程，修复体或充填材料承受的不是单纯的压力或拉力，而是多点受力。如图 1-5，材料两端受切应力，中部中界面 OO′ 以上受压应力，以下受拉力应力。挠曲强度（flexure strength）又称弯曲强度，是描述材料承受这样复杂应力下的性能。挠曲强度是反映复合树脂充填材料及义齿基托树脂力学性能的重要参数。

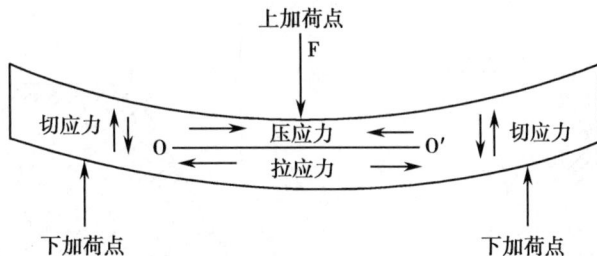

图 1-5　挠曲试样应力分布示意图

挠曲强度（δ）按下式计算：

$$\delta = \frac{3FL}{2BH^2}$$

式中，**F** 为最大加荷值（N），**L** 为下加荷台两加荷点间的距离（单位：mm），**B** 为试样宽度（单位：mm），**H** 为试样高度（单位：mm）。挠曲强度试验见图 1-6。

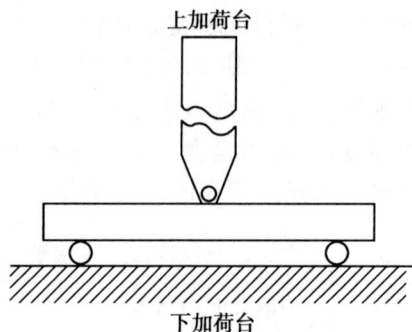

图1-6 挠曲加荷示意图

挠度（deflection）是材料承受其比例极限内的应力所发生的弯曲形变,尽管挠曲强度和挠度都是衡量材料弯曲韧性的指标,但因挠曲强度反映的是材料在持续受力直至断裂时的强度,但在口腔中,修复体常常是受到比例极限内应力的反复作用,而挠度则可反映出材料在反复的咀嚼应力作用下所产生的弯曲形变。所以挠度能更精确地反映材料在口腔环境中的受力与弯曲形变情况。

5. 伸长率（elongation） 伸长率（或延伸率）是材料受拉伸力作用直到断裂后所增加的长度与原长之比。伸长率 δ_S 可用下式计算:

$$\delta_S = \frac{\Delta L}{L} \times 100\%$$

式中,δ_S 为伸长率,ΔL 为断裂后试样的绝对伸长值（单位: mm）,L 为试样的原始长度（单位: mm）。

伸长率是材料延展性的标志,表示材料塑性变形的能力。

6. 回弹性（resilience）和韧性（toughness） 回弹性是使材料出现永久变形单位体积所需的能量,反映材料抵抗永久变形的能力。韧性是材料断裂时单位体积所需的能量,反映材料抵抗断裂的能力。在应力-应变曲线上可分别用弹性区及塑性区的面积表示,图1-7中的阴影的面积分别表示材料的回弹性和韧性。

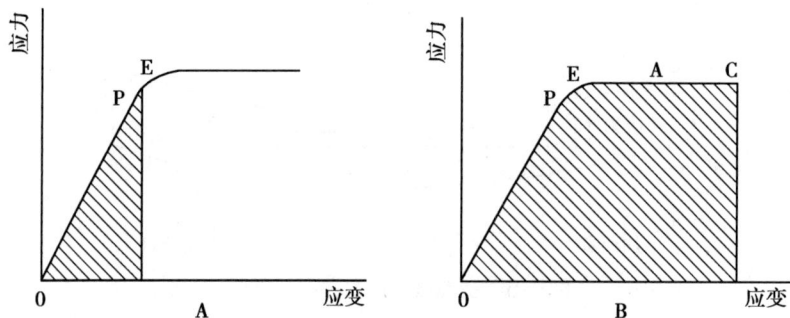

图1-7 应力-应变曲线示意图

A.图中阴影面积表示回弹性 B.图中阴影面积表示韧性

（四）硬度

硬度（hardness）是指固体材料抵抗硬物压入表面而导致变形或破坏的能力,是衡量材料软硬的一个指标,不是一个单纯的物理量,常指材料表面局部区域抵抗压缩变形和破坏的能力。通常以一定的载荷，将具有特定形状的硬质压头压入被测材料的表面，使材料表面产生局部塑性变形而形成压痕，以载荷与压痕的表面积或深度的关系表达不同的硬度。口腔医学常用的硬度有布氏硬度（Brinell hardness，BHN）、洛氏硬度（Rockwell hardness，RHN）、维氏硬度（Vickers hardness，VHN）和努普硬度（Knoop hardness，KHN）等。

布氏硬度试验压头是用直径 5.mm 的淬火硬质钢球，在一定载荷作用下压入被测材料表面，维持一定时间后，测量压痕面积，单位压痕面积承受的载荷即为布氏硬度值。布氏硬度压痕面积大，能反映较大范围内材料的平均性能，试验数据稳定，重复性强，常用于基托树脂的硬度测试。

维氏硬度压头是顶角为 136° 的正四棱锥形金刚石压头，其压痕投影形状是正方形。努氏硬度压头也为四棱锥形金刚石压头，一对顶角为 172.5°，另一对 130°，其压痕投影形状为长短对角线为 7∶1 的棱形，因此努氏硬度的压痕深度小于维氏硬度。维氏硬度和努氏硬度值均以单位压痕面积（mm²）承受的载荷（N）表示。当测试载荷小于 1kg 时，压痕非常小，需要在显微镜下观测压痕，这时的硬度称为显微维氏硬度（microhardness）。

洛氏硬度试验是用锥角为 120° 的金刚石圆锥或直径为 1.588mm 的钢球，在材料表面，施加一定负荷，测量压痕的深度，然后换算成洛氏硬度值，符号 RHN。压头类型不同，标度也不同，常用的标度有 HRA、HRB、HRC 三种。各种洛氏硬度不能比较。常用于测试金属或树脂（表 1-7）。

表 1-7 牙体组织及部分材料的硬度值

材料	BHN/MPa	VHN/MPa	KHN/MPa
牙釉质	—	2 940～4 800	3 430～4 310
牙本质	—	570～600	680
牙骨质	—	—	400～430
磷酸锌水门汀	—	—	1 100
玻璃离子水门汀	—	510～900	180～310
无填料丙烯酸树脂	—	—	200～210
聚合物	—	—	140～176
复合树脂	—	390～1 740	250～710
长石质陶瓷	—	6 630～7 030	4 600～5 910
银汞合金	—	—	1 100
金合金	265～450	550～2 500	690～2 260
镍 - 铬合金	—	2 700～3 950	1 530～3 280
钴 - 铬合金	2 650	3 500～3 900	3 290～4 240

从表 1-7 可看出，牙釉质和陶瓷是高硬度材料，未加填料的丙烯酸树脂是低硬度材料。

（五）耐磨性

修复材料在口腔咀嚼过程中存在磨耗（wear）或者磨损现象。耐磨性（wear resistance）是指在一定工作条件下材料耐磨耗的特性，通常用磨损量来表示材料的耐磨性，磨损量越小，耐磨性越高。

材料的磨耗机制主要有黏着磨耗（adhesive wear）、磨料磨耗（abrasion，abrasive wear）、疲劳磨耗（fatigue wear）和腐蚀磨耗（erosion，corrosion wear）四种基本类型，一般的磨耗涉及多种磨耗机制。

评价口腔材料耐磨耗性能，可以通过在体测量法来确定，也可以通过体外磨耗试验法来测定，以磨耗后试样的质量损失、体积损失或高度损失来定量表征。

（六）应变 - 时间曲线

前面讨论应力与应变关系中，没有考虑外力加载速率的影响。对于许多金属和脆性材料来说，这种影响很小。但是，相当多的牙科材料及人体组织的力学性能，如琼脂、藻酸盐、弹性体等印模材料以及蜡、银汞合金、塑料、牙本质、口腔黏膜、牙周膜，均取决于应力作用速度。对于这些材料，提高加载速率会产生不同的应力 - 应变曲线，弹性模量、比例极限及极限强度会增加。这些材料兼有固体的弹性和流体的黏滞性特性，称为黏弹性（viscoelasticity）材料。

黏弹性材料的两项重要性能是应力松弛和蠕变。应力松弛是指材料受到恒定应变时应力减小的现象，而蠕变是指材料在恒定应力作用下应变增加的现象。

（七）延性和展性

延性（ductility）是指材料在受到拉力而出现塑性变形能力；展性（malleability）是指材料受到压应力而产生塑性变形的能力。有时把材料的延性和展性统称为材料的延展性。延伸率低于 5% 的材料为脆性材料，如石膏、陶瓷、银汞合金等；延伸率大于 5% 的材料为塑性材料，如许多金属类材料。脆性材料受力时变形小，容易发生断裂。纯的金为延展性能最好的金属材料，受力时容易出现变形。

（八）热应力

由于充填材料与牙齿硬组织热膨胀系数不一致，当温度升高或降低时，充填材料受到牙体组织的限制产生压应力和拉压力。口腔温度不断变化，充填体就不断经受这种交变应力的作用。这种由于温度变化产生的应力称为热应力。热应力长期作用的结果，充填体出现疲劳损伤，甚至出现裂纹。所以，充填材料的热膨胀系数应与牙体组织的热膨胀系数相接近。金属材料在加工过程中，由于温度的变化，或者加工导致产热，也会导致材料晶相的改变，导致应力残留，影响材料的性能。

三、化学性能

由于唾液分泌、饮食等原因，口腔环境非常复杂，温度、pH 的变化很大，并不断受到各种物质的刺激作用，因此对口腔材料的化学性能有很高的要求。理想的口腔材料应具有化学稳定性，即在口腔环境中不溶解、不腐蚀，主要成分保持稳定。

（一）腐蚀

材料与外界介质之间发生反应，而使材料被破坏或材料变质的现象，称为腐蚀（corrosion）。腐蚀对材料的影响表现为色泽改变和结构性能改变。最常见的腐蚀现象为金属及合金的腐蚀，主要分为化学腐蚀和电化学腐蚀。机械、物理或生物作用可加速腐蚀。

腐蚀类型有干腐蚀和湿腐蚀。干腐蚀为化学腐蚀，金属在空气中发生反应，表面产生氧化层，均匀、致密、稳定的氧化层起到保护作用，使腐蚀趋于停止；而疏松、不稳定的氧化层则致使下面的金属继续和空气接触，使腐蚀继续进行。湿腐蚀是指有水存在下的腐蚀，如在潮湿的环境中,在唾液中等,金属和电解质溶液接触,产生类似原电池作用,造成金属腐蚀。

腐蚀的形态可分为均匀腐蚀和局部腐蚀。均匀腐蚀是物质表面均受外界化学作用时迅速产生全面的腐蚀现象,也称全面腐蚀。有些腐蚀只发生在材料表面局部,但腐蚀可向材料深部发展,危害性较大。常见有孔蚀、晶间腐蚀、疲劳腐蚀、应力腐蚀、选择性腐蚀等。

在口腔环境中,唾液、食物及其分解产物构成了腐蚀的环境条件,由于热处理或冷加工不当及咀嚼应力的作用,金属修复体容易发生腐蚀。

腐蚀发生的初期阶段,主要为变色,修复体表面失去光泽,影响美观,同时其物理力学性能已受到影响,缩短其寿命。

非金属材料也存在腐蚀现象,如用氢氟酸处理陶瓷表面,溶解某些成分,使表面产生微小孔隙,这属于化学腐蚀。这种处理可改善树脂类材料和陶瓷的粘接强度。

(二)溶解

物体中原子和分子向周围移动的现象称为扩散。材料均匀地、稳定地分散在溶剂中的过程,称为溶解。材料在口腔环境中的溶解和吸附有利有弊,例如,玻璃离子水门汀释放出的氟离子可氟化牙齿硬组织,提高牙齿抗龋坏能力,而氢氧化钙水门汀的溶解有利于 Ca^{2+} 的析出,促进窝洞基底钙化和形成继发性牙本质;磷酸锌水门汀凝固时释放的游离酸可刺激牙髓,出现牙髓炎症状,同时在唾液中的溶解使其力学性能下降,不宜作长期的充填材料。过量地吸水和溶解都会使材料的力学性能下降直至丧失功能。

牙用的聚合物也会受到唾液和某些溶剂的作用,出现吸收、溶胀现象,同时一些成分被溶解,使其性能下降,如软衬材料在唾液作用下变硬等。丙烯酸树脂有被单体溶胀、溶解的特性,在修复义齿时常先用单体溶胀修复面,然后再修复。

(三)老化

材料在加工、贮存和使用过程中理化性质和力学性能变坏的现象,称为老化。口腔高分子材料容易产生老化,其本质是共价键破坏,分子链断裂,分子量降低,出现降解,材料的性能明显下降。光、热、唾液、食物残渣、酶、微生物、咀嚼应力等各种因素均可导致口腔高分子材料老化。必须从材料的组成和结构进行改性,才能减缓老化速度,延长修复体的寿命(见彩图1-8)。

四、生物学性能

口腔材料是用于人体的生物材料,良好的生物学性能才能保证临床应用的安全有效。随着越来越多的材料应用于口腔临床,世界各国对口腔材料的生物学性能的研究越来越受到重视。我国从1989年开始已相继制定了一套口腔材料生物评价医药行业标准。这些标准对口腔新材料的研制、开发和应用起到了重要的作用。随着现代生物化学、分子生物学和免疫学等学科的发展并应用于口腔材料的生物学评价,以后口腔生物学评价方法必将日臻完善,手段更加先进。

口腔材料生物学性能应符合以下条件:

(一)生物安全性

许多口腔材料和人体组织有直接或间接的接触,按材料的应用部位分类,一类是和人体组织有直接或间接接触,非植入人体的材料;一类是植入人体的材料。因此,生物安全性是现代口腔材料的必备性能,是研究、生产和使用口腔材料时首先要考虑的因素。生物安全性（biological safety）是指口腔材料应用于人体后对应无毒、无刺激、不致癌和不致畸变等。

评价材料物安全性一般通过三类试验来完成：

1. 体外试验　采用体外组织细胞培养的方法，观察材料对细胞生长繁殖及形态的影响，评价材料的体外细胞毒性。常用的有细胞毒性试验、细胞代谢及细胞其他功能试验、屏蔽试验等。此类试验快速、规范，成本低，并与材料在体内的毒性作用有一定的相关性。但不能完全反映材料的生物安全性。

2. 动物实验　通过动物实验来全面了解材料和机体之间复杂、完整的反应。有全身毒性试验、黏膜刺激试验、致敏实验、遗传学试验、植入试验等，可检测材料对机体的全身毒性作用及局部组织反应。

3. 临床应用前试验　主要检测材料对拟使用部位组织的毒性作用。有牙髓牙本质刺激试验、盖髓及活髓切断试验、根管内应用试验和牙种植体骨内种植试验等。如果在试验人体进行就等同于临床试验，试验结果可得到材料的生物学性能的最终结论，难度也是最大的。

（二）生物相容性

生物相容性（biocompatibility）通常是指在特定应用条件下，材料导致宿主产生适当的反应性质，又称为生物适应性和生物可接受性。它包含两方面的含义：即材料不产生对机体有害的作用，并且机体环境对材料也无不良影响（如对材料的破坏或性质改变）。材料的生物相容性取决于材料与宿主或组织之间的反应，以及由此引起的生理、病理反应（血液、免疫和组织反应）。生物相容性是一个动态过程，不是静止不变的，是材料和机体相互作用的结果。

（三）生物功能性

口腔材料除具有生物安全性、生物相容性外，还应具有生物功能性（biofunctionability）。生物功能性是指材料在应用部位行使其各方面性能的特性，生物材料发挥作用和其生物功能性密切相关。生物功能性和材料与机体组织之间的亲和性有关。种植材料的表面特性影响组织的修复或恢复生理功能。材料的生物功能性还包括其力学性能与应用部位的力学性能相匹配。如种植体进行必要的表面处理，能和组织形成牢固的结合，并和该部位组织的弹性模量等协调，可保证力传导有较好的力学相容性，组织中的应力分布合理，防止组织产生不良的反应，使材料能长期在体内保持稳定，不对机体产生损伤和破坏，而且能承受各种静力和动力的作用，不断促进组织修复，发挥生物功能作用。同样，充填材料的热胀系数、弹性模量、硬度等和天然牙相近，才能有效发挥功能，保持稳定，不损害天然牙或其他组织。

小　结

　　口腔材料学是一门新兴的交叉学科，发展迅速，口腔临床医疗技术的进步，治疗质量的提高，离不开口腔材料学的发展。该部分内容除介绍了口腔材料学发展历程，口腔材料的监管知识，还重点介绍了口腔材料的基础知识。口腔材料学内容多，涉及的知识面广，要学好口腔材料学需要具备多方面的学科知识能力。

（王　荃）

思考题

1. 口腔材料和口腔医学的关系是什么？
2. 口腔材料的主要性能有哪些，其具体内容是什么？

第二章 口腔修复材料

第一节 印模材料

学习目标

1. 掌握：常用印模材料的使用方法及注意事项。
2. 熟悉：印模材料的定义、分类及常用印模材料的性能。
3. 了解：临床上应用的其他印模材料。

一、概述

在口腔修复中，凡用于制取各种颌面及口腔软、硬组织阴模的材料均可称为印模材料（impression material）。口腔印模是口腔有关组织的阴模，也是记录口腔颌面各部分组织形态和关系的阴模。

在口腔临床工作中，制取印模是传统口腔修复的第一道工序。要想获得准确的印模，操作者除具有熟练的操作技术外，还必须选用合适的印模材料。在选择印模材料时，要充分了解印模材料的种类、组成、性能特点、使用范围及要求，根据制取印模精度要求和用途的不同而选择相应的印模材料。只有这样才能准确地反映出口腔的组织结构，取得高质量的印模。

（一）理想印模材料应具备的条件

1. 良好的生物安全性 印模材料应对口腔软、硬组织无毒性、无刺激、无致敏性、无异味。

2. 适当的流动性、可塑性及弹性 印模材料在凝固前具有适当的流动性和可塑性，有助于材料进入口腔时，在轻微压力下流至口腔组织表面各细微部分，取得清晰、准确的印模。印模材料应具有一定的弹性，适当的弹性指材料凝固后具有一定的回复性能，保证成型后的印模容易、完整地从口腔取出，使印模自口中取出时不致因组织倒凹而造成永久变形，避免口腔软组织的损伤。

3. 适当的工作时间（working time）和凝固时间（setting time） 工作时间是指印模材料开始调拌至失去流动性的时间，是临床可操作的时间。凝固时间是指印模材料从开始调拌至材料凝固并获得必要的弹性以便分离取下所需的时间。一般以 3~5 分钟为宜,凝固太快医师来不及操作,凝固太慢则患者感到不适。

4. 良好的细节再现性　细节再现性是指印模能反映口腔组织精细结构的性质。

5. 良好的尺寸稳定性　是指印模材料开始凝固至灌注模型前保持形态和体积的稳定,不易出现膨胀和收缩等。

6. 适当的强度　材料凝固后,有一定的强度,从口腔取出印模时不容易撕裂和损坏,灌模时印模不容易挤压变形。

7. 与模型材料不发生化学反应、强度好　要求在灌注模型时,印模材料与模型不发生化学反应,不粘连,易于分离。

8. 便于清洁、消毒,操作简单,价格合理,便于推广使用。

(二) 口腔印模材料的分类

印模材料的种类很多,但各种印模材料都具有在一定条件下(如温度、化学等作用)逐渐失去可塑性而变成有弹性或无弹性物质的特点。因此,根据印模材料的这一特性,将其分为弹性印模材料和非弹性印模材料两种类型。又根据印模材料的凝固形式将其分为化学反应凝固类、温度变化固化类和室温状态成型类三种类型。根据印模材料能否反复使用分为可逆性(reversible)印模材料和不可逆性(irreversible)印模材料两种类型。

目前临床常用的印模材料,其分类可参见表 2-1。

表 2-1　常用印模材料的分类

	不可逆性印模材料	可逆性印模材料
弹性印模材料	藻酸盐类	琼脂
	纤维素醚类	
	合成橡胶类	
非弹性印模材料	印模石膏	印模膏
	氧化锌印模材料	印模蜡
		印模油泥

口腔印模材料的种类虽然很多,但目前国内外主要应用的是藻酸盐类和合成橡胶两类。

表 2-1 中印模材料主要是指在口腔内制取的材料,这是印模材料的一大类。另一类是在技工室作复制模型用的印模材料,除琼脂外,还包括复制模型用的易熔合金(硬铅)、齿科油泥和铸造包埋材料等。

本节重点介绍的是口腔内使用的印模材料。

二、藻酸盐类印模材料

藻酸盐印模材料(alginate impression materials)是一种弹性不可逆性的水胶体印模材料(hydrocolloids impression materials)。该材料凝固前具有良好的流动性和可塑性,与模型材料不发生化学变化,凝固后具有良好的弹性,短时间内尺寸变化不大,使用方便、价格低廉,是目前临床使用最广泛的印模材料之一。

> **知识拓展**
>
> ### 水胶体印模材料
>
> 　　以水为介质的印模材料,称水胶体印模材料,又称水溶胶。有可逆性印模材料和不可逆性印模材料两种,如藻酸盐类印模材料、琼脂印模材料。
>
> 　　可逆性水溶胶是指溶胶(胶体呈溶液状态)在一定的条件作用下,可以转化为凝胶;凝胶在一定的条件作用下,又可转变为溶胶。如琼脂印模材料,在不同温度条件的作用下,溶胶可以变为凝胶,凝胶也可以转变为溶胶,随着温度的变化可反复进行。
>
> 　　不可逆性水溶胶是指溶胶在一定的条件作用下变成凝胶后,不能再转变成为溶胶者。如藻酸盐类印模材料,当溶胶在一定的条件作用下变为凝胶后,则是化学作用的结果,其最终形成的凝胶不能转回到原有的溶胶状态。
>
> 　　无论是可逆性或不可逆性水胶体印模材料,凝胶的结构是水分子被疏松的原纤维包绕,如果将凝胶置于有不饱和水蒸气的环境内失去水分,或置于水中使其吸收更多的水分,可导致印模材料的收缩或膨胀,使印模出现变形,继而使模型与病人口腔内状态不吻合,最终影响到修复体的修复效果。水胶体印模材料的失水收缩和吸水膨胀现象。
>
> 　　临床在使用水胶体弹性印模材料制取印模的过程中,应注意其失水收缩和吸水膨胀的问题。

　　藻酸盐印模材料按剂型不同分为粉剂型和糊剂型两种。粉剂型由粉与水调和,糊剂型由糊剂与胶结剂调拌使用。目前最常用的是粉剂型。

　　按照材料主要成分分为藻酸钾、藻酸钠、藻酸铵三种。

　　藻酸盐是海藻酸与氢氧化钠或氢氧化钾反应形成的盐。海藻酸是从海藻中提取的一种天然高分子,为无水 β-D 甘露醇醛酸与无水 β-D- 古罗糖醛酸的高分子量嵌段共聚物,其分子量因链的长短而异,一般在 5 000~15 000,藻酸盐溶于水后呈溶胶状态,这种溶胶即使在低浓度时也很黏稠,分子量越大形成的溶胶越黏稠。但纯净的藻酸盐溶胶,并不能满足印模材料的性能要求,需加入辅助材料,才能满足印模材料良好的流动性、可塑性和弹性,达到印模清晰、精确度高等性能要求。

(一)粉剂型藻酸盐印模材料

1. 粉剂型藻酸盐印模材料组成

藻酸钠或藻酸钾	12%~15%
硅藻土	60%~70%
二水硫酸钙	8%~16%
磷酸钠	2%~4%
氟钛酸钾	3%~10%
调味剂、色素	微量

　　藻酸盐:是材料产生弹性的基本物质,不溶于乙醇、乙醚及其他有机溶剂。粒度为200目,黏度在30OE以上。

　　胶结剂:一般为二水硫酸钙。

缓凝剂：又称迟缓剂。常用磷酸钠、无水碳酸钠、草酸钠等。由于藻酸盐与硫酸钙的化学反应速度极快，临床不便操作。因此，必须加入缓凝剂，延缓其反应速度，延长凝固时间，达到均匀、彻底，以保证凝结后的印模表面光滑致密，满足临床使用。常用磷酸钠作为缓凝剂，磷酸钠能溶于水，易与胶结剂二水硫酸钙中的钙离子结合，形成溶解度很小的磷酸钙，从而影响藻酸盐与硫酸钙的化学作用，达到缓凝的目的。

填料：填料不参与凝固反应，只起到调节强度和赋形的作用。填料的加入能够改善凝固后藻酸盐印模材料的物理性能，使制取的印模保持形态稳定，增加硬度，提高抗压强度。填料粒度小，制取的印模较光滑，精度高。常用的填料包括氧化锌、硅藻土、滑石粉、碳酸钙等。填料的多少对印模材料的性能有一定影响。

氟钛酸钾：印模材料凝胶后呈轻度酸性，可提高凝胶的回弹性。在一般浓度时，可加快石膏模型的凝固，使石膏模型表面致密、光洁。现在的印模材料制作的印模在灌注模型前不需要固定液处理。

防腐剂：能够延长印模材料的贮存和使用时间，常用的防腐剂有甲醛、麝香草酚等。

矫味剂：能够改变印模材料的海腥味，增加患者的舒适度。常用的矫味剂包括香精、薄荷油、留兰香等。

2. 凝固原理　粉剂中的藻酸钠与硫酸钙在水中发生置换、交联反应，藻酸钠分子链上的 Na^+ 被磷酸钙解离的 Ca^{2+} 置换，Ca^{2+} 可以通过离子键将相邻的藻酸盐高分子交联成三维网络结构，生成不溶性的藻酸钙凝胶。反应式如下：

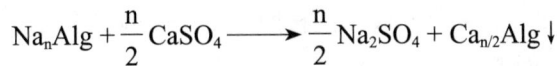

$$Na_nAlg + \frac{n}{2}CaSO_4 \longrightarrow \frac{n}{2}Na_2SO_4 + Ca_{n/2}Alg \downarrow$$

此反应速度快，不适应临床应用，故加入磷酸钠等缓凝剂。磷酸钠在水中离解为 Na^+ 和 PO_4^{3-}，PO_4^{3-} 首先与 Ca^{2+} 选择性结合，从而减慢藻酸钙的生成，常用的缓凝剂为无水碳酸钠或磷酸钠。其缓凝的化学反应式如下：

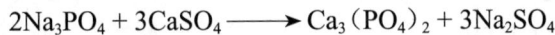

$$2Na_3PO_4 + 3CaSO_4 \longrightarrow Ca_3(PO_4)_2 + 3Na_2SO_4$$

3. 性能

（1）凝固时间：指由藻酸盐粉剂和水混合开始直至凝固为固体的时间。藻酸盐印模材料凝固的时间，按我国医药行业标准规定，20～22℃时为2～5分钟。

影响凝固时间的因素，①缓凝剂的量：缓凝剂多，凝固时间长；缓凝剂少，凝固时间短；②调和的水粉比例：水粉比例大，凝固时间慢；水粉比例小，凝固时间快；③温度：温度高，凝固快；温度低，凝固慢。临床工作中可通过改变温度的方法来调整印模材料的凝固时间。温度对藻酸盐印模材料凝固时间的影响见图2-1。

（2）流动性、弹性及强度：藻酸盐印模材料若调拌稀稠度适中，则在溶胶状态时具有良好的流动性，凝固后形成的凝胶具有较好的弹性，可使印模顺利地从有倒凹的口腔内取出，而不致变形。

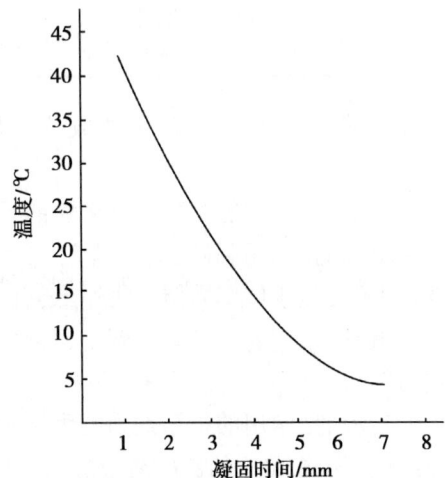

图2-1 温度对藻酸盐印模材料凝固的影响

藻酸盐印模材料的强度，相关标准规定为 0.35MPa。

影响流动性、弹性及强度的因素，①材料的组成与各组分的含量：如藻酸盐含量、水粉比等；②调和时间：调和时间过短，胶体作用不完善；调和时间过长，破坏了凝胶结构，这两种情况均会使材料的弹性和强度降低。

（3）尺寸稳定性：水胶体印模材料的一大缺点是体积不稳定，吸水时膨胀（称为渗润），失水时收缩（称为凝溢）。水胶体印模材料的渗润和凝溢，可影响印模的尺寸稳定性和准确性。要求制取完成的藻酸盐印模尽快灌注模型。

如果藻酸盐印模不能立即灌模时，可暂时浸泡于固定液中，固定液可以是 1%～2% 的 K_2SO_4、$ZnSO_4$、$KAl(SO_4)_2$ 等，其作用是使浸泡后的印模表面吸附金属离子，在灌注模型时减少印模失水，同时促进石膏模型表面固化。

4. 应用 粉剂与水直接调和，调拌比例应适当，调和时间为 30～45 秒。印模材料使用过程中应注意的问题，①调拌工具要清洁；②调拌比例应按照材料说明书推荐的比例；③调和时间应适当；④调拌均匀，调拌方向要一致，减少气泡；⑤制取印模时操作应规范；⑥印模制取后应立即灌注模型，或置于固定液中；⑦因粉剂中的硫酸钙易吸水导致材料凝结，故在使用后应密封，保存于干燥、阴凉处，材料贮存期通常不能超过一年。

（二）糊剂型藻酸盐印模材料

糊剂型藻酸盐印模材料，是传统的藻酸盐印模材料的剂型，商品名称为"弹性打样膏"，是由糊剂和胶结剂组成的双组分印模材料，糊剂的主要成分为藻酸盐水溶胶，胶结剂的主要成分为硫酸钙。使用时，将糊剂和胶结剂按照一定比例调和均匀，即可制取印模。

1. 组成 参考配方如下：

（1）糊剂部分

藻酸盐	7%～10%
无水碳酸钠	2%
滑石粉、轻质碳酸钙	7%～15%
硼砂	0.2%
酚酞	适量
防腐剂、调味剂	适量
水	80%～85%

藻酸盐：是糊剂中的主要成分。其黏度可分为低、中、高三级，口腔科用中等黏度的为宜。

缓凝剂：常用的缓凝剂有磷酸钠、无水碳酸钠、草酸盐等。

增稠剂：常用硼砂、硅酸盐等。增稠剂能增加材料的弹性和韧性，调节印模材料的流动性，使藻酸盐胶体变黏稠。此外，还有一定的防腐和加速材料凝固的作用。

填料：常用的填料有硅藻土、碳酸钙、滑石粉等。其含量的多少对印模材料的弹性有一定的影响。

指示剂：常用的指示剂为酚酞，呈碱性，指示反应过程，其变色范围是 pH 8.3～10.0 时为红色，配成 10% 的乙醇溶液加入材料中，使材料在反应前为红色，形成弹性凝胶时，碱性逐渐趋于中性，由红色渐变为原色，说明反应过程结束。

防腐剂：常用甲醛、麝香草酚等。因糊剂是水胶体，在室温下易腐败，故需加入适量的防腐剂。

矫味剂：常加入少量的香精、薄荷油、留兰香油等。

稀释剂：水。起稀释作用，使用方便。

（2）胶结剂部分：为硫酸钙，即石膏粉。石膏有生石膏（$CaSO_4 \cdot 2H_2O$）和熟石膏（$CaSO_4 \cdot 1/2H_2O$）两种。胶结剂大多采用生石膏粉，而熟石膏粉内含水分少，易吸收糊剂中的水分，成为粗糙块状，影响印模质量。

2. 凝固原理　主要是由糊剂中的水溶性藻酸盐与胶结剂中的硫酸钙发生化学反应，生成不溶性的藻酸钙盐，使溶胶变成凝胶。

3. 性能　和粉剂型藻酸盐印模材料相似。

调和的糊粉比例会影响印模的性能。胶结剂过多，印模弹性差；胶结剂过少，印模强度降低。

糊剂型藻酸盐所形成的凝胶比粉剂型藻酸盐更富有弹性。一般粉剂型藻酸盐印模材料性能更有优势：①印模更准确、清晰，表面光洁，脱模方便；②氟化物的加入使石膏模型表面致密、光洁、坚硬；③粉剂保存、携带方便，直接用水调和，使用方便。

4. 应用　按说明书的操作说明，精确的量取材料。取印模时，一般按 1∶1～1∶2（质量比）的糊粉比例，分别取适量的糊剂及胶结剂置于干净的橡皮碗内，用不锈钢调拌刀进行调和，通常在 30～45 秒内调和均匀后，将材料移入托盘，放入口腔内制取印模。通常在调拌 3～5 分钟后固化，此时取出印模，用水轻轻地冲去唾液，再除去多余的水分，立即灌注石膏模型，或置于 100% 相对湿度环境中或浸入 2% 的硫酸钾固定液中，数分钟后灌模。

三、琼脂印模材料

琼脂（agar）印模材料是一种弹性可逆水胶体印模材料，主要成分为琼脂。琼脂在加热熔化后变成溶胶（sol）状态，冷却凝固后又变回凝胶（gel）状态。

（一）组成、分类

1. 组成　典型琼脂印模材料的组成见表2-2。

表2-2　高稠度琼脂印模材料的组成及各成分的作用

组成成分	含量 /wt%	作用
琼脂	8～15	胶体，形成溶胶分散相及凝胶的连续纤维样结构
硫酸钾	1～2	减小硼砂和琼脂对石膏模型材料凝固的影响
苯甲酸烷基酯	0.1	防腐剂
硼砂	0.2～0.5	提高凝胶强度
甘油	8	保湿剂
水	77～79	溶胶及凝胶的连续相，对溶胶流动性以及凝胶的物理性能有影响
色素和调味剂	微量	改善材料美观和味道

琼脂为亲水性胶体，易溶于热水，不溶于冷水。溶于水后形成水胶体。琼脂水胶体加热至 71～100℃液化形成溶胶，冷却至 30～50℃间凝结成凝胶，溶胶—凝胶转变温度随琼脂浓度而变。在琼脂水胶体中加入少量的硼酸盐能提高琼脂水胶体的强度和溶胶黏度，但

对模型石膏的凝固有抑制作用。所以在使用石膏模型材料灌注印模前,需要加入适量硫酸盐以加速模型材料的凝固,或者直接将取制好的琼脂印模浸入硫酸盐溶液中。

有些琼脂印模材料中还加入硅藻土、二氧化硅粉、蜡粉等惰性填料,以调整印模材料的强度、流动性、硬度和美观性。

2. 分类　根据溶胶的稠度将琼脂印模材料分为3种类型,不同稠度的材料含水量不同:

(1)1型:高稠度,用于制取全口或可摘局部义齿印模,可与2型或3型联合应用。该型材料用托盘承载,因此又称托盘型。

(2)2型:中稠度,用于制取全口或局部牙弓印模。该型材料既可以用托盘承载,又可以通过注射器挤出。

(3)3型:低稠度,只能通过注射器挤出,因此又称为注射型。

（二）性能

1. 琼脂作为印模材料是利用凝胶和溶胶之间的转化,成为可逆性水胶体印模材料。其胶凝作用随着温度变化而变化。作为印模材料时,琼脂从溶胶转变为凝胶温度介于36～40℃,凝胶转变为溶胶的温度是60～70℃。

2. 琼脂具有水溶胶的特性,在空气中会因失水而体积缩小,遇到水则膨胀,故琼脂印模材料的体积不稳定,印模制取后应立即灌注模型。但与藻酸盐印模材料比较,溢水的程度较轻微,有较好的复制性。

3. 琼脂具有良好的流动性和对口腔组织的润湿性。其黏稠度和强度与加入硼砂等填料的量有关。

4. 用于制取口腔印模的琼脂材料与用于复制模型的琼脂材料在压缩强度、挠曲度、永久形变等方面要求略有差别,可通过增减各组成分的含量来予以调节。一般琼脂印模材料压缩强度0.8MPa,挠曲度4%～15%,永久形变1%～2%。

5. 琼脂印模材料与磷酸盐包埋材料及以硅酸乙酯为结合剂的包埋材料有良好的相容性,只要灌模前印模表面无水渍,可使复制出的耐高温模型表面致密光洁。

在使用琼脂制取印模时应注意:温度不可过热或过冷,否则制取口腔印模时会出现烫伤或印模的不完整。琼脂印模材料是热可逆性物质,可反复使用,但使用次数不宜过多,一般使用4次。但由于操作复杂,不易掌握,目前临床很少用于制取口腔印模。

（三）应用

1. 适用范围　琼脂印模材料可用于口腔所有印模的制取。但是,由于该材料需要专用的加热设备和托盘,使用不方便,目前很少用它来制取全口及可摘局部义齿的印模(1型和2型)。

目前临床上使用的主要是3型,与藻酸盐印模材料联合使用,用于制取冠、桥、嵌体、可摘局部义齿等修复体精细部位的印模,尤其适用于根桩、嵌体和烤瓷的高精度联合印模,可部分代替橡胶印模材料,降低成本。

2. 琼脂、藻酸盐印模材料的联合应用　藻酸盐印模材料操作简便,琼脂材料的细节再现性较好,联合应用琼脂、藻酸盐印模材料可使两者优势互补,同时可简化琼脂材料的加热设备及操作过程。应用时将融化的琼脂注射于预备好的牙体表面及周围,再将盛有藻酸盐印模材料的托盘在口内就位,完成印模制取。琼脂/藻酸盐印模材料的联合应用要求琼脂 - 藻酸盐材料间有较为牢固的结合,但是通常琼脂印模材料在口腔内凝固较快,两者间容易分离。为了使两种印模材料间形成有效的结合，必须在两种材料均为流态时放在一起。一般来说，琼脂和藻酸盐联合使用时的结合会优于琼脂与其他材料间的结合，通常同一生产商生产的两种材料结合较好。

3 型材料以小管包装，将小管放入沸水中保持 10 分钟，再贮存于 63℃水中备用。使用前不需调节，从水浴中取出，小管将材料通过注射器注射到预备的牙齿处。材料的细流通过针头时快速冷却，正好达到口腔组织耐受的温度。

（注：注射从间隙底部开始，一定 360°全包裹，注射头始终保持在牙面上和材料里，并且最好将邻牙包裹 1/3～1/2 左右）；注射完毕在琼脂没有凝固前，用气枪轻吹印模材表面，使其形成不规则形态，方便与藻酸盐印模材结合（这一点很重要的，否则很容易脱模）；然后调拌藻酸盐印模材，常规取模（建议一定在琼脂凝固后再调藻酸盐印模材，否则很容易将未凝固的琼脂推走）。

> **知识拓展**
>
> ### 琼脂复制模型
>
> 在制作可摘局部义齿时，需要利用弹性印模材料对原模型进行取模、复制。目前，最常用的复制模型材料是琼脂印模材料，其组成与琼脂初印模材料极为相似，但含水量较大（通常为印模材料的 2～3 倍）。该复模材料有诸多优点：能够反复使用（大约 20次）；可连续贮存在 54～66℃下并保持溶胶状态；具有足够强度、弹性和精确性等。琼脂复模材料的缺点与琼脂印模材料相似，存在凝溢和渗润现象，因此取模后应当立即灌模。琼脂是一种多聚糖，在贮存温度下会逐渐水解。伴随着水解，材料的弹性和强度逐渐丧失，最终导致材料不能使用。
>
> 复模材料的应用方法是：将需要复制的模型平放于玻璃板上，在其周围安放复模型盒，再将溶胶状的复模材料注入复模型盒内。当材料凝固后及时取出需复制的模型，进行模型灌注。

四、硅橡胶印模材料

硅橡胶印模材料（silicone rubber impression material）属于人工合成高分子弹性印模材料，现已被口腔医学等领域广泛应用。它具有良好的弹性、韧性、强度等特点，同时还具有良好的流动性、可塑性、体积收缩小等优点。因此，采用硅橡胶印模材料制取的印模精确度高，化学稳定性好，与模型材料不发生反应，容易脱模，是目前最理想的印模材料之一。

根据聚合后是否产生小分子副产物，硅橡胶印模材料分为缩合型（condensation type，C型）和加成型（addition type，A型）两种。前者主要成分为端羟基聚二甲基硅氧烷，后者主要成分是端乙烯基聚二甲基硅氧烷。

（一）缩合型硅橡胶印模材料

属室温硫化硅橡胶，在室温下即可硫化（固化）成型。

1. 组成

（1）基质糊剂：主要是端羟基聚二甲基硅氧烷和补强填料（碳酸钙、二氧化硅），低稠度材料的补强填料含量为 35%，腻子型的补强填料含量为 75%。

（2）交联剂：一般是正硅酸乙酯（四乙氧基硅烷），也可用三乙氧基硅烷。其作用是与基质交联。用量的多少可影响印模材料的凝固时间。

（3）催化剂：常用辛酸亚锡，也可用月桂酸二锡。催化剂的作用是使基质与交联剂发生交联，其用量直接影响印模材料的凝固时间。

（4）填料、香料和颜料：常用白炭黑（轻质二氧化硅）作为填料，与香料、颜料一起加在基质中。

缩合型硅橡胶印模材料的产品形式有双组分和三组分两种。双组分是基质材料一组分，交联剂和催化剂一组分，或基质材料和催化剂一组分，交联剂一组分。三组分是基质、交联剂、催化剂分别包装。三组分的优点是贮存时间比双组分长，但使用不便。

2. 固化反应　端羟基聚二甲基硅氧烷的羟基与正硅酸乙酯中的四个乙氧基在催化剂有机锡的作用下发生缩合反应，形成三维网络结构而交联固化，同时生成副产物乙醇。

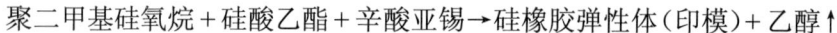

聚二甲基硅氧烷＋硅酸乙酯＋辛酸亚锡→硅橡胶弹性体（印模）＋乙醇↑

3. 性能

（1）凝固时间与操作时间：硅橡胶印模材料在口腔温度下 3～6 分钟凝固，在室温 23℃时 10 分钟左右凝固。凝固速度与室温及催化剂的加入量有关。因此，临床使用时可依据室温的高低调整催化剂的加入量。缩合型室温硫化硅橡胶，在材料凝固后，其凝固反应还将继续 2 周左右。硅橡胶印模材料的操作时间（室温 23℃时）为 3 分钟左右，操作时间通常是指从材料调和开始，到置入口腔内取印模，临床允许操作的时间。几种弹性体印模材料的凝固时间及操作时间见表 2-3。

表 2-3　弹性体印模材料的凝固时间及操作时间

材料	口腔温度下凝固时间 /min	操作时间 /min
缩合型硅橡胶	3～6	3～4
聚硫橡胶	5～8	2～5
聚醚橡胶	2～3	1～2

（2）物理、力学性能：无填料硅橡胶的拉伸强度较低，加入填料后，其强度可提高几十倍。凝固后硅橡胶的弹性好，是由于其分子链长且空间结构上呈卷曲状，受到拉力时分子链会伸直，拉力消失时又回复到原来的卷曲状态，其弹性回复率达 97%～99%。

（3）化学稳定性：缩合型硅橡胶具有良好的化学稳定性及高温下的稳定性。

硅橡胶在各种条件下，具有良好的抗老化性能。经高压煮沸灭菌后性能不变，浸泡在 3% 的盐水中 30 个月，其物理性能变化很小。

（4）尺寸稳定性：该硅橡胶印模材料的凝固过程中有挥发性乙醇产生，因此体积收缩较大。它的凝固反应主要是在口腔内进行，由于催化剂激发所产生的快速硫化，在口腔内的反应并不完全，印模取出后反应仍在继续进行。硫化过程中所产生的乙醇，挥发后会在印模中形成孔隙，使材料有轻度收缩，一般 24 小时线性收缩量为 0.4%～0.6%。几种弹性印模材料的线性收缩见图 2-2。

（5）润湿性：缩合型硅橡胶印模材料表面具有疏水性，对口腔组织润湿性差，影响了口

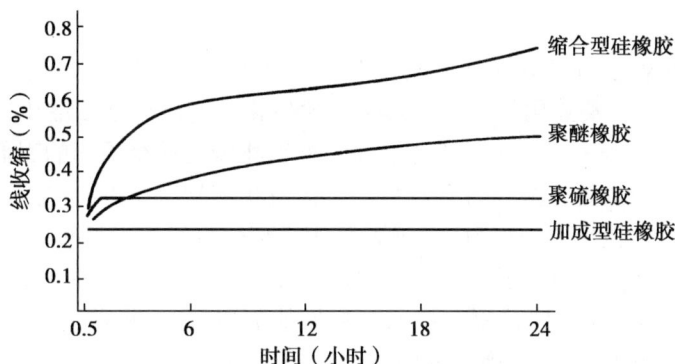

图2-2 四种弹性体印模材料的线性收缩

腔组织细微结构的显示。口腔组织表面唾液多时会造成印模出现相应的凹痕，影响印模的细节再现性。

4. 应用与贮存 该印模材料性能优良,适用于全口义齿、可摘局部义齿、冠桥的印模制取,特别适用于二次印模法。二次印模法可提高缩合型硅橡胶印模材料的尺寸稳定性。

(1) 托盘要求:选用有孔托盘或采用托盘黏合剂,也可制作个别托盘。

(2) 调和方法:缩合型硅橡胶商品形式有双组分或三组分,剂型有糊剂型和液型两种,有不同稠度可供选用。使用时调拌比例和调和时间严格按照说明书进行操作。调和应选择不锈钢制宽调拌刀,可在洁净的玻璃板上或在专用调和纸上进行。为减少空气进入,也可选择进行真空调拌。调和时间为1分钟。

(3) 印模方法:根据不同修复的要求选择不同的印模材料基质,口腔临床常采用一次或二次印模法。要求减压的印模应选择流动性大的基质;要求压力较大者则选择稠度大的基质。

(4) 灌注模型:硅橡胶印模2小时以内灌注的模型形变率小于或等于藻酸盐印模材料印模后立即灌模的形变率,故对这类印模的灌注模型允许在2小时内完成,但灌模时间还是尽早为好。

(5) 贮存期:缩合型硅橡胶印模材料因有自聚现象,故贮存期是有限的。糊剂基质存放时间过长,就趋于变稠。催化剂的稳定性也会随时间而变化,因此,材料必须在有效期内使用。

(二)加成型硅橡胶印模材料

加成型硅橡胶印模材料一般为双糊剂型,由基质糊剂和催化糊剂构成。

1. 组成

(1) 基质糊剂:主要成分是端乙烯基聚二甲基硅氧烷、含氢硅油(交联剂)和补强填料,有些材料含有表面活性剂,以增加材料的亲水性。

(2) 催化糊剂:主要是端乙烯基聚二甲基硅氧烷、铂络合物(催化剂)和补强剂。

2. 固化反应 基质糊剂中的端乙烯基聚二甲基硅氧烷和交联剂含氢硅油分子上的硅氢键在催化糊剂中铂络化合物的催化下发生加成反应。由于含氢硅油分子上的硅氢键较多,反应结果形成网状结构大分子,使材料凝固成弹性体。

其反应过程:

端乙烯基聚二甲基硅氧烷＋含氢硅油＋氯铂酸→硅橡胶弹性体(印模)

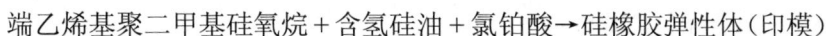

3. 性能

(1) 工作时间及凝固时间：工作时间为 1.5～3 分钟，口腔内凝固时间为 2～4 分钟，它们受材料的稠度、温度以及催化剂的含量影响。含硫化合物可使含铂催化剂中毒，影响加成型硅橡胶的凝固。乳胶手套硫化时所加的硫黄残留物能迁徙至手套的表面，这些残留物在牙齿预备过程中以及放置排龈线时会转移到牙齿及相邻软组织表面；它们也可能在手工混合腻子型材料时被直接转移到材料中，导致受污染部位材料凝固迟缓或不能凝固。因此在混合前用清洁剂及水充分清洗手套，可使这种影响减至最小。聚乙烯手套无此影响。

此外，用甲基丙烯酸甲酯或复合树脂材料做的桩核，取印模前应当用乙醇去除表层的未固化层，否则会影响加成型硅橡胶的固化。

(2) 物理、力学性能：强度好，具有非常好的弹性，弹性回复率为 99.5%～99.9%，永久变形率非常小。

(3) 化学性能：有良好的化学稳定性，耐高温，酸碱耐受性也好。

(4) 尺寸稳定性：加成型硅橡胶在凝固反应过程中无副产物产生，凝固过程中体积收缩率较低，尺寸稳定性好，是目前印模材料中最好的材料，延时灌模或再次灌模对印模尺寸影响很小。

(5) 润湿性：加成型硅橡胶印模材料具有疏水性，对口腔组织润湿性差，影响取模时口腔组织的细微结构显示。加入表面活性剂后，具有一定亲水性，润湿性较好，印模精细结构显示也好。

4. 应用　适用于冠桥、贴面、嵌体、各类义齿及咬合记录的印模，但价格较高。

与缩合型硅橡胶相比，性能更优越，具体表现在以下三个方面：①操作时间较短，在口腔内凝固快；②凝固后尺寸更加稳定；③印模精确度更高，操作性能更好。但加成型硅橡胶价格相对较高。

临床使用过程中应注意以下事项：

(1) 本品为加成型硅橡胶，不能与缩合型硅橡胶或聚醚类印模材料混合使用。

(2) 取模中建议使用一次性聚乙烯塑料手套操作，勿使用天然橡胶或乳胶手套。

(3) 使用中基质和催化剂严格按照推荐用量，否则将缩短或延迟操作时间和固化时间。

(4) 取模使用材料时注意不要调换量匙，以免造成基质与催化剂的污染。

(5) 采用标准消毒液（如 DURR MD520）进行消毒，以确保使用的消毒液适用于加成型硅橡胶。不要将印模材料与有机溶剂或包含相同成分的液体接触，以避免导致材料膨胀。

(6) 对硅橡胶类材料过敏者应慎用，取模中个别患者如出现过敏反应，应立即取出。

(7) 置于干燥阴凉处密封保存。存贮温度在 5～25℃。

(8) 为避免环境污染，取模后废弃的硅橡胶应收集后集中处理。

五、聚醚橡胶印模材料

聚醚橡胶印模材料（polyether rubber impression materials）属于人工合成橡胶，一般也为双组分糊剂。基质糊剂由分子量约 4 000 的不饱和聚乙烯醚橡胶（其分子末端带有环氨基）、适量的填料（胶体二氧化硅）及增塑剂乙二醇醚等组成。催化剂是芳香磺酸酯（苯亚磺酸钠）。凝固机制是聚乙烯醚橡胶在催化剂作用下，环氨基开环产生交联反应，使低分子量的聚乙烯醚凝固成高分子量的弹性体。

聚醚橡胶在反应过程中不产生副产物，凝固过程中体积收缩小，性能稳定，硬度、韧性比聚硫橡胶和硅橡胶好。凝固时间短，约2～3分钟。具有良好的亲水性，取模时印模材料容易渗入到组织的细微结构，在灌注模型时，能吸收少量的水分，稍膨胀，补偿印模材料的收缩，使灌注的模型体积变化很小，准确性高。但由于聚醚橡胶凝固后质地较硬，压应变小，倒凹较大时印模取出较为困难。适用于制取冠、桥、嵌体、贴面、咬合记录等印模。

六、其他印模材料

包括印模膏、聚硫橡胶印模材料、印模石膏、氧化锌印模材料等。

（一）印模膏

印模膏（impression compound）又称印模胶，是一种热塑性非弹性可逆性印模材料。具有热软冷硬性能，不易发生化学变化，商品名称为打样膏。印模膏是牙科应用最早的印模材料之一。因颜色不同分为红色印模膏和白色印模膏两种。又据产品软化温度和流动性不同，可分为Ⅰ型和Ⅱ型印模膏。

1. 组成 参考配方见表2-4。

表 2-4 印模膏参考配方

成分	红色印模膏 /%	白色印模膏 /%
萜烯树脂	33.5	35
三硬脂酸	9.7	8
滑石粉	53.6	24
铁红	3.2	—
锌钡白	—	33

（1）萜烯树脂：是印模膏的主要成分，是产生热塑性能的基本物质，它是一种由杜仲树分泌的天然树脂。可用达玛树脂、古巴树脂或虫胶代替萜烯树脂。

（2）三硬脂酸：因萜烯树脂在软化时黏度小而流动性大，加入三硬脂酸可调节其可塑性、韧性和软化点。也可用硬脂酸、石蜡或蜂蜡代替三硬脂酸。

（3）胭脂：颜料。

（4）滑石粉和锌钡白：填料。起增型、赋形及调节流动性的作用。其中，锌钡白也用作颜料。

通过改变各成分间的比例，可制出具有不同物理性能的印模膏。加热后树脂和蜡会软化，提供了流动性和内聚性。填料可增加体积并赋予合适的工作稠度。胭脂是最常用的颜料，可产生红棕色。

2. 性能

（1）导热性较差：印模膏本身的热导性能差，如果直接放置在火焰上加热会造成其表面与内部受热不均匀，一些成分容易挥发甚至燃烧。常用的方法是将印模膏放入略高于口腔温度下的热水中均匀软化。但需要注意的是，浸泡于热水的时间不宜过长，以免材料中可溶性成分析出，影响印模膏的物理性能。

（2）具有热塑性：印模膏具有加热变软，冷却变硬的性能。Ⅰ型印模膏软化温度为45～55℃；Ⅱ型为70℃，降至口腔温度时均变硬。

（3）流动性、可塑性较差、无弹性：因此不能准确复制口腔组织的印模，不能完全反映出口腔组织的倒凹部分。

（4）温度收缩性大：印模膏的热膨胀系数较大，温度降低硬化时体积收缩较大。

（5）可反复使用：印模膏在热软冷硬的过程中无化学变化，因此，可反复使用。但若使用过久，硬脂酸成分丢失发生老化变硬，不宜再使用。

3．应用　由于印模膏可塑性差，体积收缩大，无弹性，故临床应用受到限制。现在临床上多用于制作个别托盘或取初印模，也可用于口腔颌面缺损部位的印模制取。主要应用于边缘整塑全口义齿印模以及紧固橡皮障固位装置。

应用时将块状印模膏浸入70℃左右的热水中，使其充分软化。注意在盛水容器的底部应衬以纱布，以免印模膏软化后黏附在器皿上。软化印模膏的水温不宜过高，以免黏性过大，不利于操作，并且可以防止低熔点物质丢失而改变材料的性能。

待印模膏完全软化后，搓捏成团状或条状，使表面光滑，然后置入托盘在口腔内取印模。为了减少温度收缩，最好让其在口腔中自然冷却（在炎热的夏天，可用冷水加速冷却），待材料初步硬化后取出，尽早灌注模型，或制备固位孔后再用弹性印模材料取二次印模。印模膏重复使用前，必须注意消毒，以防交叉感染。常用的方法是将用过的印模膏放在水浴锅内隔水煮沸30～50分钟，达到消毒目的，然后再制成块状备用。

（二）印模石膏

印模石膏（impression plaster）是一种不可逆性的无弹性印模材料，具有适当的流动性及可塑性。凝固后的印模清晰准确，体积稳定，对口腔组织无毒。印模石膏的成分与模型石膏相同。印模石膏的水粉比例按水60mL，人造淀粉石膏粉100g取量。按此调和比例凝固后的石膏孔隙率增高，强度降低，这样有利于印模在口腔中分段取出。水量稍多时，还可使结晶中心的形成相对减少，降低初凝膨胀，提高印模的准确程度；但由于石膏凝固后质地硬，无弹性，不便于取倒凹区印模，须分段取出。石膏固化时间较长，并且有热量释放，且口感差，给患者带来不适感觉。因此，目前临床应用很少，可用于制取无牙颌印模或固定修复的集合模。

（三）氧化锌-丁香酚印模材料

氧化锌-丁香酚印模材料（zinc oxide-eugenol impression pastes）呈糊状，又称为印模糊剂，是一种无弹性不可逆的印模材料，其组成与氧化锌-丁香酚水门汀基本相同。该印模材料调和后呈稀糊状，流动性大，可形成1～2mm的薄层，能复制出细微的口腔组织结构，准确性极高。由于该印模材料流动性大，凝固后强度和韧性低，无弹性，不能复制倒凹区。

氧化锌印模材料具有热塑性能，但其凝固作用是化学反应而不是温度的变化。临床应用不多，只能作为二次印模材料与其他印模材料联合使用，用于制取全口无牙颌印模或无倒凹牙齿印模。

七、印模的消毒

由于制取口腔印模时，需要直接接触患者唾液甚至是血液，印模表面带有细菌、病毒及其他致病菌等，流水冲洗只能去除40%～90%的细菌及其他微生物，若未经特殊消毒处理的印模立即灌注成模型，则易引起乙肝、艾滋病、结核病等传染性疾病的交叉感染，危害人类健康。一般印模不能耐受高温高压处理，故常用的消毒方法是化学消毒法，主要有浸泡法和喷雾法等。

（一）常用的消毒方法

1. 浸泡消毒 是目前最常用的印模消毒方法,常用消毒液主要有戊二醛、次氯酸钠、碘伏、酚液等,推荐使用 2% 的戊二醛溶液或有效氯浓度达 10 000mg/L 的次氯酸盐溶液。将印模取出后,用流水冲洗 10 秒,尽量去除表面残留的唾液、血液以及食物残渣,然后在消毒液中浸泡 1 小时以上;但对聚硫橡胶、缩合型硅橡胶印模、聚醚橡胶以及琼脂类材料,浸泡时间不应该超过 30 分钟,再用流水冲洗,拭干水分后灌注石膏模型。浸泡消毒可以通过改变消毒剂的浓度或浸泡时间达到消毒的效果,但其过程也会破坏印模表面的细微结构而引起印模变形。在众多印模材料中,加成型硅橡胶印模材料的性质最稳定。采用戊二醛或次氯酸钠浸泡的金属托盘易被腐蚀,可能出现托盘与印模材料分离的现象。

2. 喷雾消毒 作为一种改良的方法,喷雾消毒对印模尺寸的影响较小,主要用于浸泡后易变形的材料消毒。其方法是:用流水冲净 10 秒后,拭干印模,用喷雾消毒剂均匀喷上一层后,放入相对湿度为 100% 的密闭容器中达到规定的消毒时间,取出后再用流水冲洗、拭干,最后灌模。在使用中,应注意避免因口腔结构的特殊性而使消毒液积聚在印模某一部位,造成其他位置消毒不全的现象;尤其是对含水量较高的印模材料,因材料溢水会降低表面消毒剂的浓度而影响消毒效果;同时还应注意消毒剂的挥发所造成的对人体健康潜在性的损害。常用的喷雾消毒剂有:10% 次氯酸钠溶液、2% 戊二醛溶液。

（二）常用印模材料的消毒

1. 藻酸盐印模材料 用流水冲洗 10 秒,在 2% 戊二醛中浸泡 10 分钟;或用 10% 次氯酸钠喷雾,用流水冲洗,再用 10% 次氯酸钠喷雾,最后用浸湿次氯酸钠的纱布包裹放置 10 分钟。

2. 加成型硅橡胶印模材料 用流水冲洗 10 秒,浸泡于 2% 戊二醛或 10% 次氯酸钠中 10～15 分钟可达到消毒;用新配制的 2% 戊二醛溶液浸泡至少 10 小时可达到灭菌。如果已知患者是乙肝病毒或人类免疫缺陷病毒携带者,则应选此类型印模材料,并在取下印模后立即进行灭菌处理。

3. 缩合型硅橡胶印模 可使用 2% 戊二醛或 10% 次氯酸钠浸泡 10～15 分钟。

4. 聚醚橡胶印模 用流水冲洗 10 秒,在 2% 戊二醛中浸泡 20 分钟,再用流水冲洗,去除水分。

5. 聚硫橡胶印模 用 10% 次氯酸钠、2% 戊二醛溶液、碘液或酚溶液浸泡 10 分钟。

6. 琼脂印模 用 2% 的碱性戊二醛溶液浸泡 10 分钟。

2% 戊二醛和 10% 次氯酸钠可以杀灭 HIV,但短时间内不能杀灭 HBV。

知识拓展

数字化印模

近年来随着计算机辅助设计与制作技术(CAD/CAM)在口腔医学领域中的应用,数字化印模逐渐发展起来。数字化印模的获取可分为口外采集方式和口内采集方式两种。口外采集即采用扫描设备对患者的石膏模型或硅橡胶印模进行扫描以获取数字化印模。口内采集方式是将扫描设备伸入患者口内,直接进行扫描,实时获取数字化印模。为了提高精确度可在扫描面上喷一薄层去除反光的粉末。快速、精确的数字化印模采集将成为今后口腔修复发展的趋势。

小　结

　　本节介绍了印模材料的分类：根据印模材料凝固后有无弹性分为弹性印模材料和非弹性印模材料；根据凝固的形式可分为化学反应凝固类、温度变化凝固类及室温状态成型类三种。根据印模材料是否能反复使用分为可逆性印模材料和不可逆性印模材料两种。重点介绍了藻酸钠、藻酸钾弹性印模材料、硅橡胶印模材料等的组成、性质、凝固原理、使用方法及使用时的注意事项。

（马冬梅）

思考题

　　1. 印模材料的分类方法有哪些？
　　2. 临床上常用的弹性印模材料有哪些？
　　3. 藻酸盐印模材料的硬固原理。

第二节　模　型　材　料

学习目标

　　1. 掌握：石膏类模型材料的性能、分类、影响凝固的因素和应用。
　　2. 熟悉：蜡型材料的性能和应用。

一、概述

　　模型即物体的阳模，口腔模型是复制口腔各部分组织形态及关系的阳模。制作模型所使用的材料称为模型材料（model material）。

　　常用的模型材料主要包括石膏类模型材料（gypsum model material）、耐高温模型材料（high temperature resistant model materials）和蜡型材料（waxy material）。理想的模型材料应该具备以下性能要求：

　　1. 调和物具有良好的流动性及可塑性　良好的流动性能保证灌注过程中材料充满印模的细微部位；良好的可塑性能使材料在印模中成型并固化，复制出与印模完全吻合的模型。

　　2. 适当的凝固时间　从材料调和到材料流动性消失这段时间能保证灌模等操作从容完成；从灌注开始到模型脱出印模的时间一般在30～60分钟为宜。

　　3. 尺寸稳定性好、精确度高　要求材料凝固过程中和凝固后模型体积变化小，尺寸稳定、不变形，能精确复制出口腔组织的解剖形态和结构。

　　4. 能耐热，压缩强度大，表面硬度高　要求模型材料在修复体的制作过程中，能耐受一定高温、高压而不破碎，模型表面的硬度能经受修复体制作中的磨损。

5. 不与印模材料发生化学反应　只有模型材料不与印模材料发生化学反应，才能保证模型容易从印模中脱出，并使模型表面光滑、精确。

6. 操作简便，来源丰富，价格低，贮存方便，便于广泛应用。

二、石膏类模型材料

口腔石膏模型是将调好的石膏类模型材料灌注到口腔印模中而形成的阳模。石膏类模型材料主要用于制作口腔各种修复体或矫治器的工作模型、对颌模型和研究模型，在其他修复工艺技术中，如固定咬合记录上𬌗架、全口义齿、可摘局部义齿装盒等也有广泛的使用。

我国医药行业标准把口腔用石膏按类型分为五型：Ⅰ型为印模石膏；Ⅱ型为模型石膏，又称普通石膏；Ⅲ型为模型人造石（dental stones），又称硬质石膏；Ⅳ型为高强度、低膨胀代型人造石，又称超硬石膏；Ⅴ型为高强度、高膨胀代型人造石，它们均是由生石膏加工制成的。

生石膏是天然一种矿物质，主要成分为二水硫酸钙（$CaSO_4 \cdot 2H_2O$），在一定条件下经煅烧脱水生成熟石膏，即半水硫酸钙（$CaSO_4 \cdot 1/2H_2O$），不同的煅烧工艺可生成不同相态的半水硫酸钙，即 α 和 β- 半水硫酸钙。不同相态的半水硫酸钙，决定了石膏材料的产品性能。普通石膏主要由 β- 半水硫酸钙组成，其结晶颗粒松散，排列紊乱，力学强度较低。主要用于可摘局部义齿修复模型、固定义齿对颌模型、研究模型、记存模型的制取。人造石、高强度人造石则由 α- 半水硫酸钙组成，其结晶颗粒致密、形状规则、力学强度高，主要用于冠、桥修复的模型制取。

石膏类模型材料，在口腔修复工艺中应用广泛，其性能关系到口腔修复体的精确性。因此，操作者应充分了解模型材料的组成、性能、临床操作及应用，能够准确选用合适的模型材料，并具有熟练的操作技术。

（一）普通石膏

普通石膏又称煅石膏，是由生石膏经开放式加热脱水煅烧而成的。其制作方法是将研磨成粉状的生石膏，置于 110～120℃ 的温度下，脱去部分结晶水而得到的，其化学反应过程为：

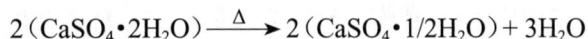

$$2(CaSO_4 \cdot 2H_2O) \xrightarrow{\Delta} 2(CaSO_4 \cdot 1/2H_2O) + 3H_2O$$

1. 组成　主要成分是 β- 半水硫酸钙（$CaSO_4 \cdot 1/2H_2O$），约占普通石膏的 75%～85%。还含有残存未脱水的生石膏（$CaSO_4 \cdot 2H_2O$），约占 5%～8%，及过度脱水的无水硫酸钙（$CaSO_4$），约占 5%～8%。

2. 凝固原理　与水混合后，部分半水硫酸钙开始溶于水，其溶解度为 0.9g/100mL。溶于水的半水硫酸钙与过量的水进一步反应，生成二水硫酸钙：

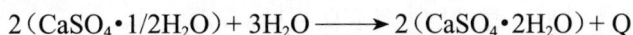

$$2(CaSO_4 \cdot 1/2H_2O) + 3H_2O \longrightarrow 2(CaSO_4 \cdot 2H_2O) + Q$$

二水硫酸钙的溶解度仅是半水硫酸钙的 1/4（0.2g/100mL），很快形成过饱和溶液，析出二水硫酸钙晶粒，同时释放热量（Q）。析出的二水硫酸钙晶粒不断生长，成为针状的晶体，彼此接触、交织成网，成为坚硬的固体（图 2-3）。未反应完的水分保留在晶体间的空隙内，干燥后形成孔隙。

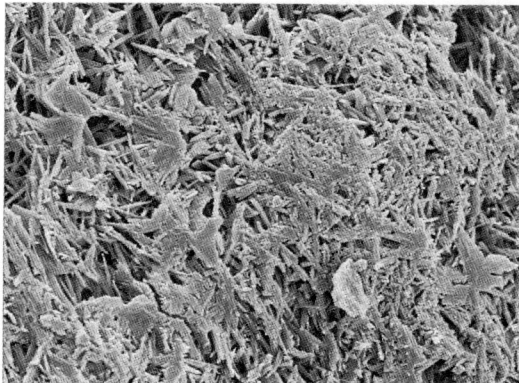

图2-3　石膏凝固后的超微结构

3. 性能

（1）水粉比：反应过程中的理论需水量，按化学反应的计算为100g半水硫酸钙需加水18.6mL，但实际需水量是理论值的2～3倍，即石膏粉100g应加水45～50mL，水粉比（混水率）应为0.4～50.50。这是因为模型粉颗粒细小、多孔，比表面积大，需要过量的水润湿每个石膏粉颗粒，并形成流动性较好的混合物，便于模型灌注。凝固后，多余的水以自由水形式分布于凝固的材料孔隙中。模型干燥后，多余水分挥发，形成一些微小的孔隙，孔隙体积占石膏模型总体积的比例称为石膏的孔隙率。孔隙会降低石膏的强度。

硬质石膏和超硬石膏粉体颗粒粗大，形状规则，结构致密，比表面积较小，故需水量较少。硬质石膏平均水粉比为0.28～0.30，超硬石膏平均水粉比为0.19～0.24。水粉比差异对材料凝固后的强度有明显影响，水粉比越大，凝固后孔隙越多，强度越低。

（2）凝固时间和速度：石膏的凝固分为初凝和终凝。初凝是指石膏具有一定的坚韧程度，处于半固体或固体状态。终凝是指石膏具有足够的强度，能够从印模中取出而不发生断裂或变形，此时石膏还未完全凝固。普通石膏的初凝时间为8～15分钟，终凝时间为40～60分钟，因此，普通石膏的操作时间宜控制在5～7分钟，调和时间为40～60秒。

影响凝固质量与凝固速度的因素：

1）石膏模型材料的质量：熟石膏是由生石膏经煅烧脱水制成的，因此，生石膏的质量以及熟石膏的加工技术，直接影响石膏模型材料的质量。生石膏纯度越高，制成的熟石膏质量越好，凝固后强度也高。在熟石膏制作过程中，若加热脱水不足，则生石膏的含量较高，凝固核心也较多，凝固速度加快；反之，加热脱水过度，则无水石膏含量较高，凝固时需水量增加，凝固减慢。另外，石膏模型材料受潮吸水，也会使凝固强度下降，凝固时间延长。

2）水粉比：正确的水粉调和比例，既能确保石膏凝固强度，又有适当的操作时间。水量过多，凝固时间延长，压缩强度和表面硬度会明显下降。水量过少，凝固时间缩短，流动性下降，膨胀率增大，气泡增多，脆性增大且表面粗糙，硬度下降。

3）调拌时间和速度：在操作时间内，调拌时间越长，速度越快，形成的结晶中心越多，凝固速度就越快，但膨胀率变大，强度降低。调拌时间比调拌速度对石膏的凝固影响较大。

4）水温的影响：水温0～30℃时凝固速度随水温升高而加快；水温30～50℃时凝固速度随水温升高无明显变化；水温50～80℃时凝固速度随水温升高而变慢；水温80℃以上

时，由于反应生成的二水硫酸钙又会脱水变成无水硫酸钙，石膏不再凝固（图2-4，图2-5）。

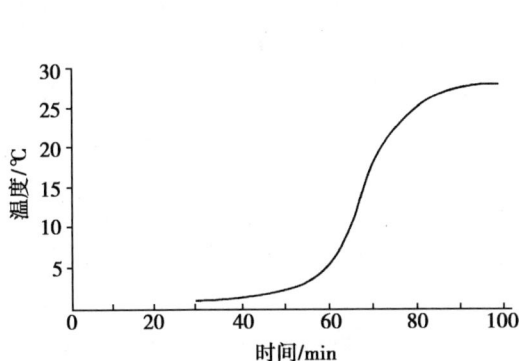

图2-4　石膏凝固时温度的变化

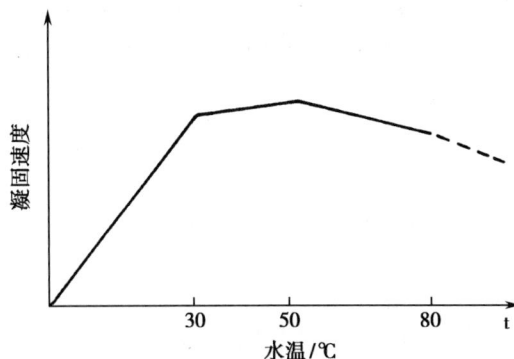

图2-5　石膏凝固速度与水温的关系

5）加速剂与缓凝剂：为控制凝固速度，根据需要可加入某些化学制剂，常用的加速剂有硫酸钾、氯化钠等，加速剂还会降低石膏的膨胀率，增加强度；缓凝剂有硼砂、枸橼酸钾等。

（3）膨胀性能：在石膏凝固的过程中存在明显的体积膨胀，普通石膏的线性膨胀率为0.2%～0.4%。主要包括凝固膨胀和吸水膨胀。凝固膨胀的程度与水粉比例有关，水多粉少时，体积膨胀较小；水少粉多时，体积膨胀较大。此外，提高调拌速度能够增加石膏凝固所产生的体积膨胀；反之，降低调拌速度能够减小体积膨胀。吸水膨胀是石膏凝固膨胀的延续，是由于水促进针状二水硫酸钙晶体自由生长而产生的膨胀，能够达到凝固膨胀的2倍，可以为包埋铸造提供所需的体积膨胀。如果石膏模型的膨胀率影响到修复体的精度时，可以适当加入抗膨剂或增膨剂进行调整（表2-5）。

表2-5　石膏膨胀的调整

类型	品名	用量	调节范围
抗膨胀剂	硫酸钠	4%	膨胀降低0.05%
	硫酸钾	4%	
增膨胀剂	醋酸钠	适量	膨胀增加1%以上

（4）强度与硬度：在材料发生凝固反应的最初30～45分钟内，强度迅速提高。待材料完全硬固后，孔隙率决定强度大小，水粉比（混水率）和孔隙率呈正比，即在一定范围内，所用水量越大，孔隙率越大，强度越低；反之，强度则越高。

石膏模型在使用前最好隔夜干燥，至少应干燥1～2小时再使用，以提高石膏的表面硬度。模型浸入水中石膏硬度降低。

4. 应用　普通石膏因其低廉的价格，在临床仍广泛使用，主要用于全口义齿、可摘局部义齿初模型、对颌模型、研究记存模型、工作模型的底座部分。

5. 临床操作及注意事项

（1）调和材料：先将适量的水放入干净的橡皮碗内，按40～50mL：100g的水粉比逐渐加入石膏粉。临床操作中以石膏粉浸入水中表面无过多的水为准，这样可以将水粉混合之初气泡混入量降到最低。如果有条件，也可用量筒和天平称量材料，以保证材料的性能最佳。在调和过程中,若发现水粉比例不合适,不能再加入水或粉,因为这样操作会形成不均匀的块状物,导致凝固时间不同步,降低石膏强度。临床应用时不能为延长凝固时间而增大水的比例,因为这样操作会导致石膏模型强度的下降。

用调拌刀紧贴橡皮碗同向匀速调拌石膏,以免带入气泡或形成过多的结晶中心,导致石膏膨胀加大、强度下降。调拌时间 40～60 秒,直至材料表面光滑、均匀、无气泡且流动性好,方可灌注。

(2)灌注模型:在振动状态下,将石膏缓慢注入印模及时灌注模型,应从印模的一侧逐渐加到另一侧,并从高处或边缘开始,在缓慢振荡下排除气泡,使石膏从高处流入印模各个微细部位。

(3)脱模:石膏模型在 15 分钟内产生初凝,1 小时基本凝固,24 小时完全凝固,强度达最高。初凝阶段能用刀切削,但终凝时,则不易用器械修整。脱模应在石膏终凝后即灌注 1 小时后左右进行,模型在灌注 24 小时后使用为宜。

(4)贮存:石膏应在密封、干燥的环境下保存。受潮的石膏不能使用。

(二)硬质石膏

硬质石膏是由生石膏在密闭的容器中加热脱水制成的 α- 半水硫酸钙,α- 半水硫酸钙晶体颗粒粗大、致密,形状规则。

1. 组成　硬质石膏主要成分为 α- 半水硫酸钙,以及极少量的杂质。此外,还加入适量的色素,一些产品还含有抗膨胀剂硫酸钾,调整凝固时间的硼砂等。

2. 性能　人造石的凝固反应与普通石膏相同,但性能优于普通石膏。

(1)纯度高:人造石既不含未脱水的生石膏,也没有过度脱水的无水石膏,结晶致密,杂质少。

(2)力学性能好:人造石的压缩强度,弯曲强度、硬度、表面光洁度均高于普通石膏,而凝固膨胀率低于普通石膏。

(3)需水量小:人造石的水粉比例为 25～35mL : 100g,用水量仅为普通石膏的 1/2 左右,因此孔隙很小,更加致密。

(4)初凝时间长:初凝时间长便于临床操作。

(5)表面光洁度好:结晶致密,凝固后模型表面光滑清晰。

(6)人造石不用时也要在密封、干燥环境下保存,但保存时间更长。

3. 临床操作与应用　在使用人造石灌注模型,应严格控制水粉比例(25～35mL : 100g),方法同普通石膏。由于人造石混水率较普通石膏低,更容易带入气泡,因此,最好用真空搅拌器调拌,以免影响模型精度。由于人造石制作工艺复杂,价格较高,临床上人造石主要用于固定义齿及复杂可摘局部义齿修复的模型灌注。

(三)超硬石膏

超硬石膏是采用精选的高密度生石膏为原料,通过将生石膏在 30% 氯化钙溶液中于高温、高压下脱水而成。

1. 组成　其化学组成与人造石相同,但因制作工艺的差别,其 α- 半水硫酸钙的强度更高,晶体颗粒更大、更紧密。

2. 性能　超硬石膏的性能与普通人造石的性能相似,但由于特殊的制作方式,需水量更低,其硬度和强度更大,各方面性能均优于普通人造石,能够灌制出非常精密的模型。

几种模型材料的性能比较见表2-6。

表2-6 普通石膏、硬质石膏、超硬石膏的性能比较

石膏分类	性能						
	压缩强度（单位：MPa）	弯曲强度（单位：MPa）	布氏硬度（单位：kg/mm²）	膨胀率（单位：%）	水粉比（单位：mL/g）	密度	晶体形态
普通石膏	12	6	60～80	1.15	0.45～0.50	小	疏松
硬质石膏	21～35	15.3	100～120	0.1～0.2	0.25～0.35	大	呈棱柱状
超硬石膏	50～110	—	170	0.085	0.22	大	不变形，表面积大

3．应用 超硬石膏的硬度大于硬质石膏，多用于制作精密铸造的模型灌注。

（四）特殊用途石膏

高强度、高膨胀人造石又称V型石膏或石膏代型材料，比超硬石膏具有更大的压缩强度、表面硬度，其凝固膨胀率较超硬石膏大。采用较高膨胀的代型材料可补偿合金的铸造收缩、提高修复体的精度。另外，可在石膏中加入少量树脂，用来增强模型的力学强度，或在石膏中添加不同色素制成彩色石膏，使模型材料区别于口腔不同组织，也可在模型材料中加入消毒剂，用来预防交叉感染。

三、耐高温模型材料

耐高温模型材料是指能够耐受高温进行带模铸造的模型材料，主要用于复制带模整体铸造的耐高温模型。临床常用的耐高温模型材料是磷酸盐包埋材料。

（一）组成

1．耐火材料 石英粉（二氧化硅），约占总重量的80%～90%。

2．结合剂 结合剂为磷酸二氢胺、磷酸二氢镁以及氧化镁，约占总重量的10%～20%。

3．溶胶悬浊液或水 溶胶悬浊液或水是作为调和材料用。硅溶胶调和可获得更大的膨胀率。调整控制硅溶液的浓度可以得到所需要的膨胀率，以补偿金属铸造修复体的收缩。

钛合金铸造时，不能用磷酸盐材料复制模型，而必须选用与之相匹配的模型材料，印模也不能采用琼脂印模材料复制，而需要使用硅橡胶等印模材料。

（二）性能

有关性能方面的内容，请参见本章第六节——磷酸盐包埋材料。

（三）使用方法

使用时根据需要，将二氧化硅、结合剂与硅溶胶悬浊液或水，按0.13～0.20水粉比（水：粉＝13～20mL：100g）调和。对于一些要求更高的耐高温模型材料，常常需要用真空搅拌机进行搅拌，调和时间60秒左右。

灌注方法同石膏类模型材料一样，灌注到琼脂印模或硅橡胶印模过程中，要注意振荡，排除气泡。完全凝固大约1小时后方可脱模。为获得必要的吸水膨胀，灌注琼脂印模时，掌握在磷酸盐固化之前灌注，可以获得较大的膨胀。

四、蜡型材料

蜡（wax）型是用蜡制作完成的修复体模型。在口腔临床制作修复体的过程中所使用的蜡称为蜡型材料，主要用于制作各种固定义齿、可摘局部义齿的熔模，以及蜡基托、蜡堤、蜡支架及暂时黏附固定等。蜡型材料质量的优劣直接关系到最后所制得修复体的质量，因此，临床对蜡型材料的要求较高，必须对蜡的种类、性能要求、工艺特征等加以了解。

（一）蜡的分类

口腔临床所使用的蜡，根据蜡的组成、来源及用途大致分为以下几类：

1. **按照蜡的组成成分及来源分类**

（1）动物蜡：如蜂蜡、虫蜡、川蜡、鲸蜡等。

（2）植物蜡：如棕榈蜡、栌蜡、椰子蜡等。

（3）矿物蜡：如石蜡、地蜡等。

（4）合成蜡：天然蜡和经化学合成的树脂混合物，如塑料蜡等。

2. **按照蜡的用途分类**

（1）印模蜡：如咬合蜡、压形蜡等。

（2）模型蜡：如铸造蜡、基托蜡等。

（3）造形蜡（工艺蜡）：堤蜡、混合蜡（杂用蜡）、黏蜡、雕刻蜡等。

（二）蜡的性能

蜡是一种来源于动植物和矿物，也可人工合成的一类高分子有机化合物。其化学成分是碳氢化合物或长链脂肪酸与高级一元醇形成的酯。各种类型蜡的分子结构中，羧酸的碳原子数越多，其熔点和软化点温度越高，反之则降低。醇的链越长，软韧性就越大，反之则越小。另外，蜡中还有各种不同的游离酸及醇等，使蜡的物理性能有所差异，呈现出不同的熔点，其硬度、韧性、脆性、流动性、可塑性、收缩性、膨胀性及压缩变形等也有变化。对蜡型材料性能方面的要求主要表现在以下几个方面：

1. **应有合适的软化温度（softening temperature）与熔点温度范围** 软化温度有两种含义：一是蜡本身有一个特定的软化温度，另一种是指广义的可供操作和塑形的温度。在实际使用中，软化温度比熔点范围更为重要，它与流动性、可塑性关系密切，因此通常在商品规格中只标明软化温度。

不同用途的蜡必须具备相应熔点范围。蜡是多种烃的混合物，因此没有固定熔点，其开始熔化到完全熔化是一个温度范围，通常后者要比前者高出 $5 \sim 10℃$，因此蜡的熔点是一个温度范围。比如石蜡的熔点范围为 $42 \sim 62℃$，棕榈蜡的熔点范围为 $84 \sim 90℃$。

2. **具有较小的热膨胀率** 口腔用蜡的热膨胀率要小。通常情况下蜡的热传导性能低，而热膨胀率却较大。热膨胀率大，蜡的收缩率也大。为提高蜡型的准确性，临床应选择使用热胀率低、收缩率低的蜡型材料。

3. **应有合适的流变性** 流变性是指蜡在特定温度下受力后发生变形的能力。蜡的流变性取决于蜡的温度、引起变形的外力及外力的作用时间。临床上希望蜡在熔点温度以上具有良好的流变性（flow），易流到预备过的牙体的点、线角内，从而获得准确、清晰、完整的蜡型；在熔点温度以下又具有良好的形态稳定性。通常在一定的温度下对圆柱状蜡试样施加一定的压力，以试样受压后高度变化率来反映蜡的流变性。受压缩短率是流变性的重要观察指标。国际上对此有严格规定,尤其对蜡型材料作了严格技术参数规定,固定压力为0.196MPa时,蜡型材料的技术参数要符合表2-7。

表2-7 蜡型材料受压缩短率(ISO)

蜡的种类	不同温度下受压缩短率			
	30℃	37℃	40℃	45℃
铸造蜡	—	1.0% 以下	20% 以下	70%~90%
基托蜡	1.0% 以下	—	50% 以上	70%~90%

4. 变形与应力释放 虽然蜡具有一定的可塑性,但是塑型后的蜡型中总是存在残余应力,有回复原形态的倾向,导致修复体的精确度降低。例如将嵌体蜡置于37~39℃温水中,弯制成闭口的马蹄形,随后冷却定型。再将其放入37~39℃温水中10分钟,马蹄形会缓慢开口变形,开口最大时呈半圆形(图2-6)。这种蜡型有遇热回复倾向,在室温长时间放置也会出现,影响修复体的精确度。此现象产生的原因是蜡在加工时产生应力,并在冷却时,因收缩性在蜡的内部形成内应力。当蜡再次遇热时,形成的内应力缓慢释放而随之变形。

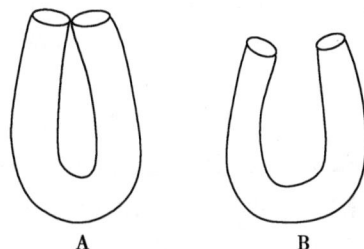

图2-6 嵌体蜡的变形与回复
A. 变形 B. 回复

在临床修复体制作过程中,卡环蜡型的卡环臂末端变形张开,全口义齿蜡基托的后堤离开石膏模型 0.5~1.0mm 间隙,简单可摘局部义齿鞍基的蜡基托向颊舌侧张开翘起等现象,都是因蜡的遇热回复现象造成的。因此当蜡型冷却为固体后,应该尽量减少移动蜡型过程中可能产生的变形。

以下三种方法可以减少蜡型的变形:

(1)直接铸造技术使用的蜡型应在使用前于50℃下均匀加热15分钟。

(2)蜡型完成后应该尽快包埋。包埋能够限制因回复力和残余应力引起的蜡型变形。

(3)如果不能即刻包埋,蜡型应低温保存。低温保存的蜡型在使用前应在室温下解冻后再包埋。

5. 蜡型材料的颜色 蜡型材料的颜色应与口腔有关组织有明显的区别,还应与模型材料的颜色区别开来,便于准确操作。

6. 铸造蜡在高温铸造时应能气化,挥发后不留残渣;基托蜡在装盒去蜡时能去除干净。

7. 蜡的来源丰富,取材方便,价格便宜,临床应用广泛。

(三)口腔常用蜡

1. 铸造蜡 铸造蜡是一类主要用于制作各种金属铸造修复体蜡铸型的模型蜡,一般用于制作嵌体、部分冠、全冠等修复体和固定桥,可摘局部义齿的金属支架、金属基托的蜡铸型等。根据不同的修复要求,临床将铸造蜡分为嵌体蜡和金属铸造支架蜡,同时还有成品的蜡线、网状蜡、皱纹蜡、支架蜡、卡环蜡等可供选用。

(1)组成

1)嵌体蜡(inlay waxes):主要由石蜡(约占60%),棕榈蜡(约占25%)、地蜡(约10%)、蜂蜡(约5%)和微量的色素组成。

2）铸造金属支架蜡：与嵌体蜡类似，以石蜡为主，蜂蜡和棕榈蜡次之。

石蜡：是口腔常用蜡的基本原料，来源于石油高沸点的产物，属矿物蜡的范围，呈白色或淡黄色。主要化学组成为 26～30 个碳原子的碳氢化合物（或称链烷烃）。熔点范围在 44～65℃，分子量较大的石蜡熔点较高。石蜡受热后的流动性较好，冷却凝固后具有一定的收缩性，但收缩率较小。石蜡硬度较低、质地松脆、容易折断，雕刻性能相对较差。可溶于苯、醇、氯仿等有机溶剂，不溶于酸。

蜂蜡：为高分子脂类化合物，属动物蜡。主要由棕榈酸、蜂花脂加上饱和与不饱和的碳氢化合物以及高分子有机酸组成。产品呈白色、黄色或黄褐色。一般在室温下具有韧性，在口腔温度时（36～37℃）具有可塑性并带有黏性。加入铸造蜡中，可使其质地柔软，容易弯曲，提高铸造蜡的柔韧性及可塑性。同地蜡一样，可改善铸造蜡的雕刻性能，具有较高的光泽。

地蜡：来源于石油高沸点的另一种副产品，也属矿物蜡。主要组成为二十九酸与二十四醇，熔点范围比石蜡高，在 68～72℃，有的可高达 65～95℃。地蜡结晶规则，结构精细，柔韧性比石蜡好，加入铸造蜡中，可以有效地改善石蜡的柔韧性及光泽度，提高铸造蜡的雕刻性能。

棕榈蜡：是一种植物蜡，主要成分是二十九酸与二十九醇及二十六醇的混合物。熔点范围高，在 84～86℃，呈黄绿色，有较强光泽，硬度更高，但脆性较大。在石蜡中加入 2%～3% 的棕榈蜡，可使石蜡的熔点从 40℃左右提高到 63℃，而且提高了强度和硬度，增加了光滑度。

（2）性能：除具备一般蜡的性能外，还根据其用途不同而有特殊要求。

1）嵌体蜡：嵌体蜡应具备的性能包括，①加热软化后为均匀无鳞片状的物体；②较口腔温度稍高时有良好的可塑性；③口腔温度下变硬，取出时不变形；④颜色与软、硬组织有明显区别，便于操作；⑤雕刻时，无破碎或鳞片状现象；⑥熔化挥发后无残渣。

嵌体蜡大多以条状形式提供。Ⅰ型嵌体蜡主要用于口腔外操作，对其热膨胀性能没有严格的规定和要求。Ⅱ型嵌体蜡用于口腔内直接形成蜡型，在 37℃下较低的流变性，最大限度地减少了从制备洞形取出过程中蜡型发生变形的倾向。

2）铸造金属支架用蜡：商品供应的铸造金属支架蜡的颜色、形态，因其用途不同而各异，有条状、块状、片状、线状和各种预成型蜡。其性能要求与嵌体蜡相似，为便于不同温度条件下操作，分为冬用、夏用两种商品。夏用蜡的熔点和硬度比冬用蜡要高一些。

（3）应用

1）软化：与基托蜡一样，应放在无烟的火焰上均匀烘软，或在烤箱中加热软化。不应在热水中浸泡软化，以防止蜡内的易溶性物质溶于水中而影响蜡的性能。

2）塑形与雕刻：嵌体蜡均匀软化后，将其压入窝洞（或根管）内，再用烧热的探针插入嵌体蜡，使蜡充满窝洞（根管）的各个点，然后用热雕刻刀调整形态，做出雏形，待其自然冷却。切忌用冷水快速急冷，防止蜡型因收缩不均而变形。制作冠类修复体时应采用滴蜡法。雕刻时要注意恢复其原有解剖形态、咬合关系、邻接关系，尽量使之光滑、清晰、完整。铸造金属支架蜡烘软后，应立即将其贴铺、按压至石膏模型上，或环绕添加到石膏牙上，用力要轻，不能将其按压变形。然后用蜡刀将支架各部分联成一个整体，在未完全冷却硬固前，用雕刀刻去除多余的部分，并用蜡刀雕刻成形。

3）脱模及包埋：嵌体、冠桥、杆、板等面积较小的蜡型雕刻完成后，应小心从牙体或模型上取下并放置于纱布上，切勿用手再去触及蜡型，检查满意后立即包埋。若为带模铸造的面积较大的金属支架蜡型，雕刻完成后不能让蜡型与模型分离，应立即带模包埋，以备铸造。

2．基托蜡（base plate waxes） 基托蜡又称基板蜡、红蜡片，是一种临床常用蜡。主要用于口内或模型上制作可摘局部义齿、全口义齿等修复体的蜡基托、蜡𬬭堤及人工牙的蜡型。分常用蜡（红色：软化温度 38～40℃）和夏用蜡（淡红色：软化温度 46～49℃）。

（1）组成：主要由石蜡 70%～80%、蜂蜡 20% 和适量的地蜡、棕榈蜡、川蜡组成。

（2）性能

1）加热软化后具有适当的可塑性和黏着性，冷却后有韧性，在口腔温度中不变形。

2）硬度适中，易于加工。夏用蜡在盛夏的温度下形状较稳定，也适宜口腔温度下的颌位关系转移。

3）沸水去蜡时可全部冲洗干净而不留残渣。

（3）使用方法

1）将基托蜡放在无烟的火焰上烘软后，贴在模型上，经边缘修正后即成蜡基托。

2）将蜡片烘软后卷叠成柱状可做成蜡𬬭堤。

3）当两片蜡片需要黏合或欲用蜡片粘接义齿、卡环时，只需用烧热的蜡刀将蜡烫熔，冷却后即可互相黏合。

4）蜡融化后可随意浇注各种蜡型。

5）蜡型可直接用雕刻刀随意雕刻，但在深雕或切削时，应将雕刻刀略微加热后再进行，以免将蜡切碎。

6）贮藏在阴凉之处。

3．其他蜡型材料

（1）EVA 塑料蜡：是一种含有 3%～5% EVA 塑料的合成蜡。EVA 塑料是乙烯与醋酸乙烯的共聚物，具有弹性好、弯曲强度大、工艺雕刻性好、收缩与膨胀小等优点；此外，还具有不易折断，韧性好，表面光滑等优点。EVA 塑料蜡是将低分子量的聚乙烯树脂与石蜡、蜂蜡混溶而成，可改善其力学性能和热性能。

EVA 塑料蜡的使用方法与普通基托蜡或铸造蜡的用法相同，但使用起来更方便。

（2）黏蜡：黏蜡主要由蜂蜡和松香等组成，其黏性比铸造蜡和基托蜡显著增大，用于人造牙、石膏及其他材料的暂时固定。成品牙固定在包装盒内的塑料板上，就是用黏蜡来固定的。

（3）牙色模拟蜡：牙色模拟蜡有三种颜色组合，分别为不透明层、牙体层、牙釉质层，有不同的透明度，可用于模拟牙齿，预计修复后的效果。

知识拓展

牙色模拟蜡的应用

在人们越来越注重修复效果的今天，高端瓷修复技术对修复后效果的要求更高，这就增加了牙色模拟蜡的运用。

修复治疗前,在研究模型上按照修复设计的要求进行牙体制备,并用牙色模拟蜡制作修复体的蜡型。这种诊断蜡型的制作能够直观的表达修复的预期效果,适用于复杂的固定修复病例,具有直观的向患者展示预期效果,拓展医师治疗思路的优势。牙色模拟蜡具有方法简便、价格便宜等优点,在临床、教学和科研方面有广泛的应用前景。很多大型技工加工中心和高端诊所已经广泛应用。

小 结

本节主要介绍了口腔修复过程中常用的模型材料,包括石膏类模型材料、耐高温模型材料和蜡型材料。石膏类模型材料是口腔临床不可或缺的材料之一,主要用于灌注口腔各种修复体或矫治器的模型、制作固定咬合记录、上架以及塑料义齿装盒等,准确选择合适的石膏类模型材料是修复体精确制作的先决条件。常用的石膏有普通石膏、硬质石膏和超硬石膏,其性能、影响因素和临床操作及应用是必须掌握的内容。常用的蜡型材料有铸造蜡和基托蜡,在口腔技工室和口腔临床中广泛使用,主要用于制作各种固定义齿、可摘局部义齿的熔模,以及蜡基托、蜡堤、蜡支架及暂时固定模型颌位关系记录等。此部分对口腔医学和口腔工艺技术的同学要求略有不同,口腔医学的学生熟悉即可。

(马冬梅)

思考题

1. 如何选择合适的模型材料?
2. 调拌石膏类模型材料的注意事项有哪些?

第三节 义齿基托树脂

学习目标

1. 掌握:热凝义齿基托树脂;自凝义齿基托树脂。
2. 熟悉:成品树脂牙、义齿软性衬垫材料。
3. 了解:光固化型义齿基托树脂和热塑注射型义齿基托树脂。

义齿基托是可摘局部义齿和全口义齿的主要组成部分,它覆盖在缺牙区牙槽嵴及硬腭上,与口腔黏膜直接接触,它将义齿的各个部分连接成为一个整体,供人工牙排列,分散和传导𬌗力。

理想的义齿基托材料应具备下列性能：

1．良好的生物安全性 义齿基托与口腔黏膜直接长期接触，要求其对口腔组织无毒，无刺激，无不良气味。

2．化学性质稳定 不溶于唾液及食物，不易老化。

3．物理、力学性能良好 能行使正常的咀嚼功能而不致变形、折裂，具有一定的硬度及耐磨性。

4．体积稳定性好 在制作过程中、制成后以及在口腔内体积变化小。

5．制作成型简便，表面抛光容易，易于修补，与牙龈的颜色接近，不易变色。

6．质地轻，价格低廉。

目前，义齿基托材料常用的是聚甲基丙烯酸甲酯及其改性产品。根据其聚合方式分为热凝义齿基托树脂、自凝义齿基托树脂、光固化型义齿基托树脂、热塑注射型义齿基托树脂四种。

一、热凝义齿基托树脂

热凝义齿基托树脂（heat-curing denture base resin）简称热凝树脂或热凝塑料，是通过适当的加热方式引发聚合固化的义齿基托材料。是目前最常用的基托材料。

（一）组成

热凝树脂由粉剂和液剂两部分组成，粉剂的商品名叫牙托粉，液剂的商品名叫牙托水。

1．牙托水

（1）甲基丙烯酸甲酯（methyl methacrylate，MMA）：是牙托水的主要成分。MMA 在常温下为无色透明的液体，易挥发、易燃，易溶于有机溶剂，微溶于水。是合成聚甲基丙烯酸甲酯（poly（methyl methacrylate），PMMA）的原料，又称单体（monomer）。

MMA 属一级易燃液体，与空气按一定比例混合时，易发生爆炸。MMA 分子中有双键官能团，在光、热、电离辐射和自由基的激发下，双键打开，发生聚合反应，生成聚合物。

（2）阻聚剂：为了运输和贮存方便，必须在牙托水中加入微量的阻聚剂，以防止其在光、热等条件下发生聚合反应。加入的量极其微小（0.02%），所以不会影响热处理时的正常聚合。目前常用的阻聚剂为酚类物质，如 2, 6- 二叔丁基对甲苯酚（DTBC）。

（3）交联剂：有些牙托水中加入 1%～3% 的交联剂，如双甲基丙烯酸乙二醇酯（GDMA），双甲基丙烯酸二缩三乙二醇酯（TEGDMA）等，可以提高基托树脂的刚性和硬度，改善力学强度。但交联剂加入过多，会使材料变脆，韧性变差，性能反而下降。

（4）紫外线吸收剂：如 UA-327 或 UV-9 等，可吸收对聚合物有害的紫外线，避免分子链被破坏，减轻或缓解基托树脂的老化和变色。

2．牙托粉

（1）甲基丙烯酸甲酯的均聚粉（PMMA）或共聚粉：是牙托粉的主要成分，是决定基托树脂性能的主要因素，对基托树脂的改进，也主要是针对牙托粉进行的。不同种类的牙托粉，性能也有所不同。

甲基丙烯酸甲酯的均聚粉（PMMA）：是由 MMA 经悬浮聚合而得的无色透明粉状聚合物，粒度在 80 目以上，平均分子量在 30 万～40 万。其分子量越高，力学强度就越大，但分子量过高会造成在单体中的溶胀速度变慢，不利于临床使用，因此，聚合粉的分子量应适中。聚合粉在常温下很稳定，130℃以上可进行热塑加工，180~190℃开始解聚为MMA。聚合粉能溶于MMA单体及氯仿、二甲苯、丙酮等有机溶剂中，不溶于水和醇。

甲基丙烯酸甲酯共聚粉：经过成分调整的甲基丙烯酸甲酯共聚粉，性能得到很大提升。①MMA与丙烯酸丁酯的共聚粉，制作的义齿基托的冲击强度和挠曲强度都有所提高；②MMA与丙烯酸甲酯的共聚粉，调和时需牙托水较少，面团期持续时间较长，充填塑性好，提高了基托的耐磨性；③MMA、丙烯酸乙酯、丙烯酸甲酯的三元共聚粉，溶于单体的速率快，所制作的基托的力学性能有明显提高；④MMA与橡胶（如丁苯橡胶）的接枝共聚粉，所制义齿基托的冲击强度大幅度提高，韧性明显增强，被称为高韧性基托树脂。

（2）引发剂：在牙托粉中加入少量的过氧化苯甲酰（benzoyl peroxide, BPO）引发单体聚合，提高聚合转化率。

（3）着色剂：牙托粉中加入一些颜料，如钛白粉、镉红、镉黄等，可使基托树脂具有与牙龈相似的色泽，也可以加入少量的红色尼龙纤维或醋酸纤维，模仿黏膜下血管，具有仿生效果，增加义齿的美观性。

一些牙托粉或牙托水中还含有增塑剂，如邻苯二甲酸二丁酯，增塑剂分子不参与聚合反应，但影响聚合物分子间的相互作用，使增塑的聚合物更加柔软，韧性提高。

（二）聚合原理

义齿基托树脂的聚合为单体加成而聚合起来的加聚反应。加聚反应分为均聚合和共聚合，由一种单体进行的聚合反应为均聚合，而由两种或两种以上的单体进行的聚合反应称共聚合，共聚合可以提升聚合物的性能。

热凝树脂在临床应用时，将牙托粉和牙托水按一定比例调和后，牙托水渗入到牙托粉颗粒内，使牙托粉溶胀，经一系列物理变化而形成面团状可塑物，将此可塑物充填入型盒内的义齿阴模腔内，然后进行加热处理，牙托粉中的引发剂发生热分解，产生自由基，从而引发甲基丙烯酸甲酯单体进行链锁式的自由基聚合，最终形成坚硬的树脂基托。

义齿基托树脂聚合反应的过程如下：

1. 链引发　为单体在引发剂或光、热、辐射等的作用下产生自由基的过程。自由基（又称游离基）是有机化合物分子中的共价键在光、热、射线的影响下，分裂成为两个含不成对带独电子的活泼基团。口腔科使用的高分子材料多使用引发剂引发聚合。在聚合反应中能产生自由基而使单体活化的物质，称为引发剂，其分子结构上具有弱键，在热能和辐射等作用下，弱键断裂成两个自由基。常用的引发剂有无机或有机氧化物、偶氮化合物等。

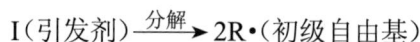

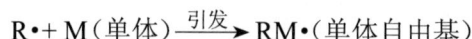

$$I（引发剂）\xrightarrow{\text{分解}} 2R\cdot（初级自由基）$$

$$R\cdot + M（单体）\xrightarrow{\text{引发}} RM\cdot（单体自由基）$$

引发剂种类很多，热凝义齿基托树脂中常用的是过氧化苯甲酰（BPO）。当加热至60~80℃时，BPO发生热分解，产生自由基，将单体的双键打开，使单体活化和聚合。

2. 链增长　在链引发阶段形成的单体自由基有很高的活性，它能与其他单体分子结合成单元更多的链自由基。

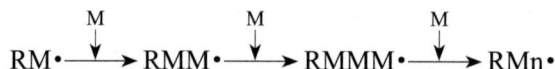

$$RM\cdot \xrightarrow{M} RMM\cdot \xrightarrow{M} RMMM\cdot \xrightarrow{M} RMn\cdot$$

3. 链终止 自由基有相互作用的强烈倾向,两自由基相遇时,由于独电子消失而使链终止。

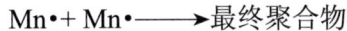

$$Mn\cdot + Mn\cdot \longrightarrow 最终聚合物$$

(三)成型及热处理工艺

1. 模压法

(1)模型准备:将蜡型连同模型一起包埋,除蜡后留下石膏阴模腔,均匀涂布一层分离剂。

(2)调和牙托粉与牙托水:通常按粉液体积比3∶1或重量比2∶1的比例,或按厂家提供的比例,取适量牙托水和牙托粉置于清洁的玻璃杯或瓷杯中,用不锈钢调拌刀调和均匀,振荡排出气泡,加盖防止单体挥发,等待调和物变成面团状可塑物。

(3)调和后的变化:材料调和后,牙托水逐步渗入牙托粉,牙托粉被牙托水溶胀,经过一系列的物理变化,根据其反应现象,人为的分为以下几个阶段:

1)湿砂期:牙托水尚未渗入牙托粉内,牙托水存在于牙托粉颗粒之间。看上去好像粉多液少,无黏性,如湿砂状。

2)稀糊期:牙托粉表面逐渐被牙托水所溶胀,颗粒彼此挤紧,粒间隙开始消失,调和物表面有单体渗出,表现为液多粉少,有较大流动性和较小黏性,调和无阻力。

3)黏丝期:牙托水继续溶胀牙托粉,牙托粉颗粒进一步结合成为黏性整块,流动性减小,黏性增加,易黏手和器械,容易拉丝。此时不宜搅拌,以防带入气体形成气泡,应严密封盖防止单体挥发。

4)面团期(可塑期):牙托水与牙托粉基本结合,无多余牙托水存在,形成没有黏性,具有良好可塑性的团块。此期为填塞型盒的最佳时期。

5)橡胶期:调和物表面牙托水挥发成痂,内部进一步硬化,呈较硬而有弹性的橡胶状。

6)坚硬期:牙托水进一步挥发,弹性下降,逐渐形成坚硬脆性体。但其中的牙托水并未聚合,牙托粉颗粒间只是依靠吸附力结合在一起。此坚硬脆性体强度很低,并非我们所需要的聚合体。

上述变化是一系列连续的物理变化过程,各期并无截然的界限,每期所持续的时间受多种因素的影响。面团期是充填型盒的最佳时期,在临床应用中,调和物达到面团期和面团期持续的时间较为重要。对于一般材料,室温条件下,按照常规粉液比,开始调和至面团期的时间约20分钟,面团期持续约5分钟。影响面团期形成时间的因素有3个,分别是牙托粉的粒度、粉液比和温度。牙托粉的粒度越细,室温越高,粉液比越大,达到面团期的时间越短。临床上,可通过改变温度来调整面团期形成的时间,但温度不可过高,以免引发聚合反应;人为增加温度来加快到达面团期,也容易导致材料温度不均匀,不同温度的材料到达面团期时间不同步。

(4)填塞:填塞操作应在面团期完成。将调和物揉捏均匀,填入型盒内,加压使其充满整个阴模腔,并挤出多余的调和物。

(5)热处理:将填塞好的树脂加热,使引发剂受热产生自由基,激活单体,产生聚合反应,从而完成义齿基托的聚合。目前常用的热处理方法是水浴加热法。有以下三种常用的方法:

1)将型盒放入70～75℃水中,恒温1.5～2小时,然后升温至沸腾,维持0.5～1小时,自然冷却。

2）将型盒置入室温水中，在 1.5～2 小时内缓慢匀速升温至沸腾，再维持 0.5～1 小时，自然冷却。

3）将型盒置于 70～75℃水中，维持 9 小时以上。

上述方法中，第一种速度最快，第二种最简便，第三种单体聚合最完全，基托性能最好。

热处理的过程是单体聚合的过程。第一个阶段是链引发，是吸热反应，需要一定的起始温度，使引发剂吸收热量产生自由基。第二阶段是链增长，为放热反应，可在短时间内放出大量热量，如果此时水浴温度过高，型盒内热量不能有效散发，树脂的温度迅速升高超过单体的沸点，使未聚合的单体大量蒸发，最终在基托中形成大量气泡，从而严重影响基托质量。最合适的加热速度取决于树脂基托的尺寸，基托愈大、愈厚，若加热速度快，就容易产生气泡。图 2-7 所示为推荐的热处理加热速度。

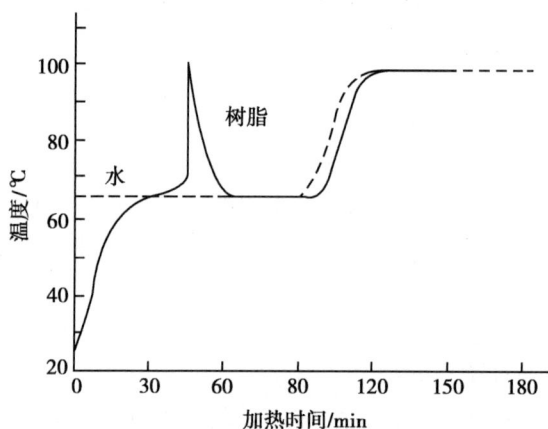

图2-7 推荐的热处理加热速度

（6）开盒与打磨：经热处理的型盒，需自然冷却后方可开盒，开盒过早会使基托变形。修复体取出后在打磨抛光过程中，应注意防止过热导致基托变形。

2. 压注法 粉和液混合后装入注射管内，通过专用的注射机将混合物加压（0.6MPa）注入型盒内义齿阴模腔中，然后放入 100℃沸水中于压力下进行热处理（热聚合），恒温 35 分钟固化成型。当材料聚合收缩时，可有材料补充进入型盒阴模腔，因此压注法的义齿基托的尺寸准确性高，适合性较好，咬合不增高，基托内部致密，强度高，残余单体少。

3. 微波热处理法 微波是一种波长小于 10cm 的电磁波，具有一定的穿透性。具有极性分子结构或极性基团的材料吸收微波后，分子被激发，互相摩擦产生大量热量，使材料内部温度迅速升高。MMA 为极性分子，容易吸收微波而最终聚合，因此，利用微波进行义齿基托树脂热处理是一种快速的方法。

微波热处理需要用特制的玻璃钢型盒或聚碳酸酯树脂型盒，而不能使用金属型盒，而且义齿中不能含有金属结构，因为金属对微波具有屏蔽作用，同时微波使金属产生高频电流，金属会发热和产生电弧。将填塞好基托树脂的玻璃钢型盒用特制的玻璃钢钉加压固定，放入微波炉内进行微波照射。一般先照射基托组织面，然后反转型盒，照射另一面。照射时间取决于微波炉的功率及照射强度，以 700W 微波炉为例，每面照射 2 分钟左右。最后，取出冷却至室温开盒。

利用微波热处理的基托树脂,其力学性能与常规水浴热处理法基本相同。微波热处理法时间短、速度快,固化后基托树脂与石膏易分离、基托组织面的适合性好、表面较光滑等优点。

(四)性能

1. 物理、力学性能

(1)热学性能:热凝树脂的热变形温度是 94℃,若材料中加有交联剂,则随着交联剂含量的增加,热变形温度也不断提高。对于普通热凝树脂基托,不能使用煮沸消毒法或高温高压灭菌法消毒,亦不要将其放入过热的液体中浸泡或清洗,以免基托变形,影响基托与口腔组织的密合性。

热凝树脂的线胀系数较天然牙、瓷牙及金属大得多,在冷热变化过程中,将影响基托树脂与瓷牙及金属之间的结合,导致结合松动。

热凝树脂是热的不良导体,会影响被覆盖黏膜的温度感觉功能。

(2)体积收缩:当 MMA 聚合后,分子之间距离变小,体积收缩。过大的体积收缩会影响义齿基托与口腔组织间的密合性。当粉液体积比为 3∶1 时,聚合后体积收缩的理论值为7%,线收缩的理论值为 2%。由于基托树脂的聚合是在型盒中进行的,收缩被限制,实际测得的收缩值一般线收缩为 0.2%～0.5%。

(3)吸水性:PMMA 属极性分子,具有一定的吸水性。基托吸水后体积稍有膨胀,可在一定程度上补偿聚合后的体积收缩,改善基托与口腔组织之间的密合性。如果失水干燥,会导致基托变形。因此义齿摘下不用时应浸泡在冷水中。

(4)力学性能:义齿基托的力学性能直接影响着基托的使用寿命和使用效能。热凝树脂是目前性能较好的基托材料,但它还存在着韧性不够、强度不高、耐磨性不高等问题,基托易折断。近年来通过改变牙托粉的成分,使用交联剂等方法,在一定程度上提高了义齿基托树脂的强度和韧性(见彩图 2-8)。

(5)应力与裂纹:义齿基托在热处理过程中会产生体积收缩,但是在型盒内石膏抑制了义齿基托的部分体积收缩,冷却(特别是快速冷却)至室温时,基托内有潜在应力存在。在以后长期使用过程中,应力缓慢释放导致基托变形,在基托树脂内部及表面产生微细裂纹或裂缝(cracks),影响义齿的强度。

热凝树脂的物理和力学性能见表 2-8。

表 2-8　热凝树脂的物理和力学性能

物理性能		力学性能	
密度	$1.19g/cm^3$	压缩强度	70～120MPa
透光率	93%	拉伸强度	50～60MPa
热变形温度	94℃	挠曲强度	80～120MPa
吸水值	$\leq32\mu m/mm^3$	冲击强度	$6～9kJ/m^2$
线胀系数	$81\times10^{-6}/K$	弹性模量	2～3GPa
热导率	$0.21W/(m\cdot K)$	布氏硬度	186～205MPa

2. 化学性能

(1)溶解性:PMMA 能溶解于 MMA、氯仿、苯、丙酮等有机溶剂中。乙醇及一些消毒剂虽不能溶解 PMMA,但能使基托表面泛"白花"出现一些微小裂痕(亦称银纹),故临床不能用乙醇擦洗义齿。PMMA 在水中的溶解度很低，按我国国家标准，浸水 7 天后溶解值不应大于 1.6μg/mm³。

（2）老化性：高分子材料在日光、大气、力及周围介质的作用下均会出现老化。与其他塑料相比，PMMA 的耐老化性较好，但随着时间的延长，PMMA 的冲击强度略有上升，拉伸强度、透光率略有下降，抗银纹性及分子量下降明显，色泽逐渐泛黄。

3. 生物学性能　固化完全的 PMMA 对人体毒性很小，但未完全聚合的 MMA 对人体有一定的刺激性和致敏性。少数患者可能对基托过敏，出现义齿性口炎。表现为黏膜疱疹、糜烂、溃疡或红斑、白斑样改变。

（五）临床应用

1. 适用范围　制作全口义齿和活动义齿的基托及颌面赝复体、牙周夹板、𬌗垫、正畸活动矫治器、保持器。

2. 热凝树脂使用中应注意的问题

（1）基托产生气泡：制作过程中，如果操作不当，可能使基托产生气泡，导致基托强度下降。较常见的原因有以下几点：

1）粉液调和比例失调

①牙托水过多：聚合收缩大而且不均匀，可在基托内产生不规则的大气泡或空腔。②牙托水过少：牙托粉不能完全溶胀，会产生许多微孔，均匀分布在基托内，出现基托变白现象。造成牙托水量不足的原因很多，如调和时加入量不足；调和后未加盖单体挥发；石膏阴模腔分离剂涂布不匀或未涂分离剂，致使单体渗透至石膏内等。

2）填塞时机不准

①填塞过早：黏丝期时填塞，会有多余单体，同时调和物粘手或器械，易带入气体而在基托内留下不规则气泡。②填塞过迟：调和物变硬，可塑性和流动性降低，易形成填塞缺陷。

3）热处理升温过高过快：温度过快时，聚合过程中释放的热量无法散发，未聚合的 MMA 气化无法逸出，基托内部形成许多微小的球形气泡，多分布于基托较厚处，且基托体积越大，气泡越多（图 2-9）。

4）压力不足：一方面是型盒未压紧，另一方面是调和物量不足，均可因压力不足引起填塞缺陷，会在基托表面产生不规则的较大气泡或孔隙，尤其在基托细微部位形成不规则缺陷性气孔。

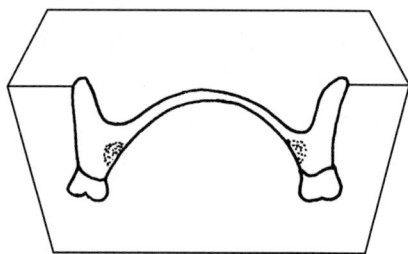

图2-9　气泡分布示意图

（2）基托发生变形

常见的原因有以下几点：

1）装盒不妥，压力过大：若装盒时上下型盒不紧密接触或错位，那么当填塞树脂时加压，就会引起石膏阴模变形或损坏，导致基托变形。

2）填塞过迟：调和物过了面团期，可塑性下降，若强行加压成型，会使阴模腔破损变形；或义齿支架及人工牙移位，导致基托变形。

3）升温过快：因 PMMA 是热的不良导体，若升温过快，基托表层树脂聚合速度较内部快，产生的聚合收缩不均匀，使基托变形。

4）基托薄厚不均匀：引起聚合收缩不均，使基托变形。

5）冷却过快，开盒过早：冷却过快时，可致基托内应力过度集中，使基托内外温差过大，造成收缩不一致。开盒过早，基托的温度收缩缺少了石膏的限制，造成基托变形，同时，开盒过早还易使尚未充分冷却和硬化的基托被拉伸变形。

6）研磨时操作不当，造成基托局部产热过高，引起变形。

二、自凝义齿基托树脂

自凝义齿基托树脂（self-curing denture base resin），在室温条件下通过氧化还原型体系引发聚合固化的基托材料，又称室温固化型基托树脂，简称自凝树脂。

（一）组成

自凝树脂由粉剂和液剂两部分组成，粉剂也称为自凝牙托粉，液剂称为自凝牙托水。

1. 自凝牙托水

（1）甲基丙烯酸甲酯（methyl methacrylate，MMA），简称MMA单体。

（2）促进剂：主要有两类：一类是有机叔胺，如N，N-二羟乙基对甲苯胺（DHET），含量为牙托水重量的0.5%～0.7%，加入过多固化速度加快，没有充足操作时间，同时还会造成部分牙托粉没来得及溶胀单体就聚合，降低树脂的力学强度；另一类为对甲苯亚磺酸盐，如对甲苯亚磺酸（TSA），用此类促进剂树脂色泽稳定性好。

（3）阻聚剂：含量为牙托水重量的0.025%～0.04%，常用2，6-二叔丁基对甲酚（DTBC）。

（4）交联剂和紫外线吸收剂等。

2. 自凝牙托粉　主要是PMMA均聚粉或共聚粉，少量引发剂BPO和着色剂（镉红、钛白粉）。自凝牙托粉的粒度比热凝型的小，以便牙托水短时间溶胀牙托粉，可以提高树脂的强度。

（二）聚合原理

自凝树脂聚合原理也是自由基加成聚合反应，聚合过程同样经历链引发、链增长和链终止三个阶段。与热凝树脂不同的是，自凝牙托粉中的引发剂（一般为BPO）与自凝牙托水中的促进剂，在常温下即可发生氧化还原反应，迅速分解，产生自由基，引发单体发生链锁聚合反应。随着反应的继续，材料分子量迅速增加，聚合反应产生大量热量，使反应很快达到面团期。自凝树脂的工作时间大约3～5分钟。

（三）性能

自凝树脂的性能与热凝树脂相似。但由于自凝树脂在常温下快速聚合，比热凝树脂分子量小、残留单体量多、容易产生气泡、力学强度低和颜色稳定性较差等缺点。

1. 力学性能差　自凝牙托粉的分子量低，约为8万～14万，而且MMA经氧化还原引发体系引发聚合后所形成的聚合物的平均分子量也较热凝树脂低，聚合物分子为短链状结构。而树脂的平均分子量与其力学强度密切相关。分子量小，力学性能也差。与热凝树脂相比，自凝树脂硬度低，挠曲强度低，韧性较差，脆性及刚性较大。采用MMA-EA-MA三元共聚粉可以改善自凝树脂的韧性，综合性能也有所改善（表2-9）。

2. 对黏膜刺激性大　与热凝树脂相似，自凝树脂在聚合过程中，也会产热，基托体积越大，促进剂含量越多，环境温度越高，反应热越大，反应热对黏膜具有刺激性。另外，树脂聚合后，聚合物中仍有部分单体未完全聚合，这些单体称为残留单体，残留单体对黏膜也存在刺激性，自凝树脂的残留单体含量比热凝树脂多（表2-10）。

表2-9　自凝树脂与热凝树脂力学性能比较

树脂	挠曲强度（单位：MPa）	冲击强度（单位：kJ/m²）	布氏硬度（单位：MPa）
热凝树脂	80～120	6～9	186～205
自凝树脂	55～65	4～5	150～170
自凝树脂（三元共聚）	70～80	5～6	150～170
自凝树脂（三元共聚高压聚合法）	80～90	6～7	170～180

表2-10　自凝和热凝树脂的残留单体量

树脂	促进剂	残留单体量
自凝树脂	DMA	3.02
	DMT	2.58
	TSA	2.80
热凝树脂		0.19

3. 色泽稳定性差　树脂的残留单体会影响其色泽稳定性，自凝树脂的色泽稳定性较热凝树脂差，容易变色。

（四）临床应用

1. 应用范围　常用于正畸活动矫治器、个别托盘、义齿重衬、义齿修理、临时义齿、牙周夹板以及腭护板等。

2. 使用方法

（1）糊塑成型法：先在石膏模型上涂分离剂，或将石膏模型浸透水，然后按粉液重量比2∶1或体积比5∶3取适量材料调和，加盖等待，到稀糊末期将调和物在模型上糊塑成型。正畸矫治器一般也可在黏丝期涂塑成型。

（2）模压成型法：与热凝树脂的应用方法相同，在面团期填塞到事先准备好的型盒中，压紧，只是不需热处理，让其在室温下聚合，或将型盒置于37℃温水中，使反应热迅速散去，减少单体挥发避免形成气泡。

（3）口内直接衬垫：按适当的比例调和树脂，在面团早期或丝状末期置于已磨出新面的旧义齿基托的组织面，然后放入口腔内让患者做正中咬合。由于聚合过程中放热，可能会灼伤黏膜，且单体对黏膜有一定的刺激作用，个别情况下会引起过敏现象。因此，此法操作前，应在衬垫区软组织表面涂布液状石蜡或甘油，这样有一定保护作用。另外，若口内有组织倒凹，应注意及时取出，以免树脂完全硬固后无法取出。口外固化后磨改即可。

（4）自凝树脂灌注成型法：将粉、液按一定的比例混合，待混合物进入稀糊期后，将材料灌入义齿的石膏阴模腔中，然后将模型放入压力锅水浴中，在0.1～0.2MPa气压下加热至55～60℃聚合30～45分钟。也可将稀糊状混合物灌入义齿的弹性水胶体（如琼脂）阴模腔中，然后将型盒放入压力容器中，在0.1～0.2MPa的气压下聚合30～45分钟。自凝树脂灌注成型制作的义齿的尺寸准确性优于热凝树脂模压法制作的义齿，但是树脂与人工塑料牙的结合较差，需要对塑料牙盖嵴面进行预处理。

三、光固化义齿基托树脂

光固化义齿基托树脂（light curing denture base resin），是通过一定波长的光照射后聚合固化的义齿基托材料，在使用前为面团状可塑物，可以直接在石膏模型上制作义齿或在已有义齿上重衬。材料经一定波长光照射后才硬固，所以有足够的操作时间。聚合时不会产生高热，减少由于高温变化而产生的气泡和应力残留。所制作的义齿，在色泽、尺寸稳定性及适合性方面也有潜在优势。

（一）组成

光固化义齿基托树脂一般为单糊剂型，多为预制成片状或条状面团样可塑物。其组成如表2-11。

表2-11　光固化型义齿基托树脂的主要成分

成分	含量	成分	含量
树脂基质	30～40wt%	无机填料	10～15wt%
活性稀释剂	5～10wt%	光引发剂	微量
PMMA 交联粉	35～40wt%	颜料及红色短纤维丝	少量

（二）聚合原理

光固化义齿基托树脂聚合原理为材料中的光敏引发剂能在一定波长光照射下产生自由基，引发单体发生链锁聚合反应。光敏引发剂为在一定波长的光照射下吸收光量子后能分解成为自由基，引发单体聚合的有机化合物，常用的光敏剂有安息香醚、樟脑醌等。这种链引发形式为光引发，光固化性义齿基托树脂和光固化型复合树脂为此种引发方式。

（三）性能

1. 固化特性　此类树脂需要放入专用的箱式固化器内，经特定波长的光线照射一定时间后才能固化。一般光固化基托树脂对波长为400～500nm的蓝光最为敏感，照射时间一般为1～3分钟。但是，由于光线穿透材料的能力有限，光固化基托树脂的光照固化深度有一定限度。就一般材料来说，固化深度在3～5mm范围，而且停止照射，固化也随即停止。

2. 力学性能　光固化基托树脂与热及自凝树脂比较，有硬度高、刚性大、受力不易变形等特点，但脆性也大，研磨、抛光困难。

3. 操作性能　制作工艺简单，不必制作蜡型、去蜡、热处理等工序。使用前不用调和，有充裕的操作时间，固化时间短，可操作性好。

4. 聚合收缩　为热凝树脂的一半。

5. 与人工塑料牙的结合　与人工塑料牙的结合较差，需要在塑料牙的盖嵴部磨出固位沟槽。

（四）临床应用

主要用于简单义齿和矫治器的制作，也可用于基托重衬、义齿修补、临时冠桥的制作、个别托盘的制作以及外科种植导板的制作等。

四、热塑注射义齿基托树脂

热塑注射义齿基托树脂是一类高强度弹性材料，抗折力强，有较好的柔韧性和半透明性的义齿基托材料,一般为热塑性塑料,如聚酰胺(尼龙)、聚碳酸酯及聚酯材料。可用它制作具有一定弹性的半透明的基托和树脂卡环,戴入口内不易被察觉,具有较好的美观性能,制作的义齿被誉为隐形义齿。

(一)性能

热塑注射基托树脂是由分子量较高的牙托粉直接制成,基托材料具有强度高、脆性小、韧性好、抗折断等特点,而且形态准确性、与组织面的适合性均较理想。但此材料刚性不足,所制义齿不能充分分散咬合力,咀嚼效率较低,不易高度抛光,损坏后不易修理,不能重衬。

(二)临床应用

适合制作黏膜支持的活动义齿的基托,较多用于前牙缺失的修复,也适用于具有附着体义齿的树脂基托及全口义齿。还常用于制作牙周夹板、𬌗垫、正畸保持器、食物嵌塞防止器。

其成型固化过程是一种温度变化所致的物理过程,具体应用时首先将装有树脂的注射筒放入专用的加热器中加热至树脂呈黏流态,然后将注射筒放入专用的压注机上,将材料压注入义齿的石膏模型阴模腔中,冷却后材料变为坚硬的固体。

第四节　成品树脂牙及造牙树脂

一、成品树脂牙

成品树脂牙是由聚合物制成的人工牙,适用于牙列缺损、牙列缺失修复,恢复缺损牙或牙列的形态和功能。

(一)分类

1. 成品树脂牙

(1)聚甲基丙烯酸甲酯树脂牙:俗称塑料牙,密度小,韧性大,不易碎裂和折裂,与基托树脂结合牢固,易磨改抛光,色泽与天然牙接近。但是强度低,硬度小,耐磨性差。目前采用丙烯酸酯类二元或多元共聚物并加入交联剂聚合制作,使性能有了较大提高。

(2)复合树脂牙:在传统塑料牙的基本成分中,加入一定量的无机填料,显著提高了树脂牙的力学强度和耐磨性。

2. 成品树脂牙贴面　制作成品树脂牙面的材料和工艺与制作树脂牙基本相同,但是形态上不同,只有牙齿唇面形态。目前还有超薄型、遮盖型的树脂牙面应用于临床。

3. 成品树脂牙列　制作成品树脂牙列的材料和工艺与制作树脂牙基本相同。分为全口牙列和局部牙列,根据正常人的牙齿大小、形态和颜色不同,有各种规格和型号的成品树脂牙列。

(二)性能

1. 良好的色泽　由于采用了多层成型法,目前大多数树脂牙均具有多层色特点,能够呈现于自然牙相似的色泽的层次及半透明性。

2. 物理、力学性能　树脂牙密度小,线胀系数大,弹性模量低,硬度低,韧性好,耐热,吸水后尺寸略有变化,耐磨性差,有蠕变性,不适合于对颌牙为金属、瓷牙的义齿。

树脂牙与瓷牙及牙釉质性能比较见表2-12。

3. 与基托树脂的结合　树脂牙与基托树脂的结合强度高于瓷牙与基托树脂的结合强度。因为树脂牙的成分与基托树脂相似,两者之间为牢固的化学结合。

表 2-12　树脂牙、瓷牙与牙釉质性能比较

性能	树脂牙	瓷牙	牙釉质
密度（单位：g/cm^3）	1.2	2.4	3.0
线胀系数（单位：K^{-1}）	80×10^{-6}	7×10^{-6}	11.4×10^{-6}
弹性模量（单位：GPa）	2.5	80	$46 \sim 130$
维氏硬度（单位：MPa）	200	5 000	$2\,940 \sim 4\,800$

二、造牙树脂

造牙树脂分为热固化型和室温化学固化型两种。

（一）热凝型造牙树脂

又称热固化型造牙树脂，主要用于人工牙和临时冠制作。其材料组成与热凝树脂基本相同，只是聚合物粉粒的直径、分子量和所加填料不同。造牙粉为大于 120 目的聚甲基丙烯酸甲酯均聚粉、共聚粉或与硬质填料复合的硬质造牙粉，再加入适量颜料染色，使呈牙齿样白色。

（二）自凝型造牙树脂及自凝复合树脂型临时冠桥材料

自凝造牙树脂又称室温化学固化型造牙树脂，一般是在造牙粉中加入引发剂，在造牙水中加入促进剂即成自凝造牙树脂，其使用操作方法及注意事项同自凝基托树脂。由于自凝造牙树脂聚合产热，残留单体较多，有异味，刺激性较大，目前制作临时冠桥的首选自凝复合树脂型临时冠桥材料。自凝复合树脂型临时冠桥材料为双糊剂型，由基质和催化剂组成，分别置于塑料管内，颜色可选择，使用时按比例挤出所需量的基质和催化剂，在要求时间内混合均匀。

第五节　义齿软衬材料

义齿软衬材料（soft denture lining materials）是应用于义齿基托组织面，固化后具有一定弹性的材料。可以缓冲咬合压力，避免局部压力过大，减轻或消除压痛，同时提高基托与承托区黏膜的密合性，改善义齿的固位和稳定性。目前临床应用的弹性义齿衬垫材料主要有丙烯酸酯类软塑料和硅橡胶两类。

一、丙烯酸酯类义齿软衬材料

（一）组成

1. 粉剂　主要含有聚甲基丙烯酸乙酯（PEMA）均聚粉或甲基丙烯酸乙酯与甲基丙烯酸丙酯或丁酯的共聚粉。还含有引发剂和颜料。

2. 液剂　主要含有增塑剂水杨酸苄酯或邻苯二甲酸二丁酯、甲基丙烯酸乙酯单体和乙醇。

粉、液调和后，增塑剂能缓慢渗入粉剂的颗粒内，使材料转变为面团状可塑物。当增塑剂完全渗入后，调和物最终转变为具有柔软黏弹性的凝胶物质，乙醇的作用主要是使增塑剂向粉剂中渗透的速度加快，缩短固化时间。

（二）性能

丙烯酸酯类义齿软衬材料与基托树脂属同类聚合物，在结合界面易形成互溶，故能与 PMMA 基托结合较好。在冷却条件下可以打磨抛光。由于材料中含有低分子量的增塑剂，在水或唾液中慢慢析出，会导致材料短期内逐渐失去弹性而变硬、变色、产生异味，同时析出的增塑剂可能会对人体造成危害。大多数丙烯酸酯类软衬材料作为暂时性的软衬材料使用，在口腔环境中能保持一定的黏弹性数天至数周。使用一段时间后，软衬材料与基托的粘接强度逐渐下降，甚至脱落。

丙烯酸酯类软衬材料固化后的初始硬度与粉液比有关。在一定范围内，粉液比越大，硬度值越高。

二、硅橡胶类义齿软衬材料

根据固化方式，可分为热固化型和室温固化型两类。

（一）组成

1. 热固化型　由甲基乙烯基硅橡胶、气相 SiO_2 填料、柔软剂、颜料和引发剂组成。

2. 室温固化型　可分为单组分和双组分两种。

（1）单组分型：由端羟基聚二甲基硅氧烷、交联剂、催化剂和填料组成的膏状物，装入隔离空气湿气的密封容器中，使用时从密闭容器中挤出，接触空气中的湿气而进行交联固化。

（2）双组分型：又可分为缩合型和加成型两种，它们在组成上与硅橡胶印模材料很相似。

（二）性能

热固化型硅橡胶类义齿软衬材料的强度及耐老化性能较好，但与基托树脂的粘接性较差，需用专门的粘接剂或硅烷偶联剂，且表面不易打磨抛光，容易附着微生物，尤其是真菌（多为白念珠菌）。

单组分硅橡胶类义齿软衬材料使用时不用调和，在口腔内直接固化，与基托树脂粘接牢固。但是，这种材料的固化主要依赖于空气中的水分向其中的渗透，固化速度较慢，一般表面先固化，然后逐渐向深处进行，衬垫较厚处固化更慢。

缩合型硅橡胶类义齿软衬材料使用方便，但力学强度低，耐老化性能差，很难与基托形成良好粘接，需用专门的粘接剂，而且在固化过程中有小分子析出，聚合物易出现孔隙和体积收缩，形态稳定性差。

加成型硅橡胶类义齿软衬材料的优点是在固化过程中无小分子析出，形态稳定性好。而其力学强度较热固化型硅橡胶差，也需要专门的粘接剂，且易受硫化物、含氮化合物及含磷化合物的影响，致使材料最终不能固化。不同软衬材料的性能比较见表 2-13。

表 2-13　临床常见的软衬材料性能

材料	优点	缺点
丙烯酸酯类	与基托粘接性好	弹性差
	冷却条件下可抛光	增塑剂析出后可变硬变色
	对义齿清洁剂稳定	有异味
硅橡胶类	弹性好	与基托粘接性差
	吸收冲击力的能力强	抗撕裂强度低
	吸水溶解性好于丙烯酸酯类	抗磨损性低

小 结

本章节重点介绍了热凝义齿基托树脂的组成、性能、热处理方法及应用中应注意的问题，还对自凝义齿基托树脂的组成、性能、临床应用等进行了一定的阐述。这两种材料在修复临床和技工室应用较为广泛。因此，熟练掌握它们的性能及正确的使用方法，才能在应用时得心应手，从而制作出质量合格的修复体。另外对光固化型基托树脂、热塑注射型基托树脂也进行了介绍。

成品树脂牙是常用的人工牙，用以恢复缺失牙的形态和功能，常用于可摘义齿修复体。有时人工牙也可以用造牙树脂制作，但是其耐磨性、强度和美学性能不如成品树脂牙好，临床应用较少。

义齿软衬材料可以缓冲咬合压力，减轻或消除压痛，同时提高基托与承托区黏膜的密合性，改善义齿的固位和稳定性。但是义齿软衬材料的性能有待进一步改进。

（章书森）

思考题

1. 简述热凝义齿基托树脂调和后的变化阶段及各阶段的特点。
2. 几种义齿基托材料的聚合原理及性能特点的差异性？
3. 热凝义齿基托树脂热处理时为什么要对温度进行控制？
4. 试述热凝义齿基托树脂常用水浴热处理的方法及特点。
5. 热凝义齿基托树脂产生气泡的原因分析。
6. 成品树脂牙和义齿基托树脂在成分及性能方面有什么区别？
7. 简述义齿软衬材料的分类和性能特点。

第六节 铸造包埋材料

学习目标

1. 掌握：中低熔合金铸造包埋材料和高熔合金铸造包埋材料的性能特点及应用中的注意事项。
2. 熟悉：包埋材料的分类及中低熔合金铸造包埋材料和高熔合金铸造包埋材料的组成。
3. 了解：铸钛包埋材料和铸造陶瓷包埋材料的组成及性能特点。

一、概述

口腔铸造修复体一般采用失蜡铸造法制作。制作完成的蜡型（又称熔模）需要用一种能耐高温的材料包埋起来，制成铸模，经去蜡、铸造后复制成金属修复体。这种在修复过程中被用来包埋蜡型的材料，称为铸造包埋材料（casting investment materials）。图2-10所示为口腔金属铸造修复体的制作过程。

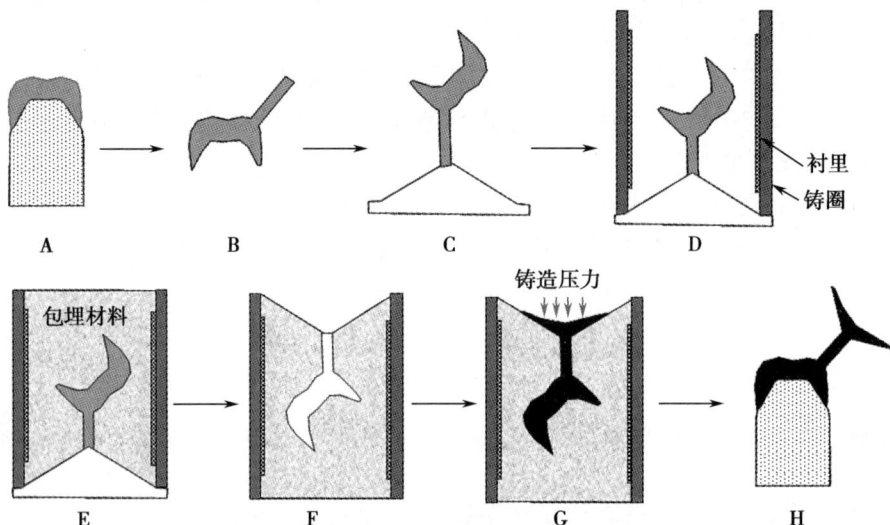

图2-10　口腔金属铸造修复体的制作过程
A.模型上制备蜡型　B.安插铸道　C.固定在锥形台上　D.安放铸圈、衬里
E.包埋蜡型　F.烧除蜡型　G.铸造金属　H.取出金属铸件

（一）分类及组成

包埋材料主要组成是能耐高温的二氧化硅砂（SiO_2），但二氧化硅难以塑形，必须加入结合剂使之凝固成型。包埋材料中结合剂的种类及添加的量决定着其强度以及其他方面的性能。包埋材料按照结合剂种类可分为石膏结合剂包埋材料、磷酸盐结合剂包埋材料及硅胶结合剂包埋材料等。按用途可以分为中低熔合金铸造包埋材料、高熔合金铸造包埋材料、铸钛包埋材料，以及铸造陶瓷使用的包埋材料等。

1. 中低熔合金铸造包埋材料　又称为石膏结合剂包埋材料（gypsum-bonded investments），适用于铸造熔化温度在1 000℃以下的中低熔合金的铸造包埋，如金合金、银合金等贵金属，铜合金、锡-锑合金等非贵金属。这类包埋材料的主要成分是耐高温的二氧化硅（SiO_2），结合剂采用石膏，因此也简称为石膏类包埋材料。

2. 高熔合金铸造包埋材料　又称无石膏结合剂包埋材料，适用于铸造熔化温度在1 000℃以上的高熔点合金的铸造包埋，如金-银-铂、钯-铜-镓、银-钯合金等贵金属，铸造镍-铬合金、钴-铬合金等非贵金属。这类包埋材料的主要组成也是耐高温的二氧化硅，结合剂一般采用磷酸盐、硅胶作为结合剂，故又称为磷酸盐包埋材料（phosphate-bonded investments）、硅胶包埋材料，属无石膏类包埋材料。这类材料具有良好的膨胀性，能补偿高熔合金铸造后较大的收缩率，同时耐高温、耐高压性强，是目前应用较多的一类包埋材料。

3. 铸钛包埋材料　钛的熔点为1 668℃，铸造收缩率达2%，因此铸钛用包埋材料要求耐受超高温,属于超高温包埋材料,主要由耐火材料和结合剂两大部分构成。目前临床可供使用的材料有石英系包埋材料、氧化镁系包埋材料、氧化铝系包埋材料、氧化锆系包埋材料、氧化钙系包埋材料等。

4. 铸造陶瓷包埋材料　用于全瓷铸造的包埋,多为磷酸盐包埋材料,具有代表性的是IPS-Empress 热压铸造陶瓷专用快速包埋材料。

(二)性能要求

理想的铸造包埋材料应符合以下要求:

1. 能够耐受高温　包埋材料在烘烤、焙烧及铸造高温下能够保持其物理及化学特性,以保证铸模的稳定性,有利于铸造工艺的进行。

2. 力学强度合适　包埋材料凝固后有足够的强度,铸造过程中能承受铸造压力及冲击力,不产生微小裂纹或爆裂散开。铸造完成后包埋材料应易于被破碎,并且不会黏附在金属修复体表面,以便于金属修复体的清洁、打磨与抛光。

3. 适宜的膨胀率　包埋材料凝固、受热后具有合适的膨胀系数,能够相应补偿铸造过程中蜡型和金属的收缩,以保证铸造出来的金属修复体尺寸准确无误。

4. 化学性质稳定　包埋材料在高温铸造时,不与熔融液态金属发生化学反应,不会产生有害气体,对铸入的金属材料无腐蚀破坏作用。

5. 材质细致均匀　包埋材料的粒度要细微而均匀,以便去蜡后铸模腔光滑完整,熔化的铸造合金注入后能够充分再现蜡型,得到表面清晰光洁的修复体铸件。

6. 透气性能良好　包埋材料的粒度要求细腻均匀,但凝固后经过加热处理,还要求能够具有较多的微小孔隙(图 2-11),即良好的透气性能,利于铸造过程中液态金属注入铸模腔时,其内的气体能够顺利逸出,保证铸件的完整性。

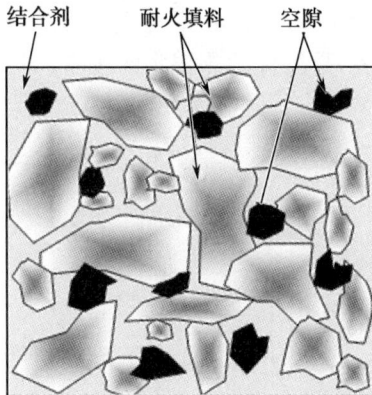

结合剂　耐火填料　空隙

图2-11　包埋材料透气性示意图

7. 操作、使用方便　包埋材料在一定室温条件下采用普通工具(或真空调拌机)即可调和使用,调和时应呈均匀的糊状,流动性好,以便能涂布到蜡型表面细微部分,注满铸圈时不会产生气泡。包埋完成后应具有合适的固化时间,一般为 5~30 分钟,最长不超过 1 小时,以利于脱模或烘烤、焙烧等操作。

8. 取材方便、价格便宜,易于保存。

二、中低熔合金铸造包埋材料

我国医药行业标准将中、低熔合金铸造包埋材料分为两型：I 型用于嵌体及冠的铸造，凝固前的流动性较大，便于包埋、复制蜡型的微细结构；II 型用于全口和局部义齿金属基托的铸造，凝固后的压缩强度大。

（一）组成

中低熔合金铸造包埋材料主要由二氧化硅（55%～75%）及硬质石膏（25%～45%）组成；同时还含有 1% 石墨和 5% 硼酸，用于调整固化时间；还有少量的色素等。

1. 二氧化硅 二氧化硅（临床采用石英粉）是中低熔合金铸造包埋材料的主要成分，占总重量的 55%～75%。其耐高温、受热膨胀的特点基本满足了中低熔合金铸造包埋材料的要求。二氧化硅主要是石英和方石英。

二氧化硅（SiO_2）有四个同素异构体：石英、磷石英、方石英以及熔融石英。其中石英、磷石英和方石英被加热后，其晶体形态由低温下稳定的 α 型转变为高温下稳定的 β 型。它们的晶格形态的温度转化点有所不同，石英为 573℃，磷石英为 120℃，方石英为 220℃（表 2-14）。

表 2-14 二氧化硅的转化过程

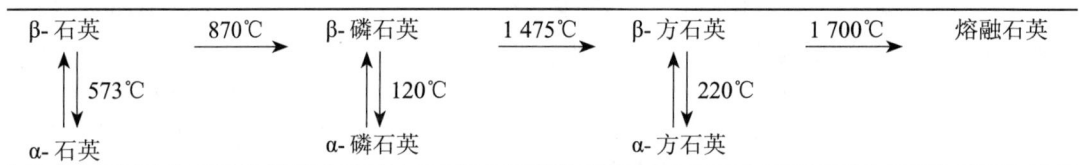

β- 石英	870℃→	β- 磷石英	1 475℃→	β- 方石英	1 700℃→	熔融石英
↕573℃		↕120℃		↕220℃		
α- 石英		α- 磷石英		α- 方石英		

石英、磷石英和方石英的晶格一旦由 α 型转变成 β 型时，它们的体积就会急剧膨胀。图 2-12 即表示四种二氧化硅同素异构体的热膨胀曲线图。

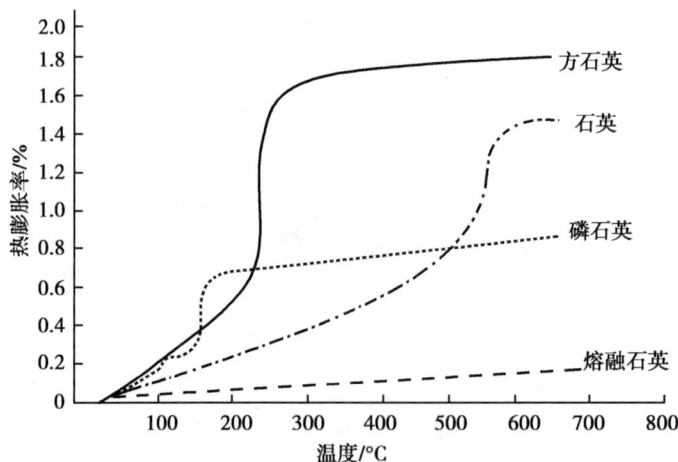

图 2-12 四种二氧化硅同素异构体的热膨胀曲线图

利用二氧化硅的这种热膨胀特性，可以补偿铸造金属修复体的铸造收缩。从图 2-12 可以看出，温度范围在 600～700℃时，各类石英的热膨胀系数较大，故临床操作中常在这一温度范围对中低熔合金铸造的铸型进行加热。

2. 硬质石膏　硬质石膏所占比例大约为25%～45%,在中低熔合金铸造包埋材料中的作用是结合剂,与水调和后同石英粉凝固结合成一个整体,使包埋材料凝固后具有一定的强度。同时在凝固过程中提供一定的固化膨胀、吸水膨胀。石膏固化及加热后的膨胀与收缩情况(即尺寸变化)如图2-13所示。

从图2-13中可以看出,当温度在200～400℃时,石膏因脱水而出现收缩,一直到700℃后收缩量才开始减少,此后,随着温度的升高,石膏发生化学分解而又发生显著收缩。因此,石膏类包埋材料只能在700℃以下的铸造温度条件下使用,用于铸造熔化温度在1 000℃以下的金属铸造。同时,最好是采用加热脱水后收缩量较小的超硬石膏(α-半水石膏)作结合剂。

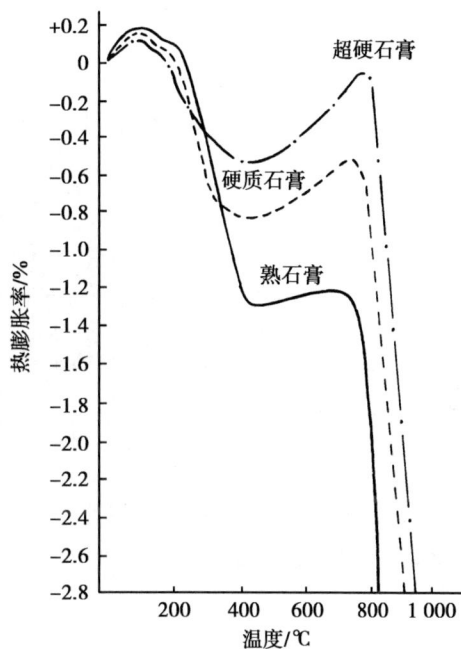

图2-13　三种石膏加热时的尺寸变化

3. 石墨　石墨的含量约1%。在石膏类包埋材料中石墨起到还原作用,在铸造温度下,铸造合金容易发生氧化反应,石墨在此可以防止金属的氧化,起到保护铸造合金的作用,提高修复体铸件的强度及光洁度。

4. 硼酸　硼酸约占包埋材料的5%,在石膏类包埋材料中的作用是使材料的热膨胀均匀,并能略微增加其热膨胀量,提高包埋材料的强度。

5. 色素　不同商品的包埋材料中加进了不同的色素,以区别于其他材料,方便操作者选用。

(二)性能

1. 固化时间　包埋材料的固化时间是指包埋材料从调和开始到凝结成固体的时间,也称凝固时间。

石膏类包埋材料的固化时间与石膏的含量有直接的关系。其固化性质与水粉比例、水温、调和速度及调和的时间有关,其中水粉比例是影响石膏类包埋材料凝固性能及其他特性的重要因素。若水粉比例过大,固化时间将会延长,反之则会使固化时间缩短。

临床选用商品包埋材料,其水粉比一般为0.30～0.40(即30～40mL∶100g)。石膏类包埋材料的固化时间为5～25分钟。

2. 膨胀性能　膨胀是包埋材料的重要性能,通过包埋材料的膨胀可以补偿蜡型及金属铸造过程中的收缩。石膏类包埋材料的膨胀主要有三种形式:固化膨胀、吸水膨胀和热膨胀。

(1)固化膨胀:石膏类包埋材料在固化时会发生膨胀,这种膨胀称为固化膨胀(setting expansion)。

这种固化膨胀是石膏的水合反应所起的作用,与二氧化硅(石英粉)无关。其机制与石膏本身的固化膨胀相同。α-半水石膏与水结合生成的二水石膏的针状结晶不断形成、增长，不断堆积、挤压而向外部膨胀，而二氧化硅粒子（石英粉）又为针状结晶的生成提供了更多的结晶核心，使包埋材料的膨胀更加有利（图2-14）。因此石膏类包埋材料的膨胀系数比单独的α-半水石膏固化膨胀系数大。

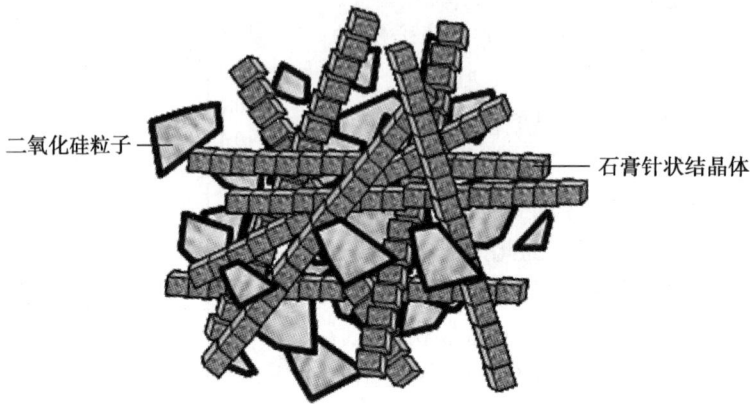

二氧化硅粒子 —————— 石膏针状结晶体

图2-14　石膏结合剂包埋材料的凝固膨胀示意图

石膏类包埋材料的固化膨胀系数与水粉比例有关，水粉比增加，包埋材料的膨胀率会降低。固化膨胀系数与水粉比例的关系见图2-15。

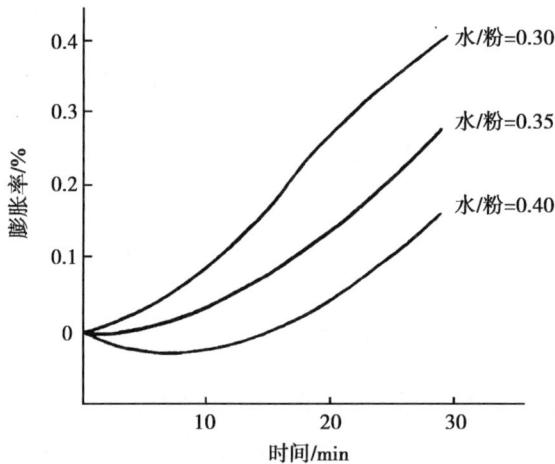

图2-15　石膏包埋材料的固化膨胀系数与水粉比例的关系

（2）吸水膨胀：吸水膨胀又称为水合膨胀，是石膏类包埋材料的另一特性。若在石膏类包埋材料的初凝阶段，向正在固化的包埋材料内加水或把包埋好的铸圈浸入水中，包埋材料的固化膨胀要比在空气中出现的膨胀大得多。这种因加进水或吸入大量的水后而产生的显著膨胀，称为吸水膨胀（hydroscopic expansion）。吸水膨胀一般认为是固化膨胀的延续，这一现象的产生是由于调和后增加的水，不断的补充石膏水合反应所消耗的水，使得二水石膏的针状结晶能够顺利生成、增加、挤压而更加膨胀。石膏类包埋材料的固化膨胀与吸水膨胀情况见图2-16。

吸水膨胀的大小还可以通过调整操作方法进行调节，一般采用以下方法：

1）包埋前，可先在铸圈内壁围贴1～3层已充分吸水的石棉纸，然后进行包埋，使包埋材料在凝固过程中能够充分吸取石棉纸中的水分，从而产生吸水膨胀。

2）在包埋材料初凝阶段，可将包埋的铸圈置于38℃水中，大约30分钟后取出，这样也可以提高吸水膨胀率。

3）在包埋完成后，及时用针筒有控制地向铸圈内注入水，来提高吸水膨胀，水温可以调节在一般室温到38℃之间。

（3）热膨胀：热膨胀（thermal expansion）是指包埋材料在一定温度条件下进行加热处理，呈现出来的膨胀性能。这也是包埋材料一个非常重要的性能。

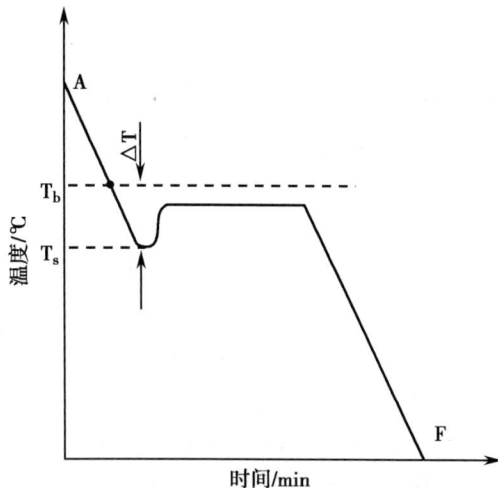

图2-16　石膏包埋材料的固化膨胀与吸水膨胀

A. 包埋材料的普通固化膨胀曲线　B. 调和开始5分钟后加水所产生的水合膨胀 W/P = 0.3

石膏类包埋材料加热时，二氧化硅由 α 型向 β 型转化。而石膏因脱水，沿二水石膏→半水石膏→无水石膏的方向发生转化。这两个反应分别独立进行，所以包埋材料的热膨胀曲线是这两个转化反应叠加的结果。

二氧化硅由 α 型向 β 型转化是可逆的，加热后的二氧化硅经冷却又可以由 β 型转化为 α 型。包埋材料在700℃以下的加热曲线和冷却曲线如图2-17所示。

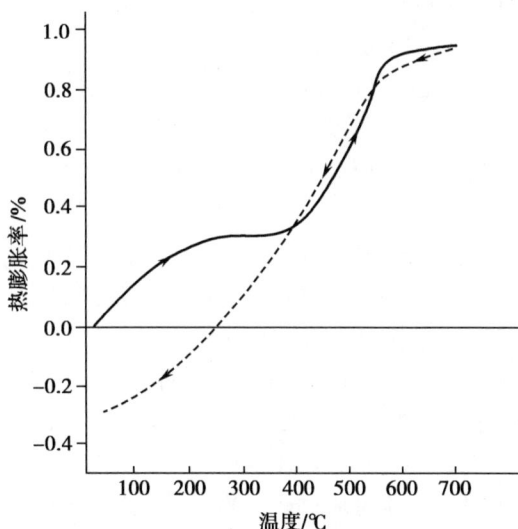

图2-17　石膏类包埋材料加热曲线和冷却膨胀曲线

从图2-17可以看到，在高温段，两条曲线比较接近，但在400℃以下时，冷却曲线继续以近乎相同的斜率下降。冷却至接近室温时，则表现为收缩状态，即铸模腔的尺寸要短于原始长度或小于原始体积。这种现象的产生与二氧化硅无关，而是因为半水石膏加热到一定温度生成的无水石膏，冷却时不会发生逆转（再生成半水石膏），只会以小于二水石膏的体积产生冷却收缩。

若对石膏类包埋材料进行第二次加热,虽然会产生与第一次几乎相同的热膨胀,但其膨胀率要小于第一次,因膨胀、收缩的不均匀,很有可能会使固化的包埋材料内部产生微裂,这种情况下再进行铸造,必然会使铸件的质量受到影响。因此,对已经加热到一定温度的铸型(铸圈)不能中途冷却,而应当继续加热至铸造温度后立即完成铸造,以保证修复体的铸造质量。

同固化膨胀的情形一样,热膨胀也与水粉比例有关,水粉比小,则热膨胀率大。石英在包埋材料中所占比例也会影响热膨胀率,石英含量越多热膨胀率也越大。

3. 力学强度 铸型在移动、加热膨胀过程中会受到压力、碰撞和振动,在液态金属注入时,也会产生冲击力。包埋材料在加热和铸造过程中,能够抵抗这些外力,而不被破坏的能力称为包埋材料的力学强度。在加热和铸造过程中,包埋材料应有足够的机械强度才能抵抗外力,但强度过高,又会给铸造后包埋材料的清除造成困难。因此力学强度要适中。包埋材料的力学强度一般用压缩强度表示。石膏类包埋材料的压缩强度,与结合剂石膏的种类、石膏的含量及水粉比例有关。采用硬质石膏作结合剂的包埋材料强度高于普通熟石膏;石膏所占比例越大则强度也越高;而水粉比越大则抗压缩强度越低。

4. 粉末粒度与透气性 粉末粒度主要指二氧化硅的颗粒大小。包埋材料的粉末粒度越小,铸造修复体铸件的表面就越平滑。同时,二氧化硅颗粒越细,吸水膨胀越大,这又有利于包埋材料膨胀率的提高与调控。

透气性是指铸造过程中,铸金注入铸模腔时,其内的气体排逸的能力。要求包埋材料固化后应有较多的微小孔隙,以便铸模腔内气体能在铸造压力下及时、全部排出,避免修复体铸件产生铸造缺陷。石膏类包埋材料的粒度分布及石膏的含量,是影响透气性的重要因素。临床操作中可以用以下方法来调整透气性:

(1) 选择粒度合适、均匀的包埋材料进行包埋,有利于气体的透过。

(2) 靠近蜡型的包埋材料(内包埋材料)二氧化硅颗粒可以细腻一些,这样有利于提高修复体铸件的平滑度,蜡型的外包埋材料中的二氧化硅颗粒则可以粗大一些,如此有利于提高通气性。

(3) 包埋材料中减少石膏的量,增加水粉比,也可使透气性增加。

5. 耐热性(耐热分解性) 耐热性是指包埋材料在一定高温下不易被分解破坏,能够保持其物理、力学性能和形态,也才能保持铸模腔的稳定,保证铸造的完成。

石膏类铸造包埋材料中,二氧化硅有较高的耐热性能,在 1 700℃以下不会发生分解。但无水石膏的耐热性就相对差一些,在 750℃以上便开始分解,其化学反应式如下:

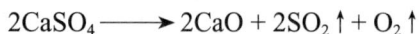

$$2CaSO_4 \longrightarrow 2CaO + 2SO_2\uparrow + O_2\uparrow$$

当无水石膏在 750℃以上时,还可通过碳元素迅速还原,生成的二氧化硫气体对金属铸造修复体产生变色污染、腐蚀,降低金属的力学性能。其化学反应式如下:

$$CaSO_4 + C \longrightarrow CaO + CO\uparrow + SO_2\uparrow$$

而且石膏在加热到 750℃时,还可出现显著的收缩,因此铸造时,石膏类包埋材料的加热温度必须控制在 700℃以下。

(三)应用

石膏类包埋材料有一次包埋法(单层包埋)和二次包埋法(双层包埋)两种使用方法。

一次包埋法:按水粉比例要求,取适量的水和包埋材料,常速调拌成糊状,调拌时间控制在 1 分钟以内,然后直接将材料注入固定好蜡型的铸圈内,边注入边振动排除气泡,加满。这种包埋法,适用于数目较少、结构简单的修复体蜡型包埋。

二次包埋法:分内包埋和外包埋两步,内包埋时一般取粒度较细的材料,按上述方法调拌好后,用软毛笔涂布或直接滴注到蜡型的表面。待其凝固后再取粒度较大的石英粉包埋材料调拌,灌注到已完成内包埋的蜡型与铸圈之间,加满即完成包埋。这种包埋方法适用于一些数目较多、结构复杂的修复体蜡型包埋。

1. 调拌包埋材料时要注意水粉比例。

2. 调控吸水性膨胀。

3. 调拌工具要求清洁,搅拌要均匀。包埋过程中要注意排除气泡。

4. 材料注入铸圈时,要沿调拌刀从铸圈内壁流入,应边注入边振动,以排除气泡,可采用手工振动或振荡仪振动,但其振幅不宜过大,以防蜡型变形或移位。

5. 石膏类包埋材料商品的保存要注意防潮,一般要求密闭贮存。

三、高熔合金铸造包埋材料

目前常用的高熔合金铸造包埋材料有磷酸盐包埋材料和硅胶包埋材料(silica-bonded investment)。

(一)磷酸盐结合剂包埋材料

磷酸盐结合剂包埋材料简称磷酸盐包埋材料,是最常用的高熔合金铸造包埋材料。目前,磷酸盐包埋材料除了用于高熔合金铸造及带模整体铸造外,还逐渐被用于高精度的种植义齿上部结构的铸造、钛合金支架的铸造、全瓷材料的铸造等。

1. 组成 磷酸盐包埋材料由耐高温材料(耐火材料)和结合剂组成。耐高温材料是 α-方石英、石英,或两者混合物;结合剂成分为磷酸盐及金属氧化物。

(1)耐高温材料:α- 方石英、石英,或两者混合物,占总重量的 80%～90%。

(2)结合剂:为磷酸二氢铵、磷酸二氢镁以及金属氧化物[主要是氧化镁(MgO)的混合物],占总量的 10%～20%。

使用时,将耐高温材料和结合剂与水按一定比例调和。也可与硅溶胶悬浊液(一般含 SiO_2 20%～30%)调和,硅溶胶可提高包埋材料的膨胀率。

2. 固化反应及加热反应 磷酸盐包埋材料加水调和后,磷酸二氢铵($NH_4H_2PO_4$)或磷酸二氢镁[$Mg(H_2PO_4)_2$]与碱性氧化物(MgO)与水反应,生成针柱状晶体磷酸盐,并包裹结合耐火材料而凝固。反应式如下:

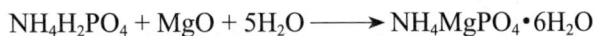

$$NH_4H_2PO_4 + MgO + 5H_2O \longrightarrow NH_4MgPO_4 \cdot 6H_2O$$

3. 性能

(1)膨胀性能:包括固化膨胀、热膨胀、吸水膨胀,其综合膨胀率为 1.3%～2.0%。

1)固化膨胀:磷酸盐包埋材料的固化膨胀,其实质是 $NH_4MgPO_4 \cdot 6H_2O$ 的针状及柱状结晶的生成、生长。固化膨胀受磷酸盐和氧化镁的含量及相对比例,粉液比例,调拌液的浓度,环境温度等的影响。结合剂磷酸盐和氧化镁的含量越高,固化膨胀就越大;当结合剂的含量一定时,氧化镁所占的比例越大,固化膨胀就越大。粉液比对固化膨胀的影响是在粉液比较小的情况下,固化膨胀随粉液比例的增大而增大,这是因为粉液比增大了,包埋材料分子堆集密度也相应增大,形成水化物晶体时的推挤和膨胀作用就更明显。但增大到一定限度后,固化膨胀随粉液比的增大而减小。这是因为粉太多,水太少,反应物的水解不充分,作为反应物之一的水分子也不足,影响了固化反应和固化膨胀。

2)热膨胀:磷酸盐包埋材料的热膨胀较固化膨胀稳定,相对固定在 1.2% 左右。热膨胀与材料中石英和方石英的总含量,以及方石英所占比例有关。总含量越大,热膨胀越大,方石英所占比例越高,热膨胀越大。热膨胀量也与原料粒度分布有关。小颗粒的石英只能获得小的膨胀量,大颗粒的石英则能获得大的膨胀量,因此,当粒度范围分布适当时,小颗粒石英正好嵌在大颗粒石英之间,获得最大的膨胀量。

磷酸盐包埋材料用硅溶胶调拌比用水调拌固化膨胀和热膨胀显著增大,且固化膨胀及热膨胀两者均随硅溶胶浓度的增加而加大,这类包埋材料可以通过改变硅溶胶浓度,在一定范围内调节膨胀率。如图 2-18,图 2-19 所示。

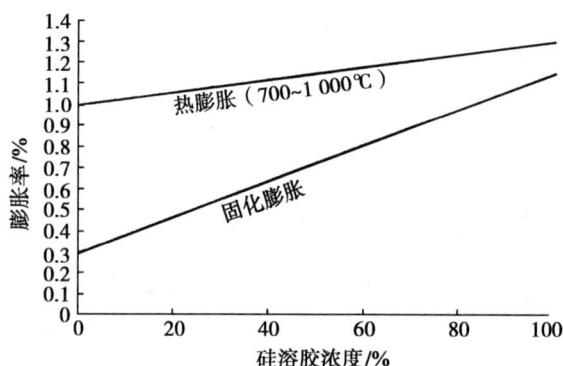

图 2-18 硅溶胶浓度对磷酸盐包埋材料的固化膨胀和热膨胀的影响

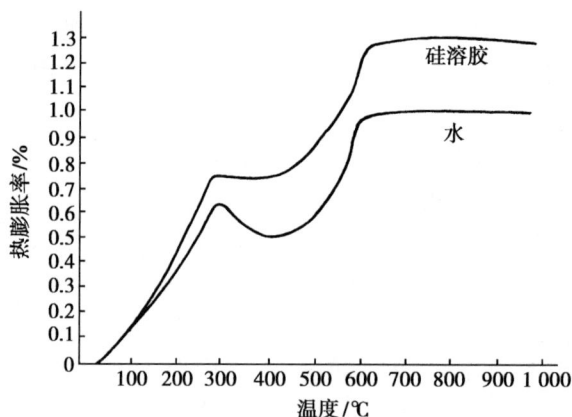

图 2-19 磷酸盐包埋材料用水和硅溶胶调和的热膨胀率

3)吸水膨胀:磷酸盐包埋材料的吸水膨胀是材料在结晶凝固过程中,吸收水分而产生的膨胀。若采用磷酸盐包埋材料灌注耐高温模型,可在材料固化前灌注水,即可获得较大膨胀率。

(2)凝固时间和操作性能:凝固时间的长短主要由凝固反应的快慢所决定,而影响这一反应速度的因素除了磷酸盐和氧化镁的含量和相对比例外,还包括包埋材料的粒度、粉液比、环境温度、调拌时间等。粒度越细，粉液比越大，环境温度越高，调拌时间越长，凝固越快。ADA 规定包埋材料凝固时间是 5~25 分钟。临床常用的磷酸盐包埋材料的凝固时间为 8~11 分钟。

（3）抗压强度：磷酸盐包埋材料的抗压强度明显大于石膏类包埋材料，调和后 24 小时测试可达到 9~30MPa。即使是加热后再冷却，其抗压强度也大于石膏类包埋材料，达到 2~14MPa。

包埋材料在凝固后有一定强度，可保证在铸造前的操作中，铸型和蜡型不会损坏变形；升温后有一定强度，可保证在铸造时，铸型不会破裂。一般认为，包埋材料在终凝时强度较高。磷酸盐包埋材料凝固后的强度与结合剂的含量有关，结合剂的含量越大，强度越高，在一定范围内，粉液比越大，堆集密度越高，强度越大。磷酸盐包埋材料的抗压强度也不宜过高，过高会给铸件脱模造成困难。

（4）粉末粒度与透气性：商品所供磷酸盐包埋材料，粒度一般在 200~350 目之间。粒度分布是包埋材料的重要参数。小颗粒嵌于大颗粒的空隙里，可以获得较大的包埋密度，合理的粒度分布与流动性和致密性相关。大颗粒石英的膨胀较大，细颗粒石英可保证铸件有较高的光洁度。

磷酸盐包埋材料的透气性小于石膏类包埋材料，除了石英的粒度更小外，还和水粉比有关。透气性与加水量呈正相关，水分多则结构疏松。磷酸盐包埋材料在 1 000℃以上时，石英、方石英颗粒表面熔融，使透气性下降，易使铸件产生气泡，因此，包埋时常附加气孔以减少铸件内气泡的产生，或在包埋材料中加入纤维，以增加透气性。

（5）耐热性（耐热分解性）：磷酸盐包埋材料的耐热性能较石膏类包埋材料明显要高。在高温下，材料经固化反应、热化学反应，其组成由焦磷酸镁 $[(Mg_2P_2O_7)_n]$、未反应的氧化镁、β- 方石英以及 β- 石英等成分组成。这些成分的熔点均在 1 000℃以上，具有较高的耐热性能，可以满足高熔合金铸造的温度要求。

4. 应用　磷酸盐包埋材料可用作高熔合金铸造的内包埋材料，也可进行整体包埋，多用于需要带模整体铸造的蜡型包埋。此外，磷酸盐包埋材料还特别适用于复制需要进行带模铸造的耐高温模型。其使用方法及注意事项如下：

（1）调和比例及调拌时间：调和比例一般按商品要求进行。若用水调和，注意水粉比例约为 13~20mL：100g；若用硅溶胶悬浊液调和，调和时间不超过 1 分钟。如此可以获得较大的固化膨胀和热膨胀率。

（2）包埋应用：可用于二次包埋的内包埋和一次整体包埋。

作二次包埋的内包埋时，可取少量材料调和好后，用软毛笔蘸材料涂布到蜡型上，待其初步凝固后，如此方法重复进行二、三层，使之达到 3~6mm 的厚度。外包埋材料可用粗石英粉（过 120 目）和超硬石膏按 9:1 的比例调和，然后注入内包埋好的蜡型与铸圈之间。

用作整体包埋时，先用软毛笔蘸材料涂布到蜡型、铸道上，达到一定厚度（3~6mm）后，将调和好的材料小心沿铸圈壁流入圈内，振荡排除气泡，加满铸圈即可。

（3）包埋完成后，要待其凝固 1~2 小时后，方能进行烘烤铸圈。注意在 250℃以前应该缓慢升温，以防包埋材料开裂。升温到 300℃后维持 40 分钟，然后在 1~3 小时之内升温到 700℃，待铸圈中气体充分排出，30 分钟后使温度升至 850~900℃，维持 15 分钟后即刻铸造。

（4）材料的贮存应注意防潮。

（二）硅胶结合剂包埋材料

硅胶结合剂包埋材料简称硅胶包埋材料，主要指正硅酸乙酯包埋材料和硅酸钠包埋材料，下面主要介绍正硅酸乙酯包埋材料。

1. 组成

（1）耐高温材料：方石英和石英粉（200目）。一般需经过盐酸处理，纯度较高，不低于96%。并在其中加入固化调节剂氧化镁。

（2）结合剂：经过水解的正硅酸乙酯溶液。正硅酸乙酯为无色透明的液体，易燃、易水解，水解后的产物是胶体二氧化硅，此胶体即为结合剂。

2. 化学反应　正硅酸乙酯分子式为 $Si(OC_2H_5)_4$，经水解作用生成硅溶胶，其反应式如下：

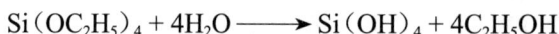

$$Si(OC_2H_5)_4 + 4H_2O \longrightarrow Si(OH)_4 + 4C_2H_5OH$$

3. 性能

（1）固化反应：正硅酸乙酯的水解反应，实际比上述反应式复杂得多，反应过程中产生的 $SiO_2 \cdot 2H_2O$ 可以聚合成硅化合物聚合体。这种硅化合物聚合体含硅量高，耐高温性强（1 200～1 400℃）。

（2）固化时间：室温下固化时间约 10～30 分钟。若在有浓氨水的密封容器中，可以加速固化。加入氧化镁量越多，固化速度越快，时间越短。

（3）膨胀及强度：耐高温材料及结合剂均含有硅，故具有较大的热膨胀率及综合膨胀率（总膨胀率达 1.5%～1.7%）。正硅酸乙酯作为结合剂的包埋材料，耐高温，强度显著高于石膏类包埋材料，但低于磷酸盐包埋材料。

（4）透气性：由于正硅酸乙酯包埋材料中硅溶胶颗粒细腻，加热后石英粉的颗粒间隙容易被结合剂中的微粒堵塞，所以透气性比石膏类包埋材料稍差。

4. 应用　正硅酸乙酯包埋材料一般用作需要蜡型脱模铸造、高熔合金铸造的内层包埋材料。用法及注意事项如下：

（1）调和比例：作内包埋时取适量材料，将细石英粉（达 200 目）和水解液按 4∶1.3 调和配制成胶体悬浊液；外包埋材料则可用粗石英粉（120 目）和超硬石膏按 9∶1 混合，然后加适量水调和即成。

（2）内包埋材料调和好后，用软毛笔蘸材料涂布或直接滴注流布到蜡型、铸道上，再迅速均匀撒上石英粉（过 80～100 目），吸取多余液体，然后置于放有浓氨水的密闭容器中 15～25 分钟进行氨气处理，以加速材料的固化。如此方法重复进行二、三层，最后形成 3～6mm 的石英壳，即完成内包埋。

（3）外包埋材料调和好后，小心注入内包埋的蜡型与铸圈之间，振动排除气泡，加满铸圈即可。

（4）其烘烤、焙烧、铸造要点同磷酸盐包埋材料。正硅酸乙酯水解液配制好后使用时间不宜过长，使用后要及时盖紧瓶盖，以防挥发性物质的丧失而改变材料性能。

四、铸钛包埋材料

纯钛具有生物相容性好、耐腐蚀性强、重量轻和弹性模量低等优点，是理想的口腔修复材料。但因其熔点高达 1 668℃，铸造收缩率为 1.8%～2.0%，并且在高温下其化学性质极为活泼，易氧化、易与包埋材料发生化学反应，使铸造后的铸件表面容易被污染和氧化。因此，普通的高熔合金铸造包埋材料不能满足其要求，必须选择专用的包埋材料，即铸钛包埋材料。

1. 性能要求　铸钛包埋材料除了应具备一般包埋材料的条件外，还必须具备以下要求：

(1) 化学性能稳定：铸造温度条件下材料不与熔融钛发生化学反应。

(2) 力学性能良好：材料应具有耐高温及抗冲击能力，在高温下不变形破裂，能够保持稳定的外形。

(3) 合适的膨胀率：能够补偿钛铸造后的收缩，不会影响铸件的精度。

(4) 材料细致均匀：包埋后能够充分再现蜡型，以便铸造后形成清晰光洁的铸件。

(5) 导热性能低：包埋材料的低导热性可以保证材料温度不会瞬时下降，防止形成凝壳，以减少铸造过程中铸件激冷所造成的缺陷。

(6) 操作工艺简便：包埋使用方法要简单易掌握，铸造完成后铸件要容易从包埋材料中脱出。

2. 分类、组成及性能特点　目前临床应用的主要有氧化锆系包埋材料、含镁铝尖晶石的铸钛包埋材料和改良的磷酸盐包埋材料。

(1) 氧化锆系包埋材料：其熔点可达 2 700℃。目前该类包埋材料多用作内包埋材料，它以氯化镁作固化促进剂，其成型的抗压强度高达 14.7～19.6MPa，缺点是在烘烤预热时产生氯化物气体。也可采用水、醋酸氧化锆和氧化锆凝胶作为氧化锆和金属锆粉的结合剂，并在包埋料中添加 10% 左右的电熔氧化钙，利用其吸水膨胀来增加包埋料的膨胀量。锆英石中含有 ZrO_2 60%～70%，SiO_2 20%～30%，因此具有良好的温度膨胀率，可以补偿钛铸造的收缩。

锆系包埋材料所得铸件表面光滑，脱模性好，但膨胀量还不太稳定，价格比较昂贵，此外，操作性能还有待提高。

(2) 镁铝尖晶石（$MgAl_2O_4$）铸钛包埋材料

1) 组成：三氧化二铝、氧化镁、磷酸二氢镁、磷酸二氢铵及添加剂等。

2) 性能特点：具有较大的膨胀性，其铸造膨胀主要是利用氧化镁和氧化铝，在固相反应中生成镁铝尖晶石产生体积膨胀，并通过氧化镁和氧化铝的含量配比和精确的粒度，来调节控制包埋材料的热膨胀量，从而达到在较低的温度下产生足够体积膨胀，以弥补纯钛铸造的收缩。也可加入锆粉或钛粉来提高包埋料的热胀系数。

该包埋材料的凝固时间、压缩强度、透气率、铸件的铸流率、气孔率、表面粗糙度、表面硬化层厚度、元素浸入污染等各方面的性能指标均能满足临床需要，具有良好的应用前景。

(3) 改良的磷酸盐包埋材料

1) 组成：粗细对等比例的纯石英 80%、磷酸盐结合剂 20%，其中微粒氧化镁 12%、磷酸二氢铵 8%。

2) 性能特点：细小的石英颗粒充填到大颗粒的空隙中，结合剂完全包裹石英，使铸模内铸壁光滑平整，与熔钛的接触少。同时，氧化镁含量高于磷酸二氢铵，避免了磷酸二氢铵过剩后，与熔钛发生反应，引起铸件表面的磷污染。但石英可与熔钛出现化学反应，导致铸件表面氧化层过厚，影响金瓷结合。该包埋材料在反应层的控制方面还有待于进一步研究。

3．应用　一般铸钛包埋材料与硅溶胶真空下调和后作为内包埋材料使用。外包埋材料则多用磷酸盐包埋材料。

五、铸造陶瓷包埋材料

铸造陶瓷修复体具有良好的美学性能，在全瓷修复中占有较大的比重。目前市场上铸造陶瓷的铸造温度约在920℃，铸造收缩率在1%左右，主要采用失蜡铸造工艺制作，其包埋材料为磷酸盐包埋材料，也是由耐火填料二氧化硅及结合剂磷酸盐和氧化镁构成，其总膨胀率一般要求在1.2%左右，包括凝固膨胀和加热膨胀，以补偿陶瓷材料的铸造收缩。铸造陶瓷包埋材料要求透气性能好，铸件精确度、表面光洁度高，铸造完成后包埋料容易去除。

小　结

常用的铸造包埋材料包括中低熔合金铸造包埋材料和高熔合金铸造包埋材料。中低熔合金铸造包埋材料为石膏类包埋材料；石英为最主要的成分，是一种耐火材料，能耐受铸造时的高温，并使铸模在加热后产生膨胀。石膏在包埋材料中为结合剂，能使石英粉成型，同时提供一定的固化膨胀和吸水膨胀。磷酸盐包埋材料是最常用的高熔合金铸造包埋材料，具有较高的耐热性能。膨胀是包埋材料的重要性能，包埋材料的膨胀主要有三种形式：固化膨胀、吸水膨胀和热膨胀。

（郭建康）

思考题

1．铸造包埋材料的基本组成是什么？
2．石膏结合剂包埋材料的操作注意事项有哪些？
3．石膏结合剂包埋材料补偿铸造合金收缩的方式有哪些？
4．磷酸盐类铸造包埋材料的膨胀机制是什么？

第七节　口腔金属材料

学习目标

1．掌握：常用口腔金属材料的性能与临床应用。
2．熟悉：口腔金属材料的组成。
3．了解：金属的冷加工与热处理。

一、金属材料基础知识

金属材料在口腔临床应用中占据着显著且重要的地位。各种修复体,如嵌体、全冠、固定桥、种植义齿、活动义齿等,几乎都用到金属。金属材料包括纯金属和合金,纯金属由单一金属元素组成,而合金是由两种或两种以上的金属元素或金属元素与非金属元素熔合在一起所组成的具有金属特性的物质。纯金属获取困难,品种少,部分纯金属力学性能也较低。口腔医学应用的金属材料大多数是合金,制成合金的目的是改善金属的各种性能。合金通常以其所含主要元素来命名,例如钴-铬合金、银-钯合金。

(一)金属的特性

一般而言,金属都具备以下特性:

1. 金属离子化时形成阳离子。
2. 金属在室温下均为固体(汞例外),其平滑表面具有光泽。
3. 固态金属具有晶体结构。
4. 金属是电和热的良导体。
5. 密度大,不透明。
6. 塑性变形较大,富有延展性。
7. 易被氧化,金属氧化物多数呈碱性。
8. 合金化能改变其性能。

(二)金属的结构

1. 晶体与非晶体 自然界中的固态物质,除少数(如普通玻璃、松香、石蜡等)是非晶体外,绝大多数都是晶体,如金属、合金、硅酸盐。晶体物质内部的微粒(原子、分子或离子)呈规则排列,而非晶体物质的微粒呈不规则杂乱堆积。

2. 晶体结构 为了便于理解,把微粒(原子、分子或离子)看作一个小球,则晶体就是由这些小球有规律堆积而成的物体。为了形象地表示晶体中原子排列的规律,把每个原子看作一个几何点,再假设将这些点连接,就构成有明显规律的许多空间格子,即晶格。由于晶粒中微粒排列的规律性,因此我们可以从晶格中取出一个最基本的几何单元来表达它的排列特征,如图所示是简单立方晶格最基本的几何单元,它在空间各个方向的重复排列就构成了简单立方晶格。这种组成晶格的基本几何单元称为晶胞(图2-20)。

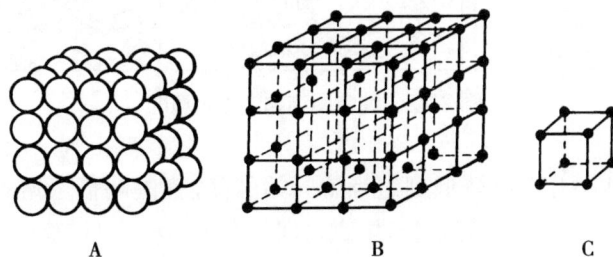

图2-20 金属晶体结构示意图
A.晶体 B.晶格 C.晶胞

纯金属最常见的晶体结构为体心立方晶格、面心立方晶格和密排六方晶格(图2-21)。

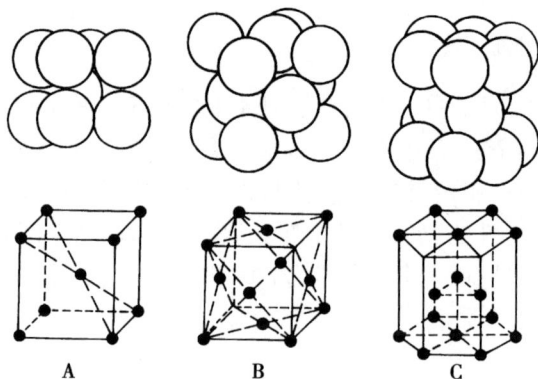

图 2-21 三种常见金属晶格示意图
A.体心立方晶格 B.面心立方晶格 C.密排立方晶格

（三）金属的熔融与凝固

金属从固态转变成液态称为熔融，从液态转变成固态称为凝固。纯金属熔融时的温度为熔点，凝固时的温度为凝固点，两者几乎相同。金属凝固的过程，就是金属原子由不规则排列过渡到规则排列，即金属晶格形成的过程，所以金属凝固又称为结晶。结晶的过程分为两个阶段：一是在液态金属中产生结晶微粒或晶核；二是晶粒或晶核长大、增多，直到液态完全消失。显然，结晶过程就是晶核的生成和长大（图 2-22）。金属凝固过程中通常伴随着体积收缩。

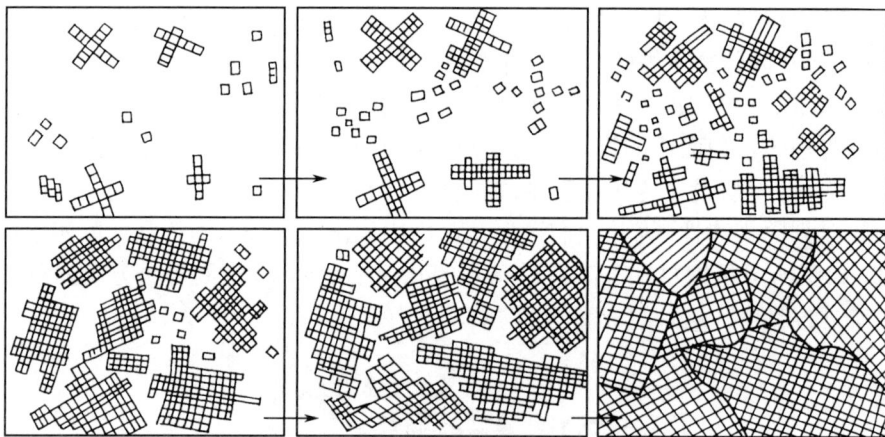

图 2-22 纯金属结晶过程示意图

熔融的纯金属并不是温度降低到熔点就开始结晶，而是略低于熔点时才能有效结晶，这种现象称为"过冷"。有效结晶温度与熔点之间的温度差称为"过冷度"（图 2-23）。纯金属在熔点以下温度开始结晶，随着结晶的进行，金属放热，温度又回升至熔点，并在其后的结晶过程中温度保持在熔点不变，维持温度相对平衡。金属的冷却速度越快，过冷度就越大，结晶速度就越快，所形成的晶粒越细，金属的力学性能就越好。因此可通过控制结晶过程，使晶粒细化，以提高金属的力学性能。

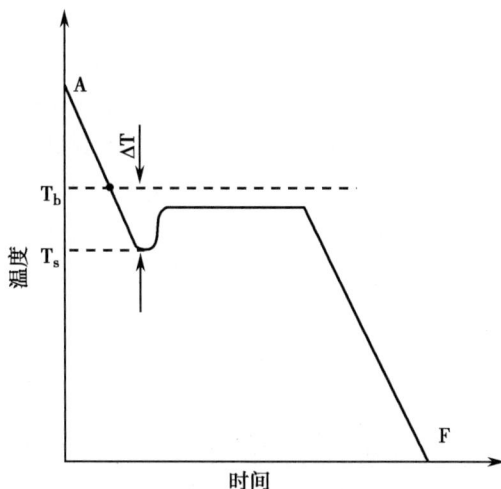

图 2-23 纯金属的冷却曲线

合金的结晶（凝固）过程比纯金属复杂。合金中各金属元素的凝固点不同，因此合金的凝固温度是一个范围，开始凝固至完全凝固的温度可以差很大。

（四）金属的形变

金属受力后产生的形变分为弹性形变和塑性形变。受力较小时产生弹性形变，受力高于弹性极限时产生塑性形变。如果外力继续加大，达到金属的断裂应力（极限强度），则金属发生断裂。金属材料受外力作用时抵抗变形和断裂的能力称为强度。金属受力后发生的形变可看第一章第二节"材料的性能"部分。

（五）金属的冷加工与热处理

1. 冷加工 使金属在低于再结晶温度下发生塑性形变称为冷加工（如轧压、锤击等机械加工方法），在高于再结晶温度下发生塑性形变称为热加工。再结晶温度是指固体金属发生再结晶的最低温度，一般为该金属熔点的 0.35～0.5 倍。有些金属的再结晶温度很高，有些则很低，甚至可能在 0℃ 以下，如锡的再结晶温度为 −7℃。冷加工后金属的结构发生变化，晶粒变形或破坏，内应力增加或应力残留，金属性能随之也改变。表现为金属的硬度、强度、脆性、磁性增加，延展性、塑性和耐腐蚀性降低，这种现象称为加工硬化，是强化金属的重要手段之一。

2. 热处理 金属冷加工后的性能缺陷可以通过热处理来改善。热处理是指对固态金属或合金采用适当的方式加热、保温和冷却，以获得所需要的组织结构与性能的加工方法。热处理的结构变化可分为回复、再结晶和晶粒长大三个阶段。

（1）回复：加热温度较低或保温时间较短时发生回复，此时变形晶体内晶格畸变逐渐减少，使变形金属的内应力大大下降，塑性稍有回升。

（2）再结晶：变形金属加热到较高的温度后，原子活动能力提高到能重新进行排列时，金属内部将出现新的细小等轴晶粒代替旧的畸变晶粒的现象，即所谓再结晶。此时金属的组织结构和性能基本上恢复到冷加工前的状态，加工硬化消失。

（3）晶粒长大：如果加热温度升得过高或加热保温时间延长，再结晶形成的细晶粒就会互相吞并而长大，使晶粒粗化，粗大的晶粒同样使力学性能、塑性和韧性降低。因此对冷加工后的金属的热处理通常最多只进行到再结晶程度。

热处理方法很多，退火与正火是口腔金属材料常用的热处理方法，其目的是①降低金属的硬度，增加塑性，减少脆性，以便进行切削加工和进一步的冷变形加工。②消除由于冷加工过程中产生的内应力，防止金属制品变形和开裂。将金属加热到临界温度以上，保温一定时间后，缓慢冷却（随炉温缓慢冷却）到室温的热处理工艺称为退火。如果是在空气中冷却下来，则称之为正火。退火与正火的目的基本相同，只是正火的冷却速度更快。因此，正火后金属的晶粒较细，强度和硬度也就比退火金属要高些。

（六）金属的成型方法

1. 铸造　指将熔化的金属或合金浇注到预先制成的铸型中成为铸件的过程。铸造成型方法是口腔金属修复体成型的一种重要的加工方法，它可克服由冷锻造加工所致的残余应力和加工硬化等缺点。口腔医学常用的失蜡浇注法，可获得高精度的修复体。

2. 锻制　利用加工外力（拉、压、锤等）使金属坯料产生塑性形变，以获得具有一定力学性能、一定形状和尺寸工件的加工方法称为锻制。如口腔临床常用的不锈钢丝是锻制而成。

3. 切削加工　由于传统加工方法存在诸多弊端，20 世纪 70 年代初期，义齿制作开始采用先进的 CAD/CAM 系统，即计算机辅助设计（computer aided design，CAD）和辅助制造（computer aided manufacturing，CAM）。它通常由数据采集系统、数据处理系统和数控机床 3 个部分组成。通过对患者口腔内的牙齿或者印模进行扫描，获得数字印模，再转化为三维数字模型，然后技工室设计人员利用相关程序在数字模型上完成修复体的设计，生成一个可供数控机床执行的程序文件。最后数控机床按照程序自动加工，切除块状原料坯上多余的材料，获得形状、尺寸精度和表面质量都符合要求的修复体（见彩图 2-24，彩图 2-25）。目前切削成型技术主要用于嵌体、冠、桥、精密附着体及个性化种植体基台的加工，常用的材料有钴 - 铬合金、纯钛、二氧化锆及树脂。

4. 选择性激光烧结　也是一种 CAD/CAM 技术，不过切削成型是减法，所用原材料是块状的；而选择性激光烧结成型是加法，所用原材料是粉末状的。首先用三维激光扫描患者的口腔或模型，获得相应数据后，在计算机上重建三维模型，技师完成修复体的设计后，再进行"成型方向"等工艺参数选择和切片处理，得到义齿的一系列截面轮廓的数据，将数据传递给激光烧结成型机（见彩图 2-26，彩图 2-27），按顺序形成义齿的一层层截面轮廓薄片，并将这些薄片叠加合成三维实体义齿工件。激光烧结成型机由 CO_2 激光器、X-Y 扫描振镜、供粉活塞缸、成型活塞缸和铺粉辊等组成。工作过程如下：先在工作台上用辊筒铺一层粉材，粉材上方的辐射加热器预热粉材至低于烧结点的温度，然后激光束在计算机的控制下，按照截面轮廓的信息，对加工义齿的实心部分所在的粉末进行加热，使粉末的温度升至熔化点，于是粉末颗粒熔化，相互粘接，逐步得到一层轮廓薄片。非烧结区的粉末仍呈松散状，作为义齿件和下一层粉末的支撑。一层成型完成后，工作台下降一截面层的高度，再进行下一层的铺粉和烧结，如此循环，最终形成加工的义齿。供粉活塞缸、成型活塞缸和加热组件处于密闭的成型室内（见彩图 2-28），烧结金属材料时需在成型室内充入保护性气体（氮气）。目前可供使用的粉末有钴 - 铬合金粉和纯钛粉。用钴铬合金粉激光打印冠，约需要打印 600～700 层，打印支架需要上千层，约需 5～6 小时，金属粉末粒度一般为 30～60μm。这种加工方法与切削加工相比提高了材料的利用率，大幅降低加工成本，可加工金属冠桥、义齿支架和基托等。

5. 粉末冶金　以难熔的金属粉末为原料，经模压成型，通过烧结以提高强度制成金属制品的技术。生产碳化钨磨具的碳化钨硬质合金，就是用粉末冶金法高温烧结而成的。临床上可用于制作钛及钛合金种植体骨内段的表面结构，在种植体表面形成骨组织可长入的多孔结构。

6. 电铸　利用电镀原理，在导电性物质上镀上所需金属。具体来讲是预先将所需形状制成的原模作为阴极，用电材料作为阳极，一同放入与阳极材料相同的金属盐溶液中，通以直流电，在电解作用下，原模表面逐渐沉积出金属电铸层。达到所需厚度后从溶液中取出，将电铸层与原模分离，便获得与原模形状相对应的金属复制件。该技术可用于金瓷修复体的底层冠的制作。

目前 CAD/CAM 技术在口腔临床的应用呈快速上升趋势，已有逐步取代传统的铸造、锻制、电铸等加工方法的趋势，未来的义齿加工将是数字化的时代。

（七）金属的腐蚀与防腐蚀

口腔是个湿润的环境，唾液里有各种电解质。金属制成的义齿在这样的环境里容易受到腐蚀，不但使其力学性能下降，还可能给人体带来危害。因此，了解金属的腐蚀和采取合理的防腐蚀显得非常重要。

1. 金属的腐蚀　金属由于周围介质对它产生化学或电化学作用而发生的破坏称腐蚀。它有两个特点：①腐蚀一般从金属表面开始，逐渐扩展到金属材料内部，腐蚀可改变金属的组成和性质；②金属表面的状态（如有无裂纹，是否抛光等）可明显影响腐蚀进程。

金属腐蚀一般分为化学腐蚀（干腐蚀）和电化学腐蚀（湿腐蚀）两种。

（1）化学腐蚀：指金属和周围介质直接发生化学作用而产生破坏的现象。其本质是氧化还原反应，金属被氧化，表面形成氧化物。腐蚀的快慢取决于金属氧化物所形成的膜的结构和性质。致密稳定的氧化膜形成后，腐蚀速度明变慢，如铬、铝的氧化膜。如果氧化膜结构疏松，则腐蚀速度加快，并向内层扩展，如铁的氧化膜。实验证明，氧化膜受到机械损伤或化学侵蚀后会加快金属的腐蚀。

（2）电化学腐蚀：指金属与电解质溶液接触后形成原电池而发生的破坏现象。金属的电化学腐蚀现象十分普遍，如船舶在海水中的腐蚀、金属在酸碱溶液中的腐蚀等。口腔是一个特殊的环境，唾液也是电解质溶液，呈弱酸性。摄取的食物可能含有弱酸、弱碱或盐类，食物残渣可分解发酵产生有机酸，这些都形成了电化学腐蚀的条件。因此口腔内金属的腐蚀主要是电化学腐蚀。

2. 腐蚀对金属义齿的侵害

（1）义齿表面发生的腐蚀（氧化和硫化等）会使其颜色发生变化。

（2）两种不同的金属或合金在口腔中接触，可形成原电池，发生电化学腐蚀。电极电位低的金属或合金形成负极而被腐蚀。两种合金间的电位差越大，则电流越大，腐蚀越快。腐蚀使材料表面变色或被破坏。

（3）金属内部有残余应力的部分将成为原电池负极而被腐蚀，它会使金属义齿产生裂纹，表面变粗糙，增加了修复体断裂的危险。

（4）金属表面的裂纹、铸造缺陷及污物的覆盖，可降低该处唾液氢离子的浓度，形成原电池正极，金属呈负极，由此产生腐蚀。

（5）晶粒边界侵蚀会使金属义齿的强度或可塑性下降，脆性增加。

（6）成分与结构的不均一导致选择性侵蚀，会改变义齿合金的成分，进而改变合金的性质。

3．金属的防腐蚀　目前常用的有以下几种方法：

（1）提高金属材料本身的抗腐蚀性：通过加入某些抗腐蚀元素，如在钢中加入一定量的镍和锰，可减少钢内部的电化学腐蚀。

（2）覆盖法：在金属表面覆盖一层与金属牢固结合的材料，隔离金属与腐蚀介质，达到防腐蚀的目的。覆盖方法有三种：①电镀或喷镀，在金属表面镀上一层或几层不易被腐蚀的其他金属。如很多医用手术器械表面电镀了铬或镍；②用油漆、搪瓷或树脂等非金属材料覆盖金属表面；③采用氧化法在金属表面形成钝性氧化膜。如钛的表面常有一层高度致密的膜，就是氧化钛和氮化钛。钛表面的氧化膜就可以对钛起到保护作用，抵御电化学侵蚀。

（3）电化学防腐蚀：是利用原电池的原理来防腐，即用电极电位较低的金属与被保护的金属接触，使被保护的金属成为正极而不被腐蚀。

（4）密封包裹：例如磁性附着体中的磁体在口腔环境中易被腐蚀，用不锈钢套密封磁体，具有良好的防腐蚀效果。

在口腔内，金属的防腐蚀还要注意以下几点：①避免不同金属的接触。②通过热处理来减小或消除冷加工后所产生的应力。③对工件表面进行良好抛光。④避免工件表面出现缺陷，如有孔洞等缺陷应加以消除。⑤使合金的组成、结构均匀。

（八）口腔常用的金属元素

不同的金属元素结合在一起，可以制成具有良好性能的合金。金属元素可分为两大类，即贵金属元素和非贵金属元素。

1．贵金属元素　口腔科贵金属元素包括金和铂族，铂族又包括铂、钯、钌、铑、锇、铱六种元素。贵金属元素不包括银，因为银在口腔内不耐腐蚀。贵金属元素在加热、铸造、焊接及口腔使用过程中具有良好的抗氧化性、抗失泽及耐腐蚀性。

（1）金（Au）：硬度只有25HB；延展性是所有金属中最好的，延伸率为60%；密度为19.32g/cm³；熔点1 063℃。金强度较低，必须与铜、银、铂及其他金属形成合金来提高硬度、强度和弹性。金具有很强的抗腐蚀能力，在口腔中不易被腐蚀。它易于加工，且相对其他金属而言颜色也容易被接受。金是义齿金合金的主要成分。某些钯基合金和银钯合金中也含有金。

（2）铂（Pt）：铂比金硬，硬度为50HB，其延展性低于金，延伸率为41%，也可制成薄片或拉成细丝，密度为21.45g/cm³，熔点1 769℃，颜色呈灰白色，化学稳定性很高。铂也是义齿金合金的重要组成部分。铂可使晶粒细化，改善合金的性能，并提高其在口腔中的防腐蚀能力。在钯基合金、银钯合金和钴铬合金中都含有铂。

（3）钯（Pd）：与金及其他铂族金属相比，钯的化学稳定性稍差。熔点1 552℃，加热时，钯可吸收大量氢气，因此，纯钯不适用于制作义齿。但钯能与金、银、铜、钴、锡等元素组成合金。它可改善合金的抗腐蚀性，提高其力学性能，升高熔点。钯是银白色金属，在金钯合金中，钯的含量≥10%，合金就会呈白色。钯基合金可以作为金合金的替代品而广泛用于口腔临床，而且力学性能可与许多金合金相媲美。

（4）钌（Ru）、铑（Rh）、锇（Os）、铱（Ir）：钌、铑、锇、铱这4种元素熔点特别高。钌的熔点是 2 310℃，铑的熔点为 1 966℃，铱的熔点是 2 410℃，锇的熔点为 3 000℃。

在合金中加入钌和铱，可充当晶粒细化剂，且用量较少。这些元素在合金铸造过程中并不能被熔化，在合金冷却时它们作为成核中心，形成细晶粒合金。在合金中加入 0.005% 的铱就可有效地降低晶粒尺寸，改进合金的力学性能及合金内部性能的均匀性。

由于锇极其昂贵且熔点特别高，因而不用于口腔临床。

2. 非贵金属元素 很多非贵金属元素也可合成口腔修复用的合金。常用的非贵金属元素包括银、镍、钴、铬、铜、钛、钼。另外还有些非贵金属元素可作为改善合金性能、提高合金与瓷结合力的微量元素添加到合金组成之中，如锡、锌、铟、镓等。

（1）银（Ag）：硬度为 26HB，比金硬一些；在延展性和可锻性方面，仅次于金，延伸率为 50%。银在金属中导热性最佳。银可改善合金在铸造和焊接时的流动性，并可提高其线胀系数。

（2）镍（Ni）：镍具有很强的韧性，硬度为 100HB，延伸率为 18%，易于进行冷加工。熔点为 1 453℃。镍能提高合金的耐腐蚀性，增加合金的强度、韧性和延展性。镍与皮肤接触有可能引起过敏反应。镍 - 铬合金以前被大量用于制作烤瓷基底冠，现在由于镍的过敏反应及引发的组织病理变化，在口腔中应用越来越少。

（3）钴（Co）：钴是钴 - 铬合金的主要成分，某些钯基合金中也含有钴。与镍相比，钴较硬，且延展性差，硬度为 125HB，延伸率为 8%，熔点为 1 492℃。钴决定了合金的力学性能和熔液良好的流动性。钴也参与合金表面氧化物的形成。

（4）铬（Cr）：铬硬而脆，硬度为 350HB，延伸率只有 6%，熔点为 1 890℃。铬是钴 - 铬合金和镍 - 铬合金的重要组成部分，可提高合金的耐腐蚀性，增加合金的硬度和强度。

（5）铜（Cu）：导热性仅次于银。铜的硬度为 35HB，延伸率为 42%，熔点为 1 083℃。铜可与金、钯形成一系列固溶体，是贵金属合金的重要成分。

（6）钼（Mo）：钼的硬度很高，为 150HB，但也能进行冷加工。钼是镍 - 铬合金和钴 - 铬合金的重要成分。钼的熔点很高，为 2 622℃，它在合金中起晶粒细化剂的作用。

（7）钛（Ti）：钛是银白色的高熔点轻金属，熔点高达 1 668℃，密度只有 4.51g/cm³，比强度（强度与密度之比）高，硬度为 120HB，延伸率为 20%，可进行冷加工。钛的导热性很差。钛具有强大的气体吸收能力，因此钛及钛合金只可以在真空中或惰性气体保护状态下进行熔化。

钛的化学性质非常活泼，在空气中，钛的表面上会迅速形成一层致密的氧化膜，形成的氧化膜惰性很强，因此具有氧化膜的钛及钛合金化学惰性较强。由于惰性强，钛具有良好的生物相容性，可用来作种植体，还被用于冠、桥、局部和全口义齿修复。另外钛合金也被大量用于义齿加工。不同钛合金其加工、组成、结构和性能各不相同。

（8）锡（Sn）：锡是一种软且有光泽的白色金属，熔点为 232℃。在贵金属合金中加入锡可改善其力学性能。在合金中添加约 5%（重量）的锡，可提高线胀系数。含锡合金被加热时，表面形成氧化锡，这有助于提高金 - 瓷结合力。

（9）锌（Zn）：锌是一种蓝白色金属，熔点为 419℃。纯锌软且脆，强度低。在空气中加热时，易于形成密度相对低的氧化物。锌在合金中加入量为 1%～2%（重量）。当合金熔化时，锌首先被氧化，起到除氧的作用，因此锌被称为去氧剂。如果锌含量大，会显著地增加合金的脆性。另外锌也能改善合金的流动性。

（10）铟（In）：铟的熔点为156.6℃，铟比铅还软。在高温下，铟氧化形成浅黄色的氧化铟（In_2O_3），它可提高金-瓷结合力。铟是贵金属合金的重要微量成分。它可改善合金的力学性能。此外，铟可提高合金的线胀系数。由于铟可降低合金的熔点而且可提高合金熔液的流动性，因此被用于焊接合金中。

（11）镓（Ga）：镓是一种微带灰色的金属。镓的熔点很低，只有29.8℃，密度只有5.91g/cm³。镓可作为金基或钯基合金的成分使用，特别是瓷熔附合金。镓的氧化物对于金-瓷结合非常重要。

（12）铍（Be）：铍的熔点为1 285℃，硬而脆。铍可做为非贵金属烤瓷熔附合金的成分，它可提高合金的硬度和化学稳定性，降低合金的熔点，改善合金熔液的流动性，同时铍的氧化物也有利于金-瓷结合。但是，铍的毒性很大，铍尘可引起呼吸系统疾病（咳嗽、肺炎、呼吸困难）。另外，铍是一种致癌因素。国际标准规定合金中含铍量应小于0.02%。

（九）合金

合金是两种或两种以上的金属元素或金属与非金属元素熔合在一起所组成的具有金属特质的物质。制造合金的目的是为了改善金属的各种性能。口腔临床应用的金属材料大多数为合金。

1. 合金的结构与性质

（1）合金的结构：组成合金最基本的单元称为组元，简称元。元可以是金属元素或非金属元素，也可以是稳定的化合物。按组元的多少可分为二元合金、三元合金和多元合金。相是物质的一种状态，它以某种形式明显地区别于周围的物质，在冶金学上，如果合金的组成基本上是均匀的，则可认为该合金只有一个相。如果合金具有不同的组成区域，就称它为多相合金。合金的性能是由组成合金各相的结构和性能所决定的。

合金中元素在液态时能够互溶，形成均匀的溶体。凝固后合金的原子也是规则地排列成晶体结构，根据合金中相的晶体结构特点，可以将其分为固溶体和金属化合物两类。相是指金属组织中化学成分、晶体结构和物理性能相同的结构组分。合金相有三种基本结构类型：共晶体合金（混合物合金）、固溶体和金属化合物。

1）共晶体合金：各合金成分在固态完全不相溶解。液态合金凝固时，出现完全脱混合现象（偏析现象），各组元分别结晶，结果就是形成共晶体合金。

2）固溶体：液态合金凝固时，一种组元均匀地溶解于另一种组元中所形成的晶体相称为固溶体。与液体溶液一样，固溶体也有溶剂和溶质之分，保持晶格不变的组元为溶剂，晶格消失的组元为溶质。所以固溶体的晶格就是溶剂的晶格。

在固溶体中，溶质原子附近的溶剂晶格发生畸变，增大了晶格位错运动的阻力，使晶面滑移难以进行，因而提高了合金的强度与硬度。这种通过形成固溶体而使金属强度提高的现象称为固溶强化。强化后，合金的韧性、延展性和塑性下降。

3）金属化合物：各合金成分反应形成一种具有特定组成的新的化合物，称为金属化合物。其特点是各合金成分的原子数目间有确定的比例关系，其组成可用化合物分子式表示。例如 AuCu、$AuCu_3$、Au_2Cu_3、Au_3Sn 等。

金属化合物具有较高的熔点、硬度和较大的脆性，可作为合金的重要结构组成相，提高其强度、硬度和耐磨性，但塑性降低。一般金属化合物由于脆性大而难以进行冷加工（镍钛合金丝除外）。

（2）合金的性质

1）固相点与液相点：合金的熔解过程和纯金属不同。合金不是在某一熔点处熔化，而是在一个温度范围内熔化。也就是说，合金中熔点较低的成分先熔化，而熔点较高的成分后熔化。人们把合金熔解所对应的温度范围称为"熔化温度范围"。熔化温度范围的下界称为"固相点"。当合金温度低于固相点时，合金呈固态。熔化温度范围的上界称为"液相点"。当合金温度高于液相点时，合金呈液态。

2）延展性、韧性：金属的延展性与温度有直接关系。加热之后，金属的延展性提高；反之，温度越低，其延展性就越低。例如，锻铁仅在高温加热后才能进行机械变形加工。

合金的延展性一般都比所组成的金属低，但是韧性比纯金属高。

3）硬度：合金的硬度与其成分和温度有关。如果合金含高硬度的成分较多，那么其硬度就大。随着温度的升高，合金的硬度下降，同时强度也会有所降低；反之，合金的硬度升高其强度也会升高。一般合金的硬度较其所组成的金属硬度大。金属经热处理后均可改变原有的硬度。

4）导电和导热性：合金的导电和导热性均较原金属差，导电性减弱更明显。电流是电子流动形成的，电子在金属晶格间很容易运动形成电流，纯金属中就是这种情况。而在合金的离子晶格中存在大量的金相组织缺陷（晶格畸变）。晶格的这种畸变会妨碍电子的顺利流动，因此降低其导电性和导热性。

5）耐腐蚀性：纯金属一般不易被腐蚀，合金的腐蚀一般视其结构及组成的不同而异。在合金中加入一定量的抗腐蚀元素如铬、镍、锰和硅等，可提高合金的耐腐蚀性。口腔内所使用的合金要求有良好的耐腐蚀性。

6）色泽：合金的色泽与所组成的金属有关，如金合金由于组成的不同，可呈现金黄、浅黄、白色等不同色泽。例如金合金中加入 1/24 的银足以改变其颜色。

2. 合金的分类与应用

（1）按合金的组成分类：可分为两大类，即贵金属合金和非贵金属合金。

国际标准化组织（ISO）和我国国家标准（GB）均已明确规定：合金中贵金属元素总含量不小于 25% 的合金属于贵金属合金。根据国际标准将合金分为三类，第一类为高贵金属合金，其中贵金属含量≥60wt%，且金元素含量≥40wt%；第二类为贵金属合金，其中贵金属含量≥25wt%，但不规定金元素的含量多少；第三类是非贵金属合金，其中贵金属含量＜25wt%。

（2）按合金加工方法分类：可分为铸造合金、锻制合金、焊接合金、切削成型合金、选择性激光烧结成型合金等。

（3）按合金熔化温度范围分类：可分为高熔合金（1 100℃以上）、中熔合金（500～1 100℃）和低熔合金（500℃以下）。

二、口腔常用贵金属合金

（一）铸造合金

1. 类型与组成　根据合金中贵金属含量的多少可分为高贵金属合金和贵金属合金。

（1）高贵金属合金：主要有三组，合金的组成见表 2-15。

1）金 - 银 - 铂合金（Au-Ag-Pd）：这种合金不含铜，该合金含有较多的金和铂，在进行热处理时几乎不变色，其他非贵金属成分只形成颜色很浅的氧化物。这类合金可进行淬火硬化。银可增强合金的强度,提高合金的流动性;铂可以提高合金的硬度和弹性,加强合金的稳定性,并使金的黄色变浅。铱的熔点很高(2 410℃),在合金铸造过程中是不熔化的,因此当合金冷却时它可作为晶核使晶粒细化,从而改善合金的力学性能。

2)金 - 铜 - 银 - 钯 1 型合金(Au-Cu-Ag-Pd):合金中金含量高并添加了铜,因此其颜色为深黄色,另外该合金中还含有银、钯、锌、钌。银可以中和由于铜所产生的红色;钯作为金的替代品,钯合金的力学性能甚至优于传统的金合金;铜可增加合金的强度,并可降低合金的熔点;锌可作为一种还原剂,起到除氧的作用,还能改善合金的流动性;钌的熔点也很高(2 310℃),作用类似于铱,起晶粒细化作用。

3)金 - 铜 - 银 - 钯 2 型合金(Au-Cu-Ag-Pd):合金中金含量较低,通过提高银含量来补充金含量的下降。这类合金中钯的含量也略多。

表 2-15　高贵金属合金的组成　　　　　　　　　　　　　　　　　　　　　单位:%

高贵金属合金类型	金	银	铂	钯	铜	锌	钌	铱
金 - 银 - 铂	78.1	11.5	9.9	—	—	—	—	微量
金 - 铜 - 银 - 钯 1 型	76.0	10.0	0.1	2.4	10.5	1.0	微量	—
金 - 铜 - 银 - 钯 2 型	56.0	25.0	0.4	5.0	11.8	1.7	—	微量

(2)贵金属合金(见彩图2-29):贵金属合金主要有四组,组成见表2-16。

1)金 - 铜 - 银 - 钯 3 型合金(Au-Cu-Ag-Pd):合金中银含量进一步提高,铜与钯的含量与金 - 铜 - 银 - 钯 2 型合金接近。

2)金 - 银 - 钯 - 铟合金(Au-Ag-Pd-In):这种合金中银的含量大约是金的 2 倍,所以也可称其为银金合金。它是金合金和银合金之间的过渡品种。该合金的含金量与含钯量相近,呈黄色。铟可作为锌的替代元素,提高合金的硬度,降低铸造温度。

3)钯 - 铜 - 镓合金(Pd-Cu-Ga):这种合金只含有极少量的金,含钯量高,颜色为白色。镓可降低合金的熔点。

4)银钯合金(Ag-Pd):该合金的基本成分为银。在合金中添加钯使合金的颜色保持稳定,并明显改善合金的力学性能,由于该合金颜色偏白,因此也被称为白色贵金属合金(见彩图2-30)。这种合金加工要求较高,必须在具备真空和氩气保护的条件下进行铸造。

表 2-16　贵金属合金的组成　　　　　　　　　　　　　　　　　　　　　单位:wt%

贵金属合金类型	金	银	钯	铟	铜	锌	镓	铱
金 - 铜 - 银 - 钯 3 型	40.0	47.0	4.0	—	7.5	1.5	—	微量
金 - 银 - 钯 - 铟	20.0	38.7	21.0	16.5	—	3.8	—	—
钯 - 铜 - 镓	2.0	—	77.0	—	10.0	—	7.0	—
银钯	—	70.0	25.0	3.0	—	2.0	—	—

2. 性能

(1)熔化温度范围:在铸造过程中熔化温度范围越小越好,因为合金如果长时间处于熔化状态,就易被氧化和污染。大多数贵金属合金的熔化温度范围在 70℃ 以内或更小。金 - 银 - 铂、钯 - 铜 - 镓和银钯合金的熔化温度范围较大,增加了铸造的难度。

（2）铸造温度：通常高于合金液相点 100～150℃，以便合金完全熔化，提高流动性，保证铸造质量。铸造温度不可过高，否则会增加铸件的收缩率，造成铸造缺陷，同时还导致金属被氧化，影响其性能。

（3）密度：密度大的合金铸造时进入材料转换腔的速度更快，更容易形成完好的铸件。贵金属合金通常具有较大的密度。

（4）硬度：硬度可反映合金在咬合压力下抵抗局部永久变形的能力。大多数贵金属合金的硬度低于牙釉质，也比非贵金属合金的硬度低。如果合金的硬度超过牙釉质，会造成对牙釉质的磨耗，而且硬度高的合金难以打磨抛光。

（5）屈服强度：是合金发生永久变形时的应力，也是材料是否可以在口腔中应用的判定标准。贵金属合金屈服强度变化范围大，一般在 260～1 100MPa 之间，可用于制作几乎所有的修复体。

（6）延伸率：反映合金的可延展性，可影响合金的抛光性能。需要抛光的合金应当有一定的延伸率。延伸率高的合金在抛光过程中不易折断。但在冠桥修复时，延伸率不能太大，否则影响桥体的刚性。贵金属合金延伸率在 8%～30%。

（7）生物相容性：贵金属合金的生物相容性良好，对人体无明显的毒性和刺激性，可以长期在口内使用。

（8）化学性能：在口腔环境中贵金属合金的化学性能稳定，具有良好的耐腐蚀性，但含铜、银较多的合金，耐腐蚀性相对较差。

（9）铸造性能：熔化后流动性良好，易于铸造，收缩率小，铸造后线收缩率为 1.24%～1.26%，是所有铸造合金中最小的。合金的固相点温度越高收缩就越大，可通过包埋材料的膨胀补偿其收缩。

3. 热处理 铸造贵金属合金的良好力学性能与热处理有很大关系。热处理方法有软化热处理和硬化热处理两种。软化热处理使合金的结构均匀，延展性提高，强度和硬度降低。以金铜基合金为例，方法：加热到 700℃，维持 10 分钟，立刻投入冷水中快速降温，形成无序固溶体结构。硬化热处理可提高合金的力学性能，降低延展性。方法：加热至 450℃，维持 15～30 分钟，使有序固溶体形成，再投入冷水中。在硬化热处理前，必须先进行软化热处理，以消除合金内的加工硬化。

软化热处理适用于即将打磨或成型的合金，硬化热处理适用于义齿支架、桥体等需要较大刚性的合金。

（二）瓷熔附合金

这种合金可与陶瓷材料在高温条件下结合在一起，制作出既美观又坚固的瓷熔附金属修复体。

1. 种类与组成 贵金属瓷熔附合金按组成可分为五种（表 2-17）。贵金属合金，特别是金基合金，表面缺少氧化膜，难以通过氧化膜与烤瓷结合，因此贵金属烤瓷合金中通常添加铟、锡、锌和铁元素，以便表面形成相应的致密氧化膜。

（1）金 - 铂 - 钯（Au-Pt-Pd）型：这类合金中贵金属含量很高，达到 96%～98%，其中金为主要成分，还含有部分铂和钯，以提高合金熔点。

（2）金 - 钯（Au-Pd）型：这种合金的金含量降低，但钯含量提高了，贵金属总含量 89%～90%，导致合金呈白色。这类合金不含铂、铁。镓可降低熔化温度，钌有助于提高可铸造性。

表 2-17　贵金属瓷熔附合金的组成　　　　　　　　单位：wt%

合金类型	金	铂	钯	银	铜	其他
金 - 铂 - 钯	84～86	4～10	5～7	0～2	—	（铁、铟、锡、铼）2～5
金 - 钯	45～52	—	38～45	—	—	（钌、铼、铟）8.5，镓 1.5
金 - 钯 - 银	51～52	—	26～31	14～16	—	（钌、铼、铟）1.5，锡 3～7
钯 - 银	—	—	53～58	30～37	—	（钌、铟）1～5，锡 4～8
钯 - 铜	0～2	—	74～79	—	10～15	（铟、镓）9

（3）金 - 钯 - 银（Au-Pd-Ag）型：该合金含钯量比金钯型少，减少的部分由银来补充，贵金属含量为 78%～83%，颜色为白色。

（4）钯 - 银（Pd-Ag）型：该合金所含的贵金属含量最低，它不含金，含有一定量的银。贵金属总含量 49%～62%，颜色为白色。除了密度较低，其他性能类似于金 - 钯 - 银型。用此类高银合金作为瓷熔附合金时，容易因污染或操作技术原因导致瓷的颜色向黄色漂移而产生"泛绿"现象。

（5）钯 - 铜（Pd-Cu）型：这类合金含钯量很高，并含有 10%～15% 的铜。贵金属总含量 76%～81%，颜色为白色。这类合金具有高强度和硬度，中等的刚性和延伸率，密度较低。另外合金的抗挠曲性较低，并且易形成黑色氧化物。

2. 性能　常用五种贵金属瓷熔附合金的性能及铸造温度见表 2-18。

表 2-18　常用五种贵金属瓷熔附合金的性能及铸造温度

类型	拉伸强度（单位：MPa）	0.2% 屈服强度（单位：MPa）	弹性模量（单位：GPa）	延伸率（单位：%）	维氏硬度（单位：GPa）	密度（单位：g/cm³）	铸造温度（单位：℃）
金 - 铂 - 钯	480～500	400～420	81～96	3～10	1.7～1.8	17.4～18.6	1 150
金 - 钯	700～730	550～575	100～117	8～16	2.1～2.3	13.5～13.7	1 320～1 330
金 - 钯 - 银	650～680	475～525	100～113	8～18	2.1～2.3	13.6～13.8	1 320～1 350
钯 - 银	550～730	400～525	95～117	10～14	1.8～2.3	10.7～11.1	1 310～1 350
钯 - 铜	690～1 300	550～1 100	94～97	8～15	3.5～4.0	10.6～10.7	1 170～1 190

（三）锻制合金

锻制合金就是采用轧、冲、拉伸、锤打等机械加工方法成型的合金。锻制合金的应用特点是在常温下将合金片或丝进行塑形加工及必要的热处理，以制作成修复体或修复体的附件，如可摘局部义齿的卡环丝、附着体等。

1. 组成　部分锻制贵金属合金丝的组成见表 2-19。

表 2-19　部分锻制贵金属合金丝的组成　　　　　　　　单位：wt%

合金丝类型	银	金	铜	钯	铂	其他
铂 - 金 - 钯	—	27	—	27	46	—
金 - 铂 - 钯	—	60	—	15	24	铱，1.0
金 - 铂 - 铜 - 银	8.5	60	10	5.5	16	—
金 - 银 - 铜 - 钯	18.5	63	12	5	—	锌，1.5

2. 性能　锻制贵金属合金丝应具有适当的屈服强度和很好的弹性，既便于进行形状调整，又可保证在使用中不发生永久变形。而且延伸率要保证调整形状时不折裂。部分锻制贵金属合金丝的性能见表 2-20。

表 2-20　部分锻制贵金属合金丝的性能

合金丝类型	固相点（单位：℃）	颜色	0.2% 屈服强度（软态/硬态）（单位：MPa）	延伸率（软态/硬态）（单位：%）	维氏硬度（软态/硬态）（单位：GPa）
铂-金-钯	1 500	白色	750	14	2.7
金-铂-钯	1 400	白色	450	20	1.8
金-铂-铜-银	1 045	白色	400	35	1.9
金-银-铜-钯	875	黄色	400/750	35/8	1.7/2.6

软态：经过软化热处理，合金为无序固溶体。

硬态：经过硬化热处理，合金为有序固溶体。

3. 应用　锻制贵金属合金丝主要用于制作可摘局部义齿的高弹性卡环及正畸用弓丝。

（四）焊接及焊接合金

焊接是通过加热或加压，或两者并用，或用填充材料（钎料），使两个金属部件结合在一起的方法。可分为熔焊、压焊和钎焊三种。激光焊接属于熔焊，点焊属于压焊。用比被焊接金属熔点低的钎料和焊件一同加热，钎料熔化后（焊件不熔化）把两个金属焊件连接在一起就称为钎焊。焊接合金指用于钎焊的钎料。焊接合金分为两类：软焊金和硬焊金。软焊金如铅-锡合金，熔点很低，易于操作，但不耐腐蚀，多用于工业；口腔临床使用的多为硬焊金，如金焊合金、银焊合金。

理想的焊接合金应具备以下性能：

1. 熔化后具有充分的流动性，扩散性高，能均匀流动到焊接界面上，且与被焊接合金牢固结合。

2. 成分、强度、颜色与被焊金属接近，保证其力学性能相协调，焊接头美观。

3. 熔点必须低于被焊金属，至少低 50℃，以低 100℃为宜，以防被焊金属局部熔化。

4. 在加热和应用过程中应有良好的耐腐蚀性和抗玷污性。

金焊合金主要由金、银、铜组成，还含有少量的锡、锌，以降低熔点，有时加入磷来改善流动性。熔化温度范围：750～860℃，金焊合金的性能受操作方法的影响，因此必须严格按照推荐方法来操作。钎焊时应充分加热至金焊合金的熔化温度，一旦合金流入焊接处，应尽快停止加热。除用于金合金的焊接外，还可用于 18-8 不锈钢、镍-铬合金、钴-铬合金的焊接。焊媒为硼砂。

焊媒呈玻璃态物覆盖于金属表面，可使被焊金属不被氧化或减少氧化，而且还能使已形成的氧化物杂质分解除去，达到牢固焊接，防止假焊现象发生。

目前银焊合金在口腔临床主要用于焊接正畸矫治器。银焊合金由银、铜、锌组成，铜可以提高强度，锌可增加对铁系金属的润湿性。有时还含有少量的镉、锡或磷，以降低熔化温度。熔化温度范围：620～700℃。银焊合金的耐腐蚀性较差，但强度与金焊合金相当。银焊合金除焊接银基合金外，还可用于不锈钢或其他非贵金属修复体及矫治器的焊接。银焊合金同样以硼砂作为焊媒。

　　锡焊合金是一种铅 - 锡合金，主要成分是锡（66%）和铅（33%），熔点为183℃。由于熔化温度低，可用简单工具如热烙铁来熔化焊金。锡焊合金主要用于制作和修理义齿及矫治器过程中，为防止卡环、𬌗支托、支架及附件等的移位而做的暂时性焊接。焊媒为松香，或正磷酸液等。

三、口腔常用非贵金属合金

（一）铸造合金

主要有三种：钴 - 铬 - 钼合金、镍 - 铬合金、钛及钛合金。

1. 钴 - 铬 - 钼合金　钴 - 铬 - 钼合金（又称钴 - 铬合金）具有良好的可铸性，并且耐腐蚀，越来越多的可摘局部义齿开始采用此类合金制作金属支架。

（1）组成

钴：60%～80%，铬：25%～30%，钼：4%～8%，另外还有微量铁、锰、碳和硅等。

　　钴作为合金的主要成分决定了合金具有良好的力学性能和良好的可铸性。合金的化学稳定性主要由铬含量来决定。铬可使合金的表面钝化，形成防腐蚀保护层。为了使合金具有足够的抗腐蚀能力，合金的铬含量不得低于25%。但是当合金中铬含量高于30%，又会增加铸造难度，因此一般铬含量为25%～30%。钼的熔点很高（2 622℃），它可使合金的晶粒细化，从而改变合金的力学性能。另外钼还可保护合金，使其不发生渗碳现象，因为钼在一定条件下可与碳反应形成碳化钼。铁可改善合金的力学性能，铁含量一般不超过2%。锰和硅的作用类似钼。碳的含量不超过0.6%，它的作用主要是提高合金的硬度、强度。

（2）性能（表2-21）

表2-21　钴 - 铬 - 钼合金的性能特点

密度	7.8～8.4g/cm³	弹性模量	200～270GPa
维氏硬度	3.5～4.3GPa	延伸率	7.8%～12%
固相点	1 200～1 350℃	固态收缩率	2.45%～2.55%
液相点	1 305～1 410℃	颜色	类似于铂

　　钴 - 铬 - 钼合金的熔化温度范围明显高于贵金属铸造合金，通常需要用电流感应或氧 - 乙炔火焰加热熔化，采用耐高温的包埋材料。钴 - 铬 - 钼合金的密度是多数贵金属合金的一半左右，因此铸造性能较差，但是制作的义齿重量较轻，这对于上颌大面积可摘局部义齿的固位是有利的。弹性模量与修复体的刚性有关，钴 - 铬合金的弹性模量较高，金属支架可以做得较薄。延伸率是判断合金脆性的重要指标，钴 - 铬合金的延伸率较高，制作的卡环不易折断。钴 - 铬 - 钼合金的硬度高于贵金属合金，因此抛光较难。

　　钴 - 铬合金防腐蚀性能较好，生物学性能良好。

（3）应用：钴 - 铬 - 钼合金强度高，力学性能优良，因此可以制作支架式可摘局部义齿及铸造冠桥。

2. 镍 - 铬合金

（1）组成

镍：59%～74%，铬：21%～26%，铁：0～9%，钼：3%～5%，硅：1.0%～1.5%，锰、碳、硼＜1%。

合金中镍的作用类似于钴，只是钴比镍更能提高合金的弹性模量、强度和硬度。镍 - 铬合金的流动性优于钴 - 铬合金。

（2）性能（表 2-22）

表 2-22 镍 - 铬合金的性能特点

密度	8.1～8.5g/cm³	弹性模量	165～212GPa
维氏硬度	2.9～3.9GPa	延伸率	6%～17%
固相点	1 220～1 325℃	颜色	类似于铂
液相点	1 260～1 400℃		

镍 - 铬合金的弹性模量、硬度等比钴 - 铬 - 钼合金低，制作的支架刚性较差，相对容易变形。镍 - 铬合金的生物学性能较差，因为镍是一种致敏元素，有关镍 - 铬合金过敏的报道时有出现。女性对镍过敏的发生率比男性高约 5～10 倍，所以镍 - 铬合金的临床应用也趋于谨慎。

（3）应用：镍 - 铬合金的加工方法类似于钴 - 铬合金。主要用于制作冠、桥。

3. 纯钛及钛合金 用纯钛制作的义齿有许多优点。钛的比重小，耐腐蚀，具有良好的生物相容性。在口腔中无味，不容易因传导口腔冷热刺激而引起疼痛（钛的导热率低）。钛还具有 X 线半阻射性，利于对完成的义齿内部进行检查。现在几乎所有的义齿件都可以用钛制作。通过添加适当的合金元素，就可得到不同的钛合金。

（1）组成

1）纯钛：含钛 99%（质量分数）以上即被称为商品纯钛。氧、氮、碳、氢、铁是主要的杂质元素。商品纯钛按其杂质含量分为三种级别（牌号）：ZTA1、ZTA2 和 ZTA3。虽然这些成分比例看上去仅有轻微的差异，但实际上对钛的物理和力学性能有显著的影响（表 2-23）。

表 2-23 三种级别纯钛的杂质含量上限 单位：wt%

牌号	氧	铁	氮	碳	氢	硅	其他
ZTA1	0.25	0.25	0.03	0.10	0.015	0.10	0.40
ZTA2	0.35	0.30	0.05	0.10	0.015	0.15	0.40
ZTA3	0.40	0.40	0.05	0.10	0.015	0.15	0.40

2）钛合金：可与钛形成合金的元素有铝、钒、铌、铁、锆、钼等。钛合金可分为以下三类：α 合金、β 合金和 α+β 合金，分别以 TA、TB、TC 表示。①α 钛合金：高温热稳定性较好，耐磨性高于纯钛，可切削性能好，可焊接，抗氧化能力强。在 500～600℃ 的温度下，仍保持其强度和抗蠕变性能，但不能进行热处理强化，室温强度不高。口腔常用的 α 钛合金有：钛 -12 锆 -3 钼合金（钛 - 锆合金）和钛 -3 铝 -2.5 钼 -2 锆合金（钛 -75）。②β 钛合金：弹性模量较低，不做热处理即具有较高的强度，具有延展性，室温强度可达 1 372～1 666MPa；但热

稳定性较差，不宜在高温下使用。可切削性能也较差。③ α+β 钛合金：具有良好的综合性能，组织稳定性好，有良好的韧性、塑性和高温变形性能，能较好地进行热压力加工。其热稳定性次于 α 钛合金。但可切削性能一般，且难于焊接。口腔常用的 α+β 钛合金有：钛 -6 铝 -4 钒合金（ZTC4）和钛 -6 铝 -7 铌合金。ZTC4 使用最为广泛。

（2）性能

1）物理性能：纯钛的密度低，仅 4.5g/cm³，远小于其他金属。往往用钛来制作义齿腭板。钛的熔点高（1 668℃），热导率低，线胀系数也低。有研究表明，钛无磁性，即使在很强的磁场下也不会被磁化，戴有钛修复体的患者在做 CT 扫描或磁共振检查时，不会干扰图像，不会影响诊断。

2）力学性能：纯钛弹性模量大约是其他非贵金属的一半。纯钛的力学性能低于钴 - 铬合金，刚性差、易变形，因此，钛制卡环应比钴 - 铬卡环粗一些，不宜制作细长杆和壁薄的修复体。切削加工时表面的回弹量很大，约为不锈钢的 2～3 倍。钛的力学性能受其所含杂质的含量影响，杂质含量越多，钛的强度及弹性模量越大，常用纯钛及钛合金的力学性能见表 2-24。

表 2-24 常用纯钛及钛合金的力学性能

	0.2% 屈服强度 /MPa	弹性模量 /GPa	拉伸强度 /MPa	延伸率 /%
ZTA1	≥275	≥106	≥343	≥20
ZTA2	≥373	≥106	≥441	≥15
ZTA3	≥471	≥106	≥539	≥12
ZTC4	≥824	≥110	≥892	≥6

钛合金的强度明显高于纯钛，弹性模量与纯钛接近，延伸率小于纯钛。与其他合金相比，钛及钛合金的比强度（强度 / 密度）高，可制出单位强度高、刚性好、质轻的义齿零部件。各种钛合金的热导率比钛约下降 50%。

3）化学性能：钛及钛合金的化学活性大。常温下，钛和氧有很大的亲和力，钛的表面可形成一层致密的、化学稳定性极高的氧化膜，保护钛不被腐蚀，315℃以下钛的氧化膜始终保持这一特性，即使由于机械磨损也会很快自愈或重新再生。但是，在 600℃以上时，钛与氧、氢、氮等气体及包埋材料发生化学反应，形成硬而脆的表层，影响钛的组织结构与性能。钛合金的化学亲和性大，易与摩擦表面产生黏附现象，因此打磨抛光难度较大。钛及钛合金在口腔环境中对点蚀、酸蚀、应力腐蚀的抵抗力特别强；在体外对碱、氯化物、硝酸、硫酸等有优良的抗腐蚀能力。但钛对具有还原性氧及铬盐的介质的抗腐蚀性差。

4）生物相容性：钛即钛合金具有优异的生物相容性。不过腐蚀会导致金属离子的释放，可能引起局部组织的不良反应，反应程度与释放金属离子的种类和量关系密切。钛、锆、铌离子对人体影响较小，钒离子有一定的细胞毒性，对呼吸系统和造血系统有损害，铝离子通过铝盐在体内的蓄积而导致器官损伤。有文献报道铝可以引起骨软化、贫血、神经系统紊乱等症状。

5）铸造性能：钛熔点高（1 668℃）、密度低、化学性质活泼，因此铸造比较困难，铸造条件特殊。为了避免和空气中的气体发生反应，必须保证纯钛在真空和氩气保护的环境下进行熔化。否则钛的表面就会被污染,其强度和延展性都会降低。

纯钛的熔解方式与其他合金大不相同。普通合金采用的是高频方式熔解,而纯钛采用的是电弧熔解法,也就是通过电弧棒放电产生的热量将其熔解。

熔解纯钛使用的坩埚有两种:一种是石墨坩埚,另一种则是铜坩埚。使用石墨坩埚对纯钛进行熔解时会存在以下风险:由于纯钛的化学性质活泼,在高温下熔解会与石墨坩埚中的某些成分发生反应,从而降低其力学性能。而使用铜坩埚不会有这样的风险。

钛及钛合金铸造过程中容易出现以下问题:

①铸件表面反应层过厚:钛容易与包埋材料中的某些元素发生反应,在表面形成硬且易碎的反应层,它会直接影响铸件的力学性能和精度。可以在包埋材料中掺入 CaO、MgO 和 ZrO,这在一定程度上能降低钛与包埋材料的表面反应程度。为了进一步降低熔化合金与包埋材料的反应,铸造时铸圈的焙烧温度通常不超过 800℃,但是温度过低会影响包埋材料的热膨胀。

②铸件容易出现内部气孔。产生气孔的原因有:a. 钛的密度低,在离心铸造中流动缓慢容易带入气体;b. 包埋材料与熔融钛反应产生气体;c. 钛液与材料转换腔内壁接触形成凝固的外层阻碍内部气体的排出;d. 熔炼室内氩气压力过大;e. 铸道及排气道设计不合理;f. 包埋材料的透气性不好;g. 金属从液态到固态时产生的缩孔;h. 纯钛在熔化过程中没有达到最佳状态,导致可利用的金属少。

③铸造不全:离心法浇铸的铸钛机铸入率较高,铸道粗的比细的铸入率高,氩气压力太大会使氩气不能从材料转换腔中排出而造成铸件铸造不全,因此必须控制适宜的氩气压力。铸造不全也可能是铸造机的离心力不足或者熔化没有达到最佳状态,导致可利用的金属不够。

(3)应用:纯钛和钛合金可应用于义齿的各个领域,可用于制作嵌体、冠、桥及可摘局部义齿的支架。

知识拓展

钛的打磨、抛光

钛在铸造过程中表面易氧化并与包埋材料中的 Si、Al、Mg 等成分发生反应,形成脆而硬的反应层,而且钛的导热性差、摩擦系数高、与氧亲和力极强,使其在打磨、抛光过程中易产热、氧化,这些因素导致钛件的打磨与抛光难度较大。

钛件打磨时易发生过热反应,当研磨温度达 800~1 000℃时会引起金属表面结晶变形,影响其力学性能,造成研磨硬化现象。因而应使用产热少、不含氧化物的小型磨头,高速、轻压力、点状研磨。

钛件的抛光处理是在磨平处理后,去除表面的污染层。钛件的常用抛光方法有:机械法、电解法、化学法、超声法。

机械法采用钛件专用抛光剂与抛光工具,在高速、轻压力下进行。抛光后应放置 10 分钟,以使钛件表面形成致密的氧化保护层,然后再清除残余抛光剂,就可长期保持抛光状态。化学法是采用研磨液即 HF 与 HNO_3 按一定比例混合的溶液,其中 HF 对钛起溶解作用,HNO_3 使钛表面钝化形成氧化膜,起保护作用。

电解法是对钴铬钼合金的常规抛光方法之一。但含水磷酸电解液可使纯钛表面瞬时产生较厚的氧化膜，使其钝化而呈稳定状态。故钛件的电解需使用特制的电解液。

超声法的优越性在于它可以到达窝、沟和狭窄部位，且无磨削纹理。超声波研磨所用磨头是高频振动，振幅较小，对于大面积铸件抛光效率低，但对于细小部位的抛光具有显著优势。

（二）锻制合金

锻制合金按照形态和应用范围可分为锻制合金丝、锻制合金杆、锻制合金片等。

1. 18-8 不锈钢丝　这是在口腔临床中广泛使用的一种锻制合金丝，经拉拔而成，横断面为圆形或半圆形。

（1）组成：18-8 不锈钢丝的组成见表 2-25。

表 2-25　不同种类 18-8 不锈钢丝的组成　　　　　　　　　　　　单位：wt%

种类	碳	铬	镍	硅	锰	钼	硫	磷	铁
修复用	0.19～0.24	19～21	9～11	0.2～1.8	0.8～2.2	1.5～1.8	<0.02	<0.02	余量
正畸用	<0.15	17～19	8～10	<1.0	<1.5	0.2～0.5	<0.03	<0.03	余量

合金中铬的含量通常为 18%，镍的含量约为 8%，因此人们称其为 18-8 不锈钢。钢中铬含量超过 13% 时便具有优良的耐腐蚀性能，称为不锈钢。铬可增加合金的硬度和强度。镍可提高合金的耐腐蚀性，增加合金的韧性和延展性。碳可增加合金的强度和硬度，但降低韧性，增加脆性。该合金熔液的流动性很差，因此很少用于铸造合金，而用作锻制合金。

（2）性能：18-8 不锈钢丝具有良好的生物安全性和耐腐蚀性，在口腔内不易变色，而且表面清洁、光滑、无应力的钢丝耐腐蚀性好。市售的钢丝力学性能良好，硬度高，弹性较高，弹性模量也大，易于弯制成形。钢丝弯制后局部产生的应力会影响钢丝的弹性，可以通过热处理来消除应力。

（3）应用：18-8 不锈钢丝常用规格有 0.5～1.2mm。主要用于弯制可摘局部义齿卡环和正畸活动矫治器的唇弓、舌弓、双曲舌簧等。在弯制时应注意用力均匀、缓慢弯曲，切忌用暴力和反复多次弯制，以减少加工硬化，避免材料疲劳导致断裂。另外加工时注意防止工具造成的伤痕，防止应力集中。弯制后应对弯制部位进行热处理。一般热处理温度在400～500℃，时间为 5～120 秒。如果热处理温度高于 650℃，合金会发生再结晶现象。

2. 镍 - 铬合金片　又名白合金片，简称 SPM，含镍 80%～90%，铬 5%～10%，另外还含有少量的铜。主要用于制作锤造冠，现已较少使用。

（三）瓷熔附合金

为了制作出力学强度高、美观的义齿，人们把陶瓷材料引入到义齿技术中。但是陶瓷和金属的结合是个技术难题。因为陶瓷和金属这两种材料的物理性能有很大差别，瓷很容易崩裂或从金属底冠上脱落。1950 年代，人们成功地解决了金属 - 烤瓷的牢固结合问题，使金属烤瓷技术广泛地应用于牙齿修复。这种修复体兼有金属材料的强度、韧性以及陶瓷材料的美观性，也有人称其为瓷熔附金属修复体。

瓷熔附合金（porcelain bonding alloy）分为两大类，即贵金属合金和非贵金属合金。

瓷熔附合金应具备的性能要求

（1）合金的熔化温度必须高于瓷的烧结温度以及用于连接体的焊料的焊接温度至少100℃，以免金属基底在烤瓷过程中发生塌陷（sagging）变形。

（2）合金表面易于瓷的润湿，防止在金瓷界面形成气孔。一般接触角应小于60°。

（3）合金应与瓷产生良好结合，这两种材料的结合受到多种因素的影响，其中化学性结合的作用最为重要。

（4）合金与瓷的线胀系数应接近，一般合金的线胀系数略高于瓷的线胀系数（约0.5×10^{-6}/K）。这样在冷却过程中，瓷受到的是压缩力，金瓷可以更紧密地结合在一起。

（5）合金必须具备高的力学强度和高弹性模量，以便合金在口腔中承受强大负荷时也能保持其形状，否则义齿上的瓷层会由于金属的形变而产生裂纹或崩裂。

（6）合金及其表面的氧化物不会降低瓷的强度，或导致瓷体热膨胀系数改变，以免在金瓷间产生破坏性应力。如果加热温度过高或时间过长，都会使所形成的氧化层太厚。金属氧化物的线胀系数不同于合金和瓷，如果存在过厚的氧化层，则在金 - 瓷结合界面会产生附加应力。这样当义齿承受负荷时，氧化层会破裂或脱开金属表面导致崩瓷。应力求产生浅色的氧化层，不得明显改变合金的色调（主要针对贵金属合金）。氧化加热根据具体的合金采用不同的温度和时间。有些合金第一次加热就会产生过多的氧化物，必须用喷砂法加以清除。

（7）合金的可铸性能应良好，易于制得精确铸件，且高温蠕变小。

（四）非贵金属瓷熔附合金

非贵金属瓷熔附合金主要有镍 - 铬合金、钴 - 铬合金和钛合金。

1. 镍 - 铬合金

（1）组成：含镍69%～77%，铬，13%～16%，钼4%～14%，铁0～1%。还有微量的铝、镓、硅、铌、锰、钒、钛、铈、硼等元素。这种瓷熔附合金的成分比普通镍 - 铬合金复杂，这样可使合金具有各项所需的性能，特别是其线胀系数和与瓷的结合性都很好。

（2）性能：镍 - 铬合金颜色类似于铂，和贵金属瓷熔附合金相比，镍 - 铬合金具有较高的熔点、硬度、挠曲强度和热态强度。其弹性模量约为贵金属瓷熔附合金的2倍，因此可制作较长的义齿桥而不必担心崩瓷。同样，也可制出很薄的基底冠（厚度不大于0.3mm），这一点对于下颌前牙特别有利，可留出较多的瓷层空间。此外，镍 - 铬合金的导热率约为贵金属合金的1/6左右，可防止摄入食物对牙髓的冷热刺激，但是烤瓷时需要比贵金属合金更长的预热和冷却时间。

另外，使用镍 - 铬合金烤瓷冠作为修复体时，因为冠边缘镍离子的释放可形成龈缘"黑线"（染灰现象），影响美观。

2. 钴 - 铬合金　为了防止由镍引发的过敏及龈缘"黑线"，当今人们更倾向于采用无镍的钴 - 铬瓷熔附合金来制作义齿。这种合金是对制作支架的钴 - 铬 - 钼合金进行改进而得到的，生物相容性优于镍 - 铬合金，硬度和强度高于镍 - 铬合金。

（1）组成：含有钴55%～61%，铬15%～25%，钼0～7%，镓0～7%，钨0～5%，还含有微量的铝、铁、锡、铜、铌、铈、硅等元素。

（2）性能：见表2-26。

表 2-26 镍 - 铬合金与钴 - 铬合金的性能

合金类型	密度（单位：g/cm³）	弹性模量/GPa	延伸率/%	维氏硬度/GPa	拉伸强度/MPa	线胀系数/K⁻¹	铸造温度/℃
镍 - 铬合金	7.5～8.2	150～190	8～20	2.1～3.8	400～1 000	$(13.8\sim15.1)\times10^{-6}$	1 300～1 450
钴 - 铬合金	7.8～8.6	155～220	6～15	3.3～4.6	520～880	$(13.9\sim14.9)\times10^{-6}$	1 350～1 450

3. 钛和钛合金 钛合金主要是 Ti-6Al-4V。钛及钛合金具有优异的强度、耐腐蚀性能和生物相容性。但是钛及钛合金高温下不稳定，表面可形成多孔的、较厚的、缺乏黏附力的氧化膜，由此影响与瓷的结合。目前，使用 CAD/CAM 技术制作纯钛金属冠可在一定程度上克服因铸造而导致的氧化现象。钛的线胀系数较小，纯钛和 Ti-6Al-4V 合金的线胀系数分别为 9.6×10^{-6}/K 和 10.3×10^{-6}/K，明显低于普通瓷粉的线胀系数，因此钛和钛合金所用的瓷粉应当是专用的，其线胀系数为 $(8\sim9)\times10^{-6}$/K。由于钛在 800℃ 以上时，表面形成的氧化钛膜明显增厚，与钛基底结合力显著减弱，同时晶相也会发生改变，因此，上瓷的烧烤温度都低于 800℃，选用超低熔陶瓷，而且烤瓷环境中的氧必须要少。

钛 - 瓷结合的薄弱环节是氧化钛层，为了避免瓷烧结过程中钛的过度氧化，可利用涂层保护，目前认为锆（Zr）是较有发展前景的涂层材料，可在钛表面形成致密的 ZrO_2 保护膜，主要方法有喷溅法和电镀法。为提高钛及钛合金与瓷的结合力，还可以使用偶联剂。偶联剂与不透明瓷为相同材料，但其流动性可提高瓷的润湿效果，以减少界面气泡产生，提高结合力，偶联剂还可提高金瓷线胀系数的一致性而减小界面应力。偶联剂比钛更易氧化，一定程度上可抑制钛的过度氧化。

钛及钛合金具有优异的生物相容性，由其制作的瓷义齿不会出现牙龈"染灰"现象。

（五）其他成型用合金

1. CAD/CAM 切削成型用金属 目前用于 CAD/CAM 切削成型的金属主要有纯钛、钛合金和钴 - 铬合金。纯钛主要是 ZTA2，钛合金主要是 ZTC4。与铸造合金相比，切削合金的硬度较低。可用于加工金属冠、桥以及烤瓷基底冠、桥（见彩图 2-31）。表 2-27 列出的是国外某品牌切削用钛合金和钴 - 铬合金的组成，表 2-28 为其性能。

表 2-27 钛合金与钴 - 铬合金的组成　　　　　　　　　　　　　　单位：wt%

合金类型	合金组成					
钛合金	钛	铝	钒	氧	铁	其他
	89.00	6.40	4.10	0.10	0.13	<0.10
钴 - 铬合金	钴	铬	锰	硅	铁	钨	其他
	61.65	27.75	0.25	1.61	0.20	8.45	<0.10

表 2-28 钛合金与钴 - 铬合金的性能

合金类型	0.2% 屈服强度/MPa	延伸率/%	弹性模量/GPa	拉伸强度/MPa	密度（单位：g/cm³）	线胀系数/K⁻¹	维氏硬度/GPa
钛合金	>760	>8%	240	>825	4.40	10.00×10^{-6}	3.10
钴 - 铬合金	375	14.70		525	8.50	14.50×10^{-6}	2.85

2. 激光选择性熔化成型金属 激光选择性熔化成型技术使用的是很细的金属粉末,目前常用的有不锈钢、钴-铬合金和钛合金粉末。

(1)钴-铬合金粉末的组成(单位:wt%):选择性激光烧结的钴铬合金粉的组成和铸造钴铬合金相似。其成分如下:

钴:62%~66%,铬:24%~26%,钼:5%~7%,钨:4%~6%,硅≤0.8%~1.5%,锰≤1.5%,铁≤0.7%。

(2)应力释放和热处理:钴-铬合金粉末在激光烧结的过程中往往有应力残留,因此烧结完成后必须进行热处理以释放残留的应力,一般在880℃,维持5分钟。该材料可加工金属冠、桥以及烤瓷基底冠、桥和可摘局部义齿的金属支架(见彩图2-32)。钴铬合金粉末的性能见表2-29。

表2-29 钴铬合金粉末的性能

密度	8.5g/cm³	弹性模量	190~210GPa
维氏硬度	3.9~4.5GPa	延伸率	8%~12%
熔化温度范围	1 380~1 440℃	线胀系数 αL	$(13.9~14.3)\times10^{-6}/K$
拉伸强度	1 000~1 200MPa		

在激光逐层烧结过程中,金属粉末逐层熔结,凝固过程非常快,因此合金的晶粒较小,具有比铸造合金更高的强度。

选择性激光烧结成型的钛合金修复体避免了铸造钛合金在铸造过程中与包埋材料的反应,修复体表面没有包埋材料反应层。

小 结

主要介绍了金属的一般结构、性能、成型方法、腐蚀与防腐蚀,常用金属元素的性能,口腔常用金属材料的分类、组成、性能和临床应用的注意事项。

(郭建康)

思考题

1. 目前金属有哪几种成型方法?
2. 金属防腐蚀的方法有哪几种?
3. 为什么镍-铬合金在口腔修复当中应用越来越少?
4. 根据合金的组成可将合金分为哪几类?分类的依据是什么?
5. 金-银-铂合金中各成分的作用是什么?
6. 金-铜-银-钯合金中各成分的作用是什么?
7. 理想的焊接合金应具备什么性能?
8. 钴-铬-钼合金各成分的作用是什么?应用时应注意哪些问题?

9. 试述钛与钛合金的性能特点。
10. 试述对瓷熔附合金的要求。

第八节　口腔陶瓷材料

学习目标

1. 掌握：口腔常用修复陶瓷材料的种类、性能特点及临床适应证；金-瓷结合原理及影响因素。
2. 熟悉：口腔常用修复陶瓷材料的显微结构对性能的影响。
3. 了解：口腔常用修复陶瓷材料的组成、制作工艺；全瓷材料的增强机制。

一、概述

口腔修复陶瓷材料（dental ceramics）是指用于制作牙齿缺损或缺失修复体的瓷质材料。

陶瓷这个词来源于希腊语，其含义是用陶土或瓷土烧制的产品。其中较原始的低级产品称为陶，而较高级的产品称为瓷。与金属相比，陶瓷在美观和生物相容性方面具有绝对的优势。尽管其强度和韧性还存在不足，但是随着陶瓷性能的不断改进及现代义齿加工工艺的发展，陶瓷在口腔临床的应用将会愈加广泛。

（一）概念及发展史

传统意义上的陶瓷（ceramics）是指所有以黏土、长石、石英为主要原料，经过粉碎、混合、成型、煅烧等过程而制成的多相多晶材料，现在泛指通过高温烧结而获得所需性能的无机非金属材料。陶瓷熔点高、硬度大、化学稳定性高，而且耐高温、耐腐蚀、耐磨损。

陶瓷的发展经历了一个漫长的历史时期，可分为陶器和瓷器。陶器以黏土为主要原料，烧制温度约为 $950\sim1165℃$，一般坯体结构较疏松、多孔、不透明、致密度差，且有一定的吸水率。瓷器以高岭土、长石（$KAlSi_3O_8$）、石英为主要原料，烧结温度为 $1200\sim1300℃$，质地致密，基本上不吸水，含有玻璃质成分，有一定的半透明性。陶瓷还可由玻璃晶化而来，被称为玻璃陶瓷。

1774 年，Alexis Duchateau 最早尝试使用陶瓷来制作瓷牙，而在大约一个世纪后，C.H.Land 在铂箔上烤制了第一个瓷冠和瓷嵌体。然而陶瓷的脆性和低强度在很长一段时期限制了它在口腔临床的应用。1962 年，Weinstein 等发明了含白榴石（$KAlSi_2O_6$）的瓷粉，白榴石线胀系数较高，通过调节其含量解决了瓷与金属线胀系数的匹配问题。兼具美观和高强度的金属烤瓷修复体目前已经成为临床应用最广泛的修复体，但是由于金属基底的不透光性，使修复体缺乏天然牙的自然美感。对美观、自然及生物安全的追求使人们对全瓷修复材料不断创新。1965 年，Mc Lean 率先将氧化铝加入长石陶瓷中以提高其物理和力学性能，但由于其抗强度、脆性、边缘准确性不足，仍限制其应用。20 世纪 80 年代以来，人们采用多种方法增强增韧陶瓷材料，各种新型陶瓷材料不断出现，特别是氧化锆陶瓷的出现，陶瓷修复体的力学性能显著提高。随着 CAD/CAM 技术的应用，全瓷修复体的制作将更加美观、准确和方便快捷。

（二）陶瓷的显微结构

陶瓷显微结构通常由晶相、玻璃相和气相组成。各组成相的结构、所占比例及分布对陶瓷的性能影响显著。

1. 晶相 晶相是由陶瓷中的原子、离子、分子在空间按一定规律排列成的固体相。晶相是陶瓷的主要组成相，构成陶瓷的骨架。晶相对陶瓷的物理、化学及力学性能起决定作用。陶瓷以离子晶体或共价晶体为主，晶体结构比较复杂，结构不同，陶瓷的力学性能及光学性能也不同。

（1）结合键：陶瓷的结合键主要有离子键、共价键和混合键。

1）离子键：以正负离子间的静电作用力为结合力，键强度高。离子间通过离子键结合而成的晶体称为离子晶体（如 ZrO_2、Al_2O_3 等），它的特点是强度高、硬度高，但脆性也大。

2）共价键：非金属元素原子间一般倾向于形成共价键。共价键的特点是电子共享。相邻原子间以共价键相结合而形成空间网状结构的晶体，叫作原子晶体或共价晶体（如 SiC、Si_3N_4 等）。共价晶体熔点高、硬度高、脆性大、线胀系数小，且不导电。

3）混合键：虽然陶瓷主要为离子键和共价键，但实际上陶瓷的结合键存在许多中间类型，电子排布可以从典型的离子型逐渐过渡到共价键所特有的排布形式。

（2）晶相的晶体结构：传统陶瓷的晶相主要是硅酸盐晶体，特种陶瓷的晶相主要是氧化物、碳化物、氮化物等晶体。硅酸盐晶体结构比较复杂，其基本结构单元是硅氧四面体 $[SiO_4]^{4-}$（见彩图2-33）。它是由位于中心的一个硅原子与围绕它的四个氧原子所构成的配阴离子 $[SiO_4]^{4-}$，因周围的四个氧原子分布成配位四面体的形式，故名。各硅氧四面体可以互相孤立地存在，也可以通过共用四面体顶角上的一个、两个、三个或四个氧原子互相连接形成岛状、组群状、链状、层状和架状结构（图2-34）。这些阴离子与金属离子结合成为各种

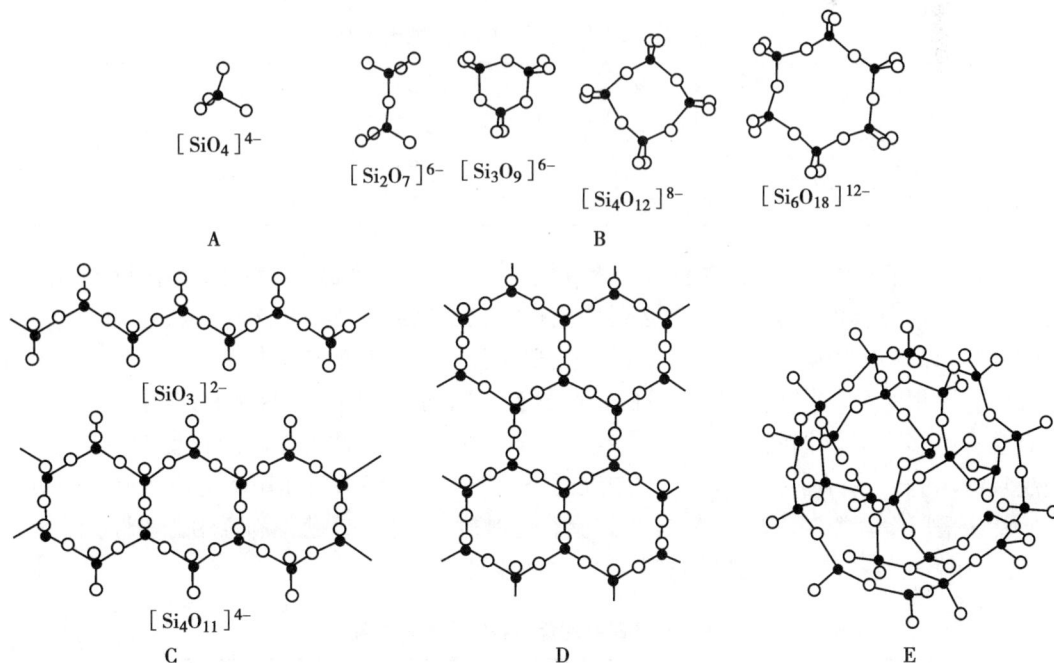

图2-34 硅酸盐结构

A.岛状结构　B.组群状结构　C.链状结构　D.层状结构　E.架状结构

硅酸盐。晶相的晶体结构不同，则陶瓷性能不同。岛状结构，电学性能好；层状结构，硬度低，可塑性好；架装结构，膨胀系数小。氧化物的晶体结构比较简单，尺寸较大的氧离子组成晶格，尺寸较小的金属离子处于氧离子的间隙之中。晶相结构使得陶瓷具有良好的力学性能，用于全瓷修复的材料含有大量的晶相（大于35%接近100%）。

2. 玻璃相 是陶瓷显微结构中非晶态固体部分，存在于各晶粒间，使陶瓷内各晶粒粘接在一起。陶瓷烧结时，部分硅酸盐处于熔化状态，熔化后黏度增大，冷却时原子迁移困难，很难重新结晶，形成非晶态玻璃相。它是一个低熔点固体，可降低烧结温度，还可抑制晶粒长大。普通陶瓷玻璃相的成分大都为二氧化硅。硅氧四面体排列很不规则，具有近程有序，但不具有长程有序。玻璃相是陶瓷材料的重要组成相，不同的陶瓷，玻璃相的含量不同，对陶瓷的性能有重要影响。其作用是：①粘接分散的晶粒、填充气孔和晶粒间隙，提高材料致密度；②降低烧结温度，加快烧结过程；③降低其抗裂纹扩展性；④提高透明性。⑤降低陶瓷的力学强度和热稳定性。

3. 气相 即陶瓷材料中的气孔，大部分气孔是在加工过程中形成并余留下来的。陶瓷的许多性能随着气孔率、气孔尺寸及其分布的不同可在很大范围内变化。气相使陶瓷的强度、断裂韧性和半透明性降低。气相的存在使陶瓷力学性能变差。口腔修复陶瓷应当尽量减少气孔。但是作为植入人体骨组织的植入陶瓷材料往往需要含有一定的气孔，以便周围骨组织长入陶瓷孔隙中，增强陶瓷与骨组织的结合。

（三）陶瓷的一般性能

陶瓷的性能取决于其组成成分、晶体结构和尺寸、玻璃相的特性、气孔、杂质及陶瓷粉的粒度等。其物理、力学性能、化学稳定性和生物相容性是口腔材料中较理想的。

1. 物理性能 口腔陶瓷材料的主要物理性能见表2-30。

表2-30 口腔陶瓷材料的主要物理性能

线胀系数	$(6\sim8)\times10^{-6}/K$	吸水率	$0\sim2\%$
热导率	$1.05W/(m\cdot K)$	光透过率	50%（2mm 板）
线收缩率	13%～70%	密度	$2.4(g/cm^3)$
体积收缩率	35%～50%		

陶瓷是热的绝缘体，线胀系数与人牙较接近，但其在烧结制作过程中，存在较大的体积收缩而影响修复体的精度，需采取必要措施（如烧结前尽量除去水分，振荡、压缩成型，真空烧结等）以减小收缩。陶瓷色泽美观，光洁度高，具有一定的透明性和半透明性，与牙齿的天然色泽相匹配，是美学性能最好的口腔材料。影响其透明性的因素有：陶瓷中白榴石、长石含量越多，透明性越好；石英含量越多，气孔越多，透明性越差。陶瓷粉颗粒越细，陶瓷越致密，所含气孔越少，但颗粒间的接触面也越大，在光线散射作用下透明度反而有所降低。临床采用陶瓷粉制作修复体时，应选择合适粒度的产品，以获得满意的透明性。

2. 力学性能 口腔陶瓷材料的主要力学性能见表2-31。

表2-31 口腔陶瓷材料主要力学性能 单位：MPa

压缩强度	345～3 000	弯曲强度	55～1 300
拉伸强度	24.8～37.4	努氏硬度	4 600～5 910

陶瓷材料的力学性能是影响其应用的主要因素，陶瓷质地硬而脆，其压缩强度较大，但拉伸强度、弯曲强度和冲击强度较差。通常用陶瓷的弯曲强度来表示其强度。其硬度及耐磨性与牙釉质类似，耐磨性高。但是陶瓷承受温度急剧变化的能力差（即抗热震性差），当温度急剧变化时容易破裂，烧结和使用时要注意。

由于陶瓷材料是脆性材料，它通常包含两种缺陷，即制作过程缺陷和表面裂纹，往往成为材料破坏的起始位置。制作过程缺陷包括气孔和夹杂异物，例如采用手工方式压紧全瓷粉体可能会引入气体，晶体（如白榴石）和玻璃基质间的热膨胀差异会产生内部微裂纹或内应力。表面裂纹可以来源于机械磨削和手工打磨、喷砂等操作。因此提高陶瓷材料的强度是确保修复成功的关键。

陶瓷材料常用的增强机制：

（1）晶相结构强化：在玻璃基质中引入高比例含量的晶相来提高材料的抗裂纹扩展能力。如白榴石增强长石质烤瓷和氧化铝增强烤瓷等。

（2）化学强化：化学强化主要依靠小的金属离子被更大的离子所取代，这种离子交换的结果是在陶瓷的表面引入压应力，外加应力首先要突破这一压应力层才能在材料表面继续产生张应力，从而提高了材料的断裂韧性。研究证实离子交换技术可以使长石质陶瓷的弯曲强度提高80%，离子交换深度可到达表层下50μm。

（3）应力诱导相变：主要发生于氧化锆陶瓷。纯氧化锆在常压条件下存在3种同素异晶结构：单斜相（m）、四方相（t）和立方相（c），单斜相从室温到1 170℃是稳定的，超过这一温度转变为四方相，然后在2 370℃转变为立方相。冷却时，由t相到m相的相变在冷却到1 170℃下约100℃的温度范围内发生。由t相到m相的相变会引起大约3%～5%的体积增加，加入氧化钇后可以使t相从高温保留到室温下，此时在外加应力作用下可使t相向m相相变，颗粒的体积膨胀可以弥合裂纹，从而起到增韧陶瓷的作用，这一现象称为相变增韧。

（4）上釉：表面涂塑具有低膨胀的釉瓷也可以用来强化陶瓷。在高温下形成的低膨胀表面层，冷却后，低膨胀釉瓷在表面施加压应力从而减少了裂纹的宽度和深度。

3. 化学性能　口腔材料中，陶瓷的化学性能是最稳定的，耐酸、耐碱。长期在口腔环境内可耐受多种化学物质的作用，如各种食物、饮料、唾液、酶、微生物等，而不会发生变性、变质，影响功能，是理想的牙体缺损、缺失的修复材料，但氢氟酸可使硅酸盐类陶瓷的溶解度增加。

4. 生物学性能　陶瓷与人体组织的生物相容性良好，绝大多数陶瓷材料无毒、无味、无刺激，耐人体体液的腐蚀。具有良好的生物安全性，还可作为植入材料。

（四）口腔陶瓷材料的分类

口腔陶瓷材料可按熔融温度（指烤瓷材料）、应用和成分来分类。

1. 按熔融温度分类

（1）高熔陶瓷：1 200～1 450℃

（2）中熔陶瓷：1 050～1 200℃

（3）低熔陶瓷：850～1 050℃

（4）超低熔陶瓷：＜850℃

高熔和中熔陶瓷粉多用于制作人工牙，低熔和超低熔陶瓷粉用于制作烤瓷冠、桥修复体。超低熔陶瓷粉还可用于钛合金烤瓷修复体的制作。

2．按应用分类

（1）金属烤瓷材料。

（2）全瓷修复材料：按成型工艺又可分为：①烧结全瓷材料；②热压铸全瓷材料；③切削成型全瓷材料；④粉浆堆涂玻璃渗透全瓷材料。

（3）成品陶瓷牙。

3．按成分分类

（1）硅酸盐类陶瓷：长石质陶瓷、玻璃陶瓷。

（2）氧化物类陶瓷：氧化铝陶瓷、氧化锆陶瓷。

（五）不同成分口腔陶瓷材料的特征

1．长石质陶瓷　是以长石（feldspar）为主要原料，并与石英、白陶土、少量硼砂及着色剂等成分配合烧结而成的一种陶瓷材料，长石、石英和白陶土是长石质陶瓷的基本成分，而组成比例的变化，使长石质陶瓷的物理、力学性能出现差异。

2．玻璃陶瓷　玻璃陶瓷又称为微晶玻璃，它是玻璃经微晶化处理制得的多晶固体。玻璃陶瓷由一种或数种晶相和残存玻璃相组成，晶相均匀地分布在玻璃基质中。

3．氧化铝陶瓷　Al_2O_3 的含量在 45% 以上的陶瓷材料均属氧化铝陶瓷，材料中还含有 SiO_2 等其他矿物质。随着 Al_2O_3 含量的增加，材料的力学性能逐渐提高。将 40%～50% 的 Al_2O_3 加入长石质陶瓷中，烧成后的陶瓷将比传统的长石质陶瓷弯曲强度高两倍，但透光性下降。高温下玻璃渗透至 Al_2O_3 形成的多孔支架，就得到玻璃渗透陶瓷复合材料，其强度更佳，可用于制作全瓷冠。

4．氧化锆陶瓷　氧化锆陶瓷以斜锆石或锆英石为主要原料，通过切削成型的方法制成修复体。氧化锆陶瓷具有优良的力学性能，其断裂韧性可达 1 000MPa，高于氧化铝陶瓷，可用于制作全瓷冠、桥、桩核等修复体，还可以用做其他陶瓷的增强相。氧化锆会降低瓷的半透明性，通常作为修复体的基底冠，表面需添加色泽效果较好的饰面瓷。

二、金属烤瓷材料

在口腔临床修复时，为了克服陶瓷材料强度不足和脆性大的问题，利用金属制作基底冠，在金属基底冠上，以机械和化学结合等方式熔附上一种性能相匹配的陶瓷材料，这种陶瓷材料称为金属烤瓷材料，又称为金属烤瓷粉，这种修复技术称为烤瓷熔附金属（porcelain-fused-to-metal）工艺，制作的修复体称为金属烤瓷修复体。这类修复体具有类似天然牙的外观、良好的力学性能，具有很高的临床应用成功率，是目前应用广泛的修复体。使用中存在瓷层断裂和瓷层剥脱（崩瓷）的问题。因此促进金 - 瓷结合和提高瓷层抗折强度是金属烤瓷修复的主要研究课题。

（一）组成和性能

1．组成　金属烤瓷材料是以瓷粉的形式提供，使用时与水或专用调和液混合成粉浆，涂布于金属基底表面，然后在烧结炉内进行烧制。其主要由长石、石英、助熔剂、着色剂、遮色剂等原材料组成。化学组成及各成分作用见表 2-32。与其他瓷粉的主要区别在于：①熔点较低，瓷粉的烧结温度应低于基底层合金的熔点（至少低 100℃）；②瓷粉的线胀系数必须与基底层合金相匹配；③对基底金属表面有良好的润湿性；④与金属接触的底层瓷中还需要加入提高金 - 瓷结合力的氧化物以及遮挡金属颜色的不透明物质。

表 2-32 金属烤瓷材料的一般化学组成及作用

成分	含量范围 /%	含量 /%	作用
SiO_2	55～60	58.0	基质
Al_2O_3	12～15	14.2	增加强度作用
Na_2O, K_2O, CaO, Li_2O	15～17	15.2	碱化作用
ZrO_2, SnO_2, Ti	6～15	8.0	不透明,遮挡金属颜色,提高金 - 瓷结合力
B_2O_3, ZnO	3～5	2.9	助熔作用,降低熔点
Fe_2O_3, MgO, NaF	微量	微量	添加剂

(1) 长石:是金属烤瓷材料的主要成分,主要采用天然钾长石($K_2O\cdot Al_2O_3\cdot 6SiO_2$)或钠长石($Na_2O\cdot Al_2O_3\cdot 6SiO_2$)或两者的混合物。将上述原料放入坩埚中在高温(1 250～1 500℃)下烧结至熔融,大部分长石融化后形成玻璃基质,少部分与金属氧化物一起生成白榴石($KAlSi_2O_6$)结晶(见彩图 2-35),约占 15%～25%(体积分数)。然后将熔融物倒入冷水中冷淬,使其碎裂成小颗粒,在经过粉碎加入颜料,混匀后就是口腔技工使用的瓷粉。玻璃基质赋予瓷粉良好的半透明性。白榴石晶体具有高的线胀系数(大于 20×10^{-6}/K),因此可以提高瓷粉的线胀系数,使之接近金属基底的线胀系数,进而有利于金 - 瓷结合。另外,通过白榴石晶体的形成和生长,还可以提高瓷粉的强度。

(2) 石英:主要成分为二氧化硅,分子式 SiO_2,熔点约 1 800℃。它在烧结过程中不发生变化,呈细晶体颗粒悬浮在玻璃相(熔化的长石及白陶土)中,可增加材料的强度。因石英的折光率较大,为 1.55,在不连续的界面上产生光散射。故石英含量大时能降低烤瓷的透明度。

(3) 白陶土或高岭土:为一种黏土,分子式 $Al_2O_3\cdot 2SiO_2\cdot 2H_2O$,易与长石结合,提高陶瓷的韧性和不透明性。本身有可塑性,使材料易于塑形,烧结后有一定强度,但不透明,且失水后收缩率大。

(4) 助熔剂:在烤瓷材料烧结中起助熔作用。主要有硼砂(四硼酸钠,分子式 $Na_2B_4O_7\cdot 10H_2O$),碳酸盐(如碳酸钠、碳酸钾、碳酸钙)等。助熔剂可降低长石的熔融温度,使瓷粉的熔化范围减小,并减少瓷的孔隙。

(5) 着色剂:烤瓷粉有不同的颜色,多是将金属氧化物与长石融化后研成粉末,加入瓷粉中调色而成。常用的金属氧化物有氧化钛(黄 - 棕色)、氧化铈(黄色)、氧化铁(棕色)、氧化镍(灰色)、氧化钴(蓝色)、氧化镁(淡紫色)、氧化铜(绿色)等。氧化铈、氧化铕等镧系氧化物作为荧光剂,可增加烤瓷修复体的自然色感。

(6) 其他:玻璃改性剂,如在中、低熔烤瓷粉中加入氧化硼(B_2O_3)或碱性碳酸盐,可减小黏度,降低软化温度或熔点;氧化铝(Al_2O_3)可增加烤瓷的强度、黏度及硬度,并改变软化点,同时减少烧结收缩;结合剂使瓷粉结合紧密,以便在烧结前雕刻塑形。釉料(由石英和助熔剂组成),可增加修复体表面的光泽度。

2. 种类 根据修复美观的要求和不同位置的功能要求,金属烤瓷粉主要分为三种,另外还有一些特殊用途的瓷粉。

(1) 遮色瓷 / 清洗遮色瓷:遮色瓷(opaque)是涂布于烤瓷合金上的第一层瓷粉,主要作用是遮盖金属底色和获得良好的金 - 瓷结合。在烤瓷粉中加入一些具有遮色作用的金属氧化物成分,如氧化锌(ZnO_2)、氧化锡(SnO_2)、氧化钛(TiO_2)和氧化锆(ZrO_2)等,有效的遮盖了金属底色。氧化锡还能促进金 - 瓷结合。遮色瓷堆积厚度通常不超过 0.1mm,以免最终修复体外形过于膨出。

有些产品提供了清洗遮色瓷,将该瓷作为第一层瓷烧结于预氧化后的合金基底上。其作用是:①形成所需要的氧化物;②与合金表面形成黏结;③提高修复体颜色的饱和度(尤指产生暗色氧化物的合金)。遮色瓷和清洗遮色瓷以粉剂或糊剂形式提供。

(2)体瓷 / 牙本质瓷:体瓷烧结于遮色瓷上,为修复体提供半透明性和颜色的匹配。瓷粉颜色来源于添加的着色金属氧化物。通常每一种体瓷均有相应颜色的遮色瓷,即使是不同的生产厂商提供的相同色号的瓷粉,其颜色仍可能存在较大的差异。烤瓷粉的颜色调整是通过添加色料来实现的,这些色料能耐高温,颜色主要由金属离子产生,如铁、铬、钴、铱、银、镍、金、锡、钛、锰等,添加铈、钐,可以产生荧光效果。

为制作个性化和质感更佳的修复体,一些生产商(如 VITA)提供两种性质的牙本质瓷:其一为遮色牙本质瓷或基础牙本质瓷,它是直接堆塑于遮色瓷上,颜色饱和度较大;另一种是透明牙本质瓷,颜色饱和度较同色号基础牙本质瓷小,透明度较高,即粉体内色料含量减少,通常是堆塑于基础牙本质瓷上,再构筑牙釉质瓷以获得良好的美观和天然牙样质感。透明牙本质瓷提供了从牙本质到牙釉质的自然协调过渡。此时增加基础牙本质瓷的厚度可以提高修复体颜色的饱和度,而增加透明牙本质瓷和牙釉质瓷的厚度则有助于降低颜色的饱和度。

(3)切端瓷 / 牙釉质瓷:牙釉质瓷透明度较高,与牙本质瓷相比,主要区别在于玻璃基质含量高,色料含量较少,提供牙釉质样质感,因此,修复体的颜色主要取决于其下方牙本质瓷的颜色。

牙本质瓷和牙釉质瓷第一次烧结的体积收缩为 15%~25%,遮色瓷在第一次烧结后会产生一些裂纹,但体积较稳定。

(4)特殊用途瓷粉:生产商还提供其他有修饰效果的瓷粉。如色彩修饰瓷粉、边缘(肩台)瓷粉、具有乳光和荧光效果的瓷粉、恢复牙龈的牙龈瓷粉和修改缺陷的修改瓷粉等等。

以上各种金属烤瓷粉在组成及各成分含量上的差异,形成各层瓷的特点,如不透明瓷应具备良好的遮盖底层金属色的作用,而且它与底层金属直接接触,对于金 - 瓷结合特别重要。根据这两方面的特殊要求,在其基本组成中,一般降低 SiO_2 含量,而增加 SnO_2、ZrO_2 和 TiO_2 等氧化物含量,既达到遮色效果,又有利于与金属结合。

3. 性能 经烧结后金属烤瓷材料的主要性能见表 2-33。我国标准规定,金属烤瓷材料烧结后弯曲强度不低于 50MPa。金属烤瓷材料含有较多的玻璃基质,强度较低,且强度与金 - 瓷结合的好坏密切相关,金 - 瓷结合牢固的修复体往往具有较高的强度,受力不易出现崩瓷现象。

表 2-33 金属烤瓷材料的主要性能

压缩强度 /MPa	175	线胀系数 /K^{-1}	$(13\sim14)\times10^{-6}$
拉伸强度 /MPa	23~35	热导率 /W·m^{-1}·K^{-1}	1.204
弯曲强度 /MPa	60~70	体积收缩 /%	33~40
弹性模量 /GPa	69	透明度	0.27
努氏硬度 /MPa	4 600~6 500	密度(单位: g/cm³)	2.4

4. 金属烤瓷修复体制作工艺

（1）制作金属基底冠：选用与烤瓷材料相匹配的合金制作金属基底冠。制作方法与常规铸造金属修复体相同，但要在保证足够强度的基础上，为烤瓷熔附预留足够的空间。

（2）金属基底冠表面的预处理：为了获得金属与瓷之间的牢固结合，需对金属基底冠的瓷结合面进行预处理，以提高瓷对金属的润湿性，增加接触面积，并获得致密的金属氧化层。包括粗化处理及排气和预氧化。

1）粗化处理：采用物理、机械或化学的方法，如喷砂、超声清洁、电解等，除去金属表面的杂质和污染物，以获得清洁的表面，并粗化金属基底冠表面。

2）排气和预氧化：将清洁后的金属基底冠充分干燥后，放入800℃真空烤瓷炉内，保持3~5分钟，然后升温至1 100℃后放气，在空气中预氧化5分钟，使金属基底冠表面形成一薄层均匀、致密的氧化膜，以提高金-瓷结合力。

（3）涂瓷成型：选择合适颜色的烤瓷粉，用蒸馏水或烤瓷专用液调成糊状，将糊状物用毛笔涂于金属基底表面，先涂布遮色瓷，然后用干净的棉纸吸除水分并压紧瓷粉，干燥、烧结后，再堆塑牙本质瓷和牙釉质瓷。由于瓷胚烧结后会收缩，涂瓷时需要适当放大比例。

（4）烧结：烧结（sintering）是指高温条件下，烤瓷坯体孔隙率降低、力学性能提高的致密化过程。在真空烤瓷炉中，随着温度的升高，瓷粉颗粒表面产生熔融并相互凝聚成结晶体。

（二）金-瓷结合

1. 结合原理　烤瓷与合金之间的牢固结合对于修复成功是最重要的，良好的结合可以提高烤瓷的抗压碎性能。金-瓷之间存在着四种结合方式：化学性结合、机械嵌合、界面压缩应力结合和物理性结合。

（1）化学性结合（chemical bond）：化学性结合主要是指氧化物结合。一般纯贵金属元素（如金、铂、钯）不容易被氧化，因而与瓷不能产生化学结合。但是如果在贵金属合金中添加少量易氧化的非贵金属元素（如铟、铁、锡），在"除气"或预氧化过程中，上述元素会析出至合金表面形成 In_2O_3、Fe_2O_3、SnO_2 等氧化膜。（镍-铬合金表面形成 Cr_2O_3、$NiCr_2O_4$ 等氧化膜，其中的添加元素 Be、Ti、Si、Sn、Mo 等也能参与形成氧化膜）。在随后的遮色瓷烧结过程中，熔化的遮色瓷能部分溶解这些氧化膜，氧化膜与瓷的氧化物两者相互扩散，形成化学键，氧化膜中的氧与瓷粉中的硅原子结合，瓷粉中的氧与氧化膜中的金属离子结合，这样就使金属和瓷粉通过氧化物互相结合。这种结合使金瓷之间产生了许多牢固的化学键，所以称其为化学性结合。在金-瓷结合因素中，化学结合力起关键作用，约占金-瓷结合力的2/3。

（2）机械嵌合（mechanical interlocking）：指瓷粉熔融后流入到经粗化处理后凹凸不平的合金表面，凝固后形成机械嵌合作用。机械嵌合力在金-瓷结合力中所占比例较小。这种结合属于物理结合。一般多用喷砂去除过多的氧化物、杂质，并粗化金属基底表面，以改善金瓷的结合。这种表面比平滑的表面形成更多的机械嵌合点，当受到平行于表面的力作用时，这些位于边界层中的嵌合点可抵抗剪切力的作用。更重要的是，具有一定粗糙的表面在烤瓷时特别有利于熔融瓷粉对金属表面的润湿。

必须注意，如果合金表面过于粗糙，瓷的湿润效果变差，反而有可能在界面存在气泡或异物，从而降低金-瓷结合力。

（3）界面压缩应力结合：当金属烤瓷修复体冷却后，由于合金比瓷粉的线胀系数略大，合金产生的收缩就比瓷大,于是在瓷的内部产生一种压缩力,这种力量能够增强金 - 瓷界面的机械嵌合力。

(4) 物理性结合:两个极化的分子或原子密切接触时产生的静电引力称为范德华力,亦称为分子间引力。当熔融的陶瓷覆盖在合金表面,两者密切接触时,就产生范德华力。熔瓷对金属表面的湿润性越好,其间的范德华力也越大,故要求金属表面极度清洁,烤瓷熔融后具有很好的流动性。为了增加金 - 瓷之间的结合力还可在贵金属合金中加入微量非贵金属元素,以增加金属的表面能,从而提高分子间的结合力。这种结合力也很小,有研究表明只占金 - 瓷结合力的 3% 左右。

2. 金 - 瓷结合的影响因素

(1) 合金表面的氧化层:贵金属合金表面在烤瓷前都要求做预氧化处理,在金属表面形成氧化层,以利于和烤瓷结合。氧化层应有适当的厚度。合金表面氧化层不足会影响结合;相反,氧化层过厚,其线胀系数与合金或瓷不同,当加热、冷却时,会产生不同应力而导致界面出现裂缝,降低金 - 瓷结合强度。一般合金表面氧化层厚度以 0.2～2μm 为佳。

研究表明,非贵金属合金表面尤其要避免过厚的氧化层。高铬含量的镍 - 铬合金容易产生较厚的氧化层。合金中加入铝元素,氧化后形成氧化铝,有助于减少因富含铬形成的氧化层厚度。在低大气压下烧烤形成的合金氧化层厚度一般要低于在空气中形成的氧化层厚度。操作中要按照合金氧化及烤瓷烧结过程的规范要求进行。

(2) 合金表面的粗糙度:合金表面通常用氧化铝喷砂以形成粗糙表面。界面粗糙所增加的表面积为化学键的形成提供了更多的位点,而且熔融的瓷流入表面的凹坑内,能够形成强有力的机械嵌合。如果出现瓷在金属上润湿不良或瓷未充分烧结时也会降低金 - 瓷结合。

(3) 金 - 瓷线胀系数的匹配性:金属和烤瓷之间的线胀系数必须匹配以获得良好的界面结合。通常金属的线胀系数约为 $(13.5～14.5)×10^{-6}$/K,烤瓷约为 $(13.0～14.0)×10^{-6}$/K,要求两者之差在 $(0～0.5)×10^{-6}$/K 的范围内。如果金属与烤瓷的线胀系数差异太大,在冷却过程中,瓷很容易产生龟裂和剥脱。当烤瓷的线胀系数大于金属时,冷却过程中金属收缩小于烤瓷,瓷层内将形成拉应力,由于烤瓷的拉伸强度低,因此容易产生裂纹;如果金属的线胀系数明显高于烤瓷,那么当温度降到室温时,在合金表面烤瓷层内就会形成较大的压应力,烤瓷可能剥脱。理想的情况是两者的线胀系数相等或烤瓷的线胀系数稍小于金属(见彩图 2-36)。这时界面处的烤瓷内部形成轻微的压缩力,而陶瓷对压应力的抵抗能力远高于拉应力。通常烤瓷粉的压缩强度 170MPa,拉伸强度 23～33MPa,这样瓷不会被压碎而且有利于金 - 瓷的结合。

为了适应不同的金属,可通过加入低线胀系数的物质,如硅酸铝锂,或高线胀系数的物质,如白榴石晶体,来调整烤瓷材料的线胀系数。

在金属烤瓷修复体中,金属的线胀系数相对恒定,而瓷的线胀系数可能因为烧结温度、烧结次数、冷却速度等的不同有较大的变化。多次烧结可能使瓷体中白榴石晶体含量增加,导致烤瓷材料的线胀系数变大,使原本匹配的金属烤瓷体系不匹配,降低了金 - 瓷结合力,引起瓷层脱落。

所以,线胀系数是影响金 - 瓷结合的重要因素,而烧结温度、烧结次数、冷却工艺等可通过影响线胀系数影响金 - 瓷结合。

(4) 瓷粉熔融后在合金表面的润湿性:瓷粉熔融后在合金表面的良好润湿是确保两者

化学性结合、物理性结合和机械嵌合的基础。这需要合金表面具有较大的表面能。合金表面清洁，不被污染（例如手指的触碰、包埋材料及研磨材料的残留物），能提高其表面能。通常喷砂后将金属基底冠放入乙醇中进行超声波清洗可清洁金属表面。

3. 金-瓷结合评价　目前已建立了多种方法对金-瓷结合强度进行测试（见彩图 2-37），包括剪切强度、拉伸强度、弯曲强度、扭曲强度和有限元分析等方法。理想的情况是界面结合强度足够高，以使断裂面位于烤瓷层内（属于内聚破坏）。研究发现，在空气和真空条件下烧结的烤瓷拉伸强度没有明显差异，强度值从遮色瓷的 28MPa 到体瓷的 42MPa。遮色瓷的低强度与遮色氧化物成分及内部的多孔隙有关，且真空烧结似乎对遮色瓷的多孔性影响不大。由此，金-瓷结合的拉伸强度应该超过 28MPa，才能获得穿过瓷层的内聚破坏。

> **知识拓展**
>
> **金-瓷结合失败模式**
>
> O'Brien 通过观察金-瓷结合失败模式将其分为六种可能部位或这些部位的组合（见彩图 2-38）。①无氧化层存在的瓷金界面；②金属氧化层和金属之间；③瓷和金属氧化层之间；④穿过烤瓷层（最理想状态）；⑤穿过金属氧化层；⑥穿过金属（最不可能，只为考虑问题全面）。这一方法通过确定断裂测试样品表面烤瓷残留的百分比来评价粘接强度，已被美国国家标准和美国牙科协会所采用。

我国医药行业标准提供了一种金-瓷结合的测试方法（YY 0621.1—2016 牙科学匹配性试验第 1 部分金属-陶瓷体系），通过三点弯曲强度测试方法判断，金瓷结合失效或裂纹起始强度需要超过 25MP，目前多数市售烤瓷粉品牌均给出了以 ISO9693 方法测试的金-瓷结合强度（见彩图 2-39，彩图 2-40）。

三、全瓷材料

全瓷修复体是指修复体全部由瓷制作而成。由于修复体全部由瓷制作而成，消除了金属基底对修复体透明性的影响，使得制作的修复体美观性更好。

在口腔修复中，虽然烤瓷熔附金属修复体被广泛应用，但因其存在金属底层，使陶瓷材料的透明性受到影响，从而影响了美观性；而且某些金属离子的释放影响了材料的生物学性能。随着陶瓷材料弯曲强度、拉伸强度、韧性的提高，全瓷修复体将得到更加广泛的应用（见彩图 2-41）。

早期全瓷修复材料多是透明度好的微晶玻璃材料，主要用于咬合力低的前牙，但修复体的破损仍很常见，这促进了高强度、高韧性全瓷材料的研究开发。目前，切削成型全瓷材料的发展循着两条路径展开，一个途径是使用两种全瓷材料制作修复体，其中一种是高强度的瓷基底材料，采用切削成型的方法制作成基底冠，其颜色及透明度较差，然后在其上烧结强度低、美观性好的烤瓷材料，与金属烤瓷的制作方式相似；另一条途径是发展兼具良好美观性和高强度的全瓷材料，其优点是不需要进行饰面，直接切削成型。

（一）常用全瓷材料

全瓷材料种类很多，常见的有以下几种：

1. 烧结全瓷材料 烧结全瓷材料是采用瓷粉烧结的方法来制作全瓷修复体的材料。为了获得足够的强度和韧性，通常使用各种晶相作为增强剂，晶相的体积含量较高，可达90%。此外，晶相与玻璃相折射率的匹配性是影响全瓷材料透明性的重要因素。按照增强晶相种类的不同，烧结全瓷材料可分为两类：白榴石增强（leucite-reinforced）长石质烤瓷和氧化铝增强（alumina-reinforced）烤瓷。

（1）白榴石增强长石质烤瓷

1）组成：类似于金属烤瓷材料，但含有更多的白榴石增强晶相（体），体积含量为35%～45%，均匀分布于玻璃相中。白榴石晶相强度较高，可阻止玻璃相中裂纹的扩展或者使裂纹方向偏转，增强瓷的强度。

2）性能：弯曲强度高，可达104MPa，断裂韧度为1.5MPa•m$^{1/2}$，压缩强度也较高。由于白榴石晶体的线胀系数明显高于玻璃基质，这种差异造成瓷在冷却时白榴石晶体周围的玻璃基质中产生切向压缩应力，这些压缩力可提高玻璃相的抗裂纹扩展能力。白榴石晶体的折射率与玻璃基质相近，所以白榴石增强长石质烤瓷具有很好的透明性。

3）应用：可用于制作单个前牙冠、贴面及后牙嵌体、高嵌体。

（2）氧化铝增强烤瓷

1）组成：氧化铝增强烤瓷是在具有相近线胀系数的玻璃基质中的分散许多高熔点的氧化铝晶体的微粒（30μm）而成。由于氧化铝具有高弹性模量和高断裂韧性，可阻止烤瓷中裂纹的扩展，显著提高瓷的强度。

2）性能：随着氧化铝晶体含量的增加，瓷的强度增高，透明性降低，因为氧化铝晶体与玻璃基质的折射率差别较大。因此氧化铝晶体含量高的瓷只能用于制作全瓷修复体的基底冠。其弹性模量可达123GPa，弯曲强度可达135MPa。氧化铝晶体的线胀系数与玻璃基质接近，因此两者结合非常好，这也有助于增强瓷的强度。

3）应用：可用于制作前、后牙单冠的基底冠。

（3）烧结全氧化铝瓷：Procera全铝瓷由99.9%的高纯氧化铝粉末组成，是氧化铝瓷系列中强度最高者。其制作流程为：先扫描工作代型，或者直接扫描备好的牙体，然后经计算机处理后磨削一个放大20%的代型，再将高纯氧化铝粉体以极高的压力干压在放大代型上，形成修复体基底冠的坯体。巨大的压力使得材料具有高堆积密度、低气孔率，可减少烧结时间，减缓晶体长大。取下修复体坯体，在1 550℃以上温度下致密烧结。烧结后氧化铝基底冠为半透明状，弯曲强度可达700MPa，表面再涂塑低熔点长石质烤瓷，完成修复体。该烤瓷可用于制作后牙冠桥。需要注意的是，不同烤瓷的收缩率及烧结温度不同，一定要按产品说明要求操作。

2. 热压铸全瓷材料 又称为注射成型玻璃陶瓷，简称铸瓷。通过失蜡法铸造成型。蜡型包埋一般用磷酸盐包埋料，采用无铸圈方式包埋，不同厂家的磷酸盐包埋料加热方式不同，一般都需在850℃保持60分钟左右。由于瓷修复体的收缩可通过包埋材料的膨胀加以补偿，因而形态准确、边缘适合性好。热压铸方法在高温、高压下把熔融的玻璃陶瓷注入材料转换腔，这样可减少瓷体内大孔隙的形成，提高致密度和强度，并可促使玻璃基质中晶相很好地分散排列，而且瓷的密度高，晶体粒子小，故强度较高，由于瓷修复体的收缩可通过包埋料的热膨胀加以补偿，故其边缘适应性好。铸件表面也有一层白色反应层，需要用喷砂的方式去除干净，否则会影响以后的附加瓷的结合。铸瓷玻璃成分较多，使得铸瓷材料具有半透明性,美观效果好,但与其他全瓷材料相比,强度相对较低。根据铸瓷材料中增强晶相种类的不同可分为:白榴石增强铸瓷和二硅酸锂增强铸瓷。

(1)白榴石增强铸瓷

1)组成:在玻璃基质中分散有35%~55%(体积分数)的白榴石晶体,晶体大小为1~5μm。

2)性能:压铸成型的瓷体内气孔极少,致密度高。制作修复体时,在特殊的真空液压系统下将瓷块在高温下(1 150~1 180℃)软化,并在高压下注入材料转换腔成型。制成的修复体透明度与牙齿接近,弯曲强度为112MPa,断裂韧度为1.3MPa•m$^{1/2}$,维氏硬度为5.6GPa,与牙釉质接近,对颌牙的磨损较小。

3)应用:适用于制作单冠、贴面、嵌体与高嵌体。

(2)二硅酸锂增强铸瓷

1)组成:由玻璃基质和分散其中的长棒状二硅酸锂(Li_2SiO_5)晶体构成,晶体大小为1~5μm,含量达70%(体积分数),大量的长棒状的二硅酸锂晶体相互交叉,形成互锁微结构,大幅提高了瓷的强度和断裂韧性。组成上主要有:SiO_2(60%~80%)、Li_2O(11%~19%)、K_2O(5%~13%)、P_2O_5(3%~11%)、ZrO_2(2%~8%),其中P_2O_5为成核剂。二硅酸锂的瓷块为圆柱状,有不同的颜色及透明度(见彩图2-42)。

2)性能:二硅酸锂晶体的线胀系数和折射率与玻璃基质接近,有较好的透明性,但不如白榴石增强铸瓷。压铸温度为890~920℃,压铸后瓷的强度高于白榴石增强铸瓷。弯曲强度为380~420MPa,断裂韧度为2.7MPa•m$^{1/2}$,弹性模量为95GPa,维氏硬度为5.5GPa。

3)应用:可用于制作单冠、贴面、嵌体、高嵌体及前牙(包括前磨牙)三单位桥。

3. 粉浆堆涂玻璃渗透全瓷材料　简称为玻璃渗透全瓷。将耐高温晶体粉浆涂塑在多孔的耐火代型上,代型的孔隙将粉浆中的水分吸收,把粉体压紧成型,然后连同代型一起在1 120℃下烧结10小时。烧结使晶体微粒初步形成具有一定强度的多孔骨架结构,代型收缩较修复体大,便于取下预烧体。之后放入炉内加热,在1 200℃高温下将镧系玻璃粉熔融后通过毛细管作用渗透进入骨架结构中,形成相互渗透的复合材料。渗透后材料的结构致密,气孔率和缺陷较传统烤瓷材料少。渗透玻璃与晶体骨架之间的线胀系数差异产生的压应力进一步提高了材料的强度。材料中晶体的含量约为75%(体积分数),其余为渗透玻璃。晶体骨架在烧结过程中体积收缩很小,因此修复体具有优异的边缘适合性。根据晶体种类的不同,玻璃渗透全瓷可分为氧化铝基、尖晶石基及氧化锆增韧氧化铝玻璃渗透全瓷。

(1)氧化铝基玻璃渗透全瓷

1)组成:基体瓷粉为纯氧化铝粉末,粒度2~5μm。渗透玻璃粉为含有着色剂的镧-硼-硅系玻璃,熔融后黏度较低。

氧化铝基基底冠核瓷烧结温度为1 120℃,烧结过程中氧化铝微粒间仅发生表面熔结,微粒间间隙仍然存在,形成多孔状结构,因此瓷烧结的收缩率很小,可被代型的膨胀所补偿。玻璃渗透后形成氧化铝晶体(相)微粒和玻璃相的相互贯穿的结构(图2-43)。

2)性能:玻璃渗透后具有较高的强度,弯曲强度为450MPa,断裂韧度高达4.49MPa•m$^{1/2}$,维氏硬度为9.4GPa,弹性模量95GPa。由于透明性较差,通常用于做内冠,表面还需饰瓷。玻璃渗透氧化铝瓷的透明性较差,大约只有牙本质的一半。

3)应用:可用于制作单冠或前牙三单位固定桥的基底核。

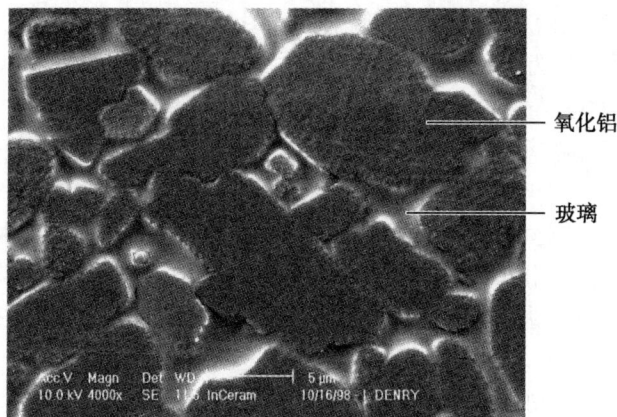

氧化铝

玻璃

图2-43 氧化铝基玻璃渗透瓷的微观结构

（2）尖晶石基玻璃渗透全陶瓷材料

1）组成：以镁铝尖晶石（$MgAl_2O_4$）为主晶相。

2）性能：由于镁铝尖晶石的光折射率与玻璃基质接近，因此尖晶石基玻璃渗透全瓷的半透明性较高，尖晶石基玻璃渗透瓷的半透明性是玻璃渗透氧化铝瓷的两倍多，但其弯曲强度低于玻璃渗透氧化铝瓷（表2-34），弯曲强度约为300MPa。

3）应用：可用于前牙单冠的内冠。

（3）氧化锆增韧氧化铝玻璃渗透全瓷：粉体由氧化铝基玻璃渗透全瓷粉中加入33%氧化铈稳定的四方相氧化锆组成，其中四方相的氧化锆具有应力诱导相变增韧效应，弯曲强度提高至650MPa，是玻璃渗透全瓷中强度最高的（表2-34），但颜色更不透明。推荐用于对美观度要求不高的后牙冠和桥。

表2-34 常见玻璃渗透全瓷材料的性能特点及适用范围

材料	弯曲强度/Mpa	半透明性	适用范围
氧化铝基玻璃渗透全瓷	450	中	前后牙冠、前牙三单位桥基底核
尖晶石基玻璃渗透全陶瓷材料	300	高	前牙冠的内冠
氧化锆增韧氧化铝玻璃渗透全瓷	650	低	前后牙三单位桥、后牙冠

4. 切削成型全瓷材料 切削成型全瓷（machined ceramic）材料是指利用 CAD/CAM 技术，通过机械切削工艺（数控铣床或靠模铣）制作修复体的全瓷材料。目前在切削瓷盘（瓷块）中，根据用途和颜色不同，在瓷块的不同部位使用不同的材料，分为切端瓷、体瓷和颈部瓷等，其成分不同，透明度不同，因此强度也不同。根据成分不同分为硅酸盐类陶瓷和氧化物陶瓷两大类。硅酸盐类陶瓷为玻璃陶瓷，根据原料粉末的成分分为白瓷（长石基陶瓷、白榴石）、锂基类瓷、锆增强型瓷和树脂类瓷。玻璃陶瓷磨耗性能与天然牙釉质非常接近，在磨耗过程中对天然牙的磨耗接近于牙釉质间的磨耗，从而可以保护天然牙齿。有的玻璃陶瓷中加入氧化锆超过10%，称为锆增强型玻璃陶瓷。氧化物陶瓷主要是氧化锆类陶瓷，属于烧结切削陶瓷。

目前临床常采用的切削瓷主要有可切削长石基陶瓷、二硅酸锂基切削瓷、玻璃渗透切削陶瓷等、烧结切削陶瓷。

（1）可切削长石基陶瓷

1）组成：可切削长石基陶瓷（millable feldspar-based porcelain）以长石为增强晶相，长石晶粒非常微小，较传统烤瓷小得多，直径为 2～6μm，均匀分散于玻璃基质中，细小的晶粒赋予烤瓷良好的切削性能和抛光性能。这种瓷切削后可直接上饰面瓷不需要进一步烧结。在目前已知的全瓷材料中，长石类玻璃陶瓷是最近似天然牙釉质的物理特性的一种材料；其颜色丰富，与常用比色系统完全匹配，可直接比色选色；极易被打磨抛光，透明度高，具有变色龙效应，美学效果最佳；强度 130MPa。

2）性能：强度及韧性较差，硬度与牙釉质接近，弯曲强度为 120～150MPa，弹性模量为 40～50GPa，断裂韧度为 1.7～2.0MPa·m$^{1/2}$。细小的晶粒使得这种全瓷材料具有良好的切削性能和抛光性能。这种瓷切削后可直接上饰面瓷，不需要进一步烧结。

3）应用：可用于制作前牙贴面、嵌体、高嵌体与前牙冠，可着色上釉。

可切削长石基陶瓷是美学性能最好的切削陶瓷。有的玻璃陶瓷加入了较多的白榴石以改善力学性能，其力学性能和美学性能和切削长石基陶瓷相似。

（2）二硅酸锂基切削瓷：二硅酸锂基切削瓷是在其压铸瓷的基础上发展起来的。切削前的瓷块为通过压铸方法制作的、以微米尺度的二硅酸锂晶粒为增强相的玻璃陶瓷，晶粒细小，含量为 60%～70%，它赋予瓷块良好的切削性能（见彩图 2-44，彩图 2-45）。切削成型后对修复体进行包埋，然后进行结晶热处理，以便细小的晶粒长大，提高瓷的强度。瓷最终的力学性能较相应的铸瓷略差，可能是切削过程中在瓷的表面形成的微裂纹所致。这种瓷的弯曲强度为 200～350MPa，断裂韧度为 2～2.5MPa·m$^{1/2}$，维氏硬度为 5.8GPa，弹性模量为 95GPa。

（3）玻璃渗透切削陶：玻璃渗透切削陶瓷组成上与粉浆堆涂玻璃渗透陶瓷相似，不同的是临床上用于切削加工的瓷块是将原料粉末通过热等静压方法压制成的具有微小孔隙的坯块，并进行过预烧结。预烧结的温度低，仅仅将粉粒通过接触点烧结在一起，因此瓷坯块强度较低，易于切削加工。切削加工后在表面涂覆镧系玻璃粉，加热至高温进行玻璃渗透，最终形成玻璃渗透陶瓷。玻璃渗透切削瓷的瓷块致密度高于粉浆堆涂玻璃渗透瓷，因此力学性能优于后者。

根据原料粉末的种类分为：尖晶石基玻璃渗透切削陶瓷、氧化铝基玻璃渗透切削陶瓷和氧化锆基玻璃渗透切削陶瓷，它们的组成与相应的粉浆堆涂玻璃渗透陶瓷相似。

1）氧化铝基玻璃渗透切削陶瓷：切削的坯块由氧化铝粉末压制而成，并经过预烧结。切削成型后进行玻璃渗透，玻璃渗透后的弯曲强度可达 530MPa，断裂韧度为 3.5MPa·m$^{1/2}$。氧化铝基玻璃渗透切削陶瓷可用于制作前牙和后牙冠、前牙三单位桥。

2）尖晶石基玻璃渗透切削陶瓷：切削的坯块由尖晶石粉末压制而成，并经过预烧结。切削成型后进行玻璃渗透，玻璃渗透后的弯曲强度为 330MPa，断裂韧度为 2.48MPa·m$^{1/2}$，修复体的半透明性较大，接近牙本质。适用于前牙牙冠修复。在玻璃渗透烧结，切削支架获得最终强度和个性化色之后，可以用饰瓷制作饰面。

3）氧化锆基玻璃渗透切削陶瓷：切削的坯块由氧化锆粉末压制而成，并经过预烧结。该全瓷材料是在氧化铝基玻璃渗透全瓷粉末中加入 33% 氧化铈稳定的四方晶型氧化锆而形成。烧结后的材料中含有均匀分散的四方晶型氧化锆，四方晶型的氧化锆具有应力诱导相变增韧效应，因此弯曲强度可高达 650MPa，是玻璃渗透全瓷中强度最高的。但是这种瓷的半透明性较差,一般用于对美观性要求不高的后牙修复体的制作。

氧化锆加强型硅酸锂陶瓷含有的 10% 氧化锆晶体颗粒比硅酸锂小。高含量的玻璃联合微细结构导致它有更高弯曲强度。其具有良好的边缘完整性和边缘稳定性,有利于切削操作和边缘密封性;从微观结构美学来看,其具有良好的乳光效果、荧光效果和变色龙效果。研磨完成后还可以进行抛光处理和烧结处理(见彩图 2-46,彩图 2-47)。

(4)烧结切削陶瓷

目前该类陶瓷在国内应用日益广泛。

1)氧化钇稳定的氧化锆瓷:氧化钇稳定的氧化锆瓷(yttria-stabilized tetragonal zirconia,Y-TZP)的主要成分是氧化锆,含量达 94%,氧化钇含量为 5%,还含有微量的氧化铝,氧化铝能增强耐久性。通过热等静压方法将氧化锆粉末压制成颗粒间具有微小孔隙的坯块,并进行预烧结。预烧结的温度低于氧化锆的常规烧结温度,氧化锆颗粒轻度烧结在一起,强度较低,这种结构使得瓷坯块容易进行切削加工。切削成型后进行进一步的致密化烧结,烧结后成为致密的氧化锆四方晶相结构(图 2-48),晶粒直径平均为 0.55μm,基本上没有玻璃相。最后在表面涂布饰面瓷并进行烧结,完成修复体的制作。致密化烧结过程中伴随较大的体积收缩,通常通过切削时对修复体进行尺寸放大,例如放大 20%~25%,以补偿烧结过程中的体积收缩。代表性的产品有 Cercon、Lava、Cerce。

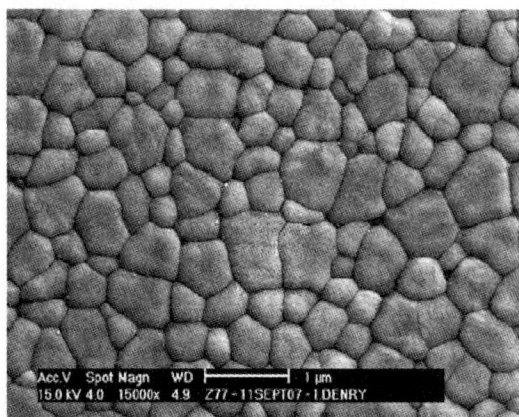

图 2-48 氧化锆陶瓷微观结构

氧化钇稳定的氧化锆具有非常高的强度和良好的韧性,其弯曲强度为 900~100NPa,断裂韧度 5~8MPa·m$^{1/2}$,维氏硬度 13GPa,弹性模量为 210GPa,具有一定的弹性形变能力,可以适当缓冲应力。氧化锆瓷的终烧结温度为 1 480~1 500℃,烧结体积收缩率大约为 20%。烧结后的氧化锆瓷以多晶结构为主,玻璃相很少,减少了与唾液反应产生的应力腐蚀,长期稳定性好。

氧化锆陶瓷中的晶相折射率较高(2.20),光的散射效应大,可见光透过率较低,而且与饰面瓷匹配性差,外观是呈白垩色,无法满足前牙区修复的美学要求。因此适用于单个基底冠、多单位桥的基底、嵌体桥、前牙粘接桥、种植体基台等。为改善氧化锆瓷的美观性,通常对氧化锆在致密烧结前进行着色,着色方法有两种:用着色液进行外着色或将着色剂加入氧化锆粉体中内着色。

　　氧化钇稳定的氧化瓷之所以具有较高的断裂韧性，是因为添加的氧化钇能够将氧化锆的高温晶型—四方晶型保持至室温，四方晶型的氧化锆强度较高，而且室温下处于亚稳态的四方晶型氧化锆在受到一定的应力作用下能迅速转变为单斜晶相，转变过程中伴随着 3%～5% 的体积膨胀，体积膨胀可以弥合裂纹，从而增韧陶瓷（图 2-49）这一现象称为相变增韧。

　　氧化锆瓷基底致密化烧结后通常不能打磨，因为打磨时的外力可能造成应力，诱发相变。饰瓷强度较低，而氧化锆瓷基底与饰瓷的结合相对较差，在使用过程中饰瓷容易崩瓷（相变崩瓷）。

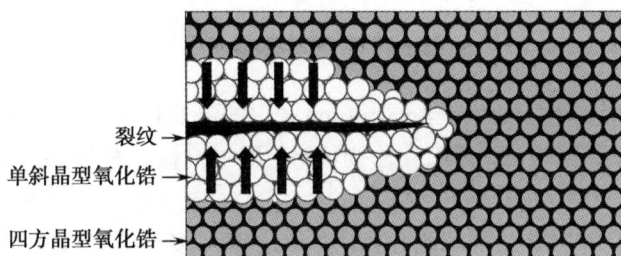

裂纹 →
单斜晶型氧化锆 →
四方晶型氧化锆 →

图 2-49　氧化锆应力诱导晶型转变增韧原理示意图

　　2）氧化铝烧结切削陶瓷：将平均粒径为 2～4μm 的纯氧化铝粉末通过等静压成型方法制备坯块，之后在较低温度下进行预烧结，预烧结仅将粒轻度烧结在一起，形成具有多孔结构的瓷坯块。切削成型后进行进一步高温（1 550℃）致密化烧结，烧结后成为致密的氧化铝结构陶瓷，最后在其表面上饰瓷并进行烧结，完成修复体制作。氧化铝烧结切削陶瓷弯曲强度为 600～700MPa，断裂韧度为 5.0MPa·m$^{1/2}$，弹性模量为 380GPa，远大于牙釉质，弹性形变率很小，不能缓冲应力，致密化烧结过程中的线收率为 15%～20%，切削时需要对修复体进行尺寸放大，以补偿烧结过程中的体积收缩。

　　氧化铝烧结切削陶瓷可用于前牙单个基底冠和多单位桥的基底。

知识拓展

新型复合陶瓷

　　为克服陶瓷修复体有易折的缺点，目前已开发出一种复合陶瓷，在陶瓷中加入复合树脂材料，制成瓷块，采用 CAD/CAM 技术加工成修复体，该材料韧性比传统的陶瓷有了改善，耐磨性超过复合树脂，但是挠曲强度还待提高。代表产品有 3M 的 LAVA Ultimate 和 VITA 的 Enamic。

（二）全瓷加工技术

　　全瓷加工技术种类很多，有烧结全瓷技术、热压铸陶瓷技术、玻璃渗透陶瓷技术及 CAD/CAM 技术。目前使用的主要是热压铸陶瓷技术和 CAD/CAM 技术。

　　1. 烧结全瓷技术　将瓷粉堆塑到耐火代型上，干燥后连同代型一起进行烧结，烧结过程中代型收缩，而后自动与修复体分离。这项技术具有较好的强度和边缘适合性。

　　2. 热压铸陶瓷技术　采用与金属铸造相似的失蜡法制作修复体或基底冠，即先制作蜡型，包埋，失蜡后形成材料转换腔，再用专门的铸瓷机将熔融高强度陶瓷压入腔内成型，直接完成修复体或者基底冠，然后在基底冠上再涂塑饰面瓷并上色、上釉。

3. 玻璃渗透陶瓷技术 把高熔点的微晶体颗粒与蒸馏水调和成粉浆，在耐火代型上手工涂塑成型，干燥后与耐火代型一起进行高温半烧结，烧结时晶体微粒仅发生表面熔结，形成多孔网状骨架结构——预烧体。由于耐火代型收缩大于预烧体，烧结后易于从代型上取下预烧体。在预烧体表面涂布玻璃粉浆，高温下熔融玻璃渗入多孔骨架，使其致密化，形成玻璃与晶体骨架的复合体。具有一定的半透明性，力学性能优异。

4. CAD/CAM 切削成型技术 通过光学摄像系统采集印模，转换成数字化模型，在计算机上进行修复体设计并将图形文件进行数字化处理传入计算机辅助制作系统，进行修复体的加工。

1992 年瑞士推出 Celay"靠模铣系统"（copy-milling），它的制作原理如同配钥匙一样，首先制出一个暂时性的树脂修复体轮廓，并以此作为模坯，用一机械式描绘系统描记模坯形状并使其同步传到加工系统，进行修复体的制作。

目前采用的 CAD/CAM 切削成型系统所加工陶瓷为预成瓷块，小的修复体如嵌体、单冠、贴面等，可在口腔科椅旁直接加工完成。更多时候采用复合机加工涂塑，即机加工预成半烧结的陶瓷块成为基底冠或者桥架（见彩图 2-50），然后再进行致密化烧结，最后上饰面瓷完成修复体。

（三）全瓷修复体的强度（瓷-瓷结合）

全瓷修复体的强度取决于全瓷材料、瓷基底-饰面瓷的结合、修复体厚度及设计，同时与临床粘接技术和下方支持结构有关。临床常见的失败案例是饰面瓷的剥脱和瓷基底的碎裂，因此，抑制裂纹扩展对于修复体的成功非常重要。

在全瓷修复中，瓷基底与饰面瓷的线胀系数匹配至关重要，通常要求饰面瓷的线胀系数略低于瓷基底的线胀系数，以利于在饰面瓷内产生合适的压应力以抵抗微裂纹传播。Steiner 等的研究提示在瓷基底和饰面瓷间的线胀系数差小于 $1 \times 10^{-6}/K$ 时，在瓷层结构中不会产生可见的微裂纹。相比于烤瓷合金的柔韧性，瓷基底是脆性材料，如果残余应力导致材料的形变超过 0.1% 就会引起瓷基底的碎裂。因此对线胀系数匹配的要求更加严格。

近年来随着新型瓷基底材料强度和韧性的不断提高，修复体临床破坏主要表现为饰面瓷层的部分或结合界面剥脱。瓷基底与饰面瓷的厚度比是控制裂纹起始部位的主要因素。适当的厚度控制可使饰面瓷承受压应力而瓷基底承受张应力。双层瓷结构的强度随着瓷基底厚度的增大而增大，因为瓷基底越厚，饰面瓷越薄，压应力越接近饰面瓷表面。但增加瓷基底的厚度不利于美观。研究还表明，瓷基底存在一个最小厚度，当超过这个最小厚度时，瓷基底厚度的增加对修复体的强度影响就不明显了。对氧化锆来说，当厚度超过 0.4mm 时，修复体强度提高就不明显了。

此外，影响界面粘接强度的因素还有饰面瓷对瓷基底表面的润湿性、饰面瓷烧结收缩、因温度和应力在氧化锆陶瓷界面产生的相变、工艺过程缺陷等。

四、成品义齿瓷牙

成品义齿瓷牙是由陶瓷材料制成的成品牙冠，用于制作活动齿的牙冠部分，一般是用高熔陶瓷粉真空烧结制成。

（一）组成及种类

成品义齿瓷牙的原料的主要成分是长石、石英、高岭土和助熔剂（例如硼砂），将这些料粉碎后与少量水调和，充填入钢制模具内加压成型，之后进行真空烧结，最后表面上釉。

成品义齿瓷牙按固位形式分为无孔瓷牙、有孔瓷牙（diatonic teeth）、有钉瓷牙。有孔瓷牙的盖嵴部位有固位凹槽或孔洞，以便与牙齿基托材料形成机械嵌合固位。有钉瓷牙的盖嵴部位有金属固位钉。

（二）性能

成品陶瓷牙的优点：①美观性好，颜色与自然牙接近，而且颜色稳定性好；②硬度高，强度好，耐磨耗；③化学性能稳定，在口腔内耐老化，吸水性小；④生物情性强，生物安全性好。

成品陶瓷牙的缺点：①因为硬度高，𬌗面磨改后难于抛光，而且容易造成对𬌗天然磨损；②与丙烯酸树脂义齿基托结合差，需借助固位钉和固位孔来固位；③与丙烯酸树脂义齿基托的线胀系数差异较大，温度变化容易在结合界面产生应力，导致裂纹形成；④密度大，在口腔内咬合时有"咔嗒"声音；⑤质脆不耐冲击。

小　结

主要内容是口腔修复常用陶瓷材料的种类、组成、性能特点、制作工艺及临床应用。重点是金-瓷结合原理及影响因素。全瓷材料的发展比较迅速，对全瓷材料的种类，各种全瓷材料的组成、性能及应用都做了较详细的介绍。

（郭建康）

思考题

1. 陶瓷各组成相对其性能分别有什么作用或影响？
2. 金属烤瓷修复体中金-瓷结合方式有哪几种？影响金-瓷结合的因素有哪些？
3. 氧化钇稳定的氧化锆瓷为什么具有较高的断裂韧性？
4. 烤瓷的线胀系数为什么应略小于基底金属的线胀系数？
5. 饰面瓷的线胀系数为什么应略低于瓷基底的线胀系数？

第三章　口腔充填材料

第一节　根管充填材料

根管充填材料（root canal filling materials）是根管治疗过程中用于充填、封闭根管腔隙的材料。

理想的根管充填材料应具备以下性能：①生物相容性好，对根尖周组织无刺激，能促进根尖周组织的愈合；②具有一定的抗菌性能，可以杀灭根管内残余的细菌；③操作简便，容易将根管充填完满，根管治疗失败需要重新治疗时可以较方便地从根管内取出；④充填后体积不收缩，能严密封闭根管；⑤化学性能稳定，能长期保存在根管中而不被吸收；⑥不使牙体变色；⑦具有 X 线阻射性，便于检查是否充填完满；⑧价廉，利于推广使用。尽管临床应用的根管充填材料种类较多，但尚无一种材料能完全达到上述要求，因此，有必要进一步研发新一代的根管充填材料，以满足临床需要。

目前临床所用根管充填材料分固体类根管充填材料、根管封闭剂和液体类根管充填材料三类。

一、固体类根管充填材料

固体类根管充填材料（core filling materials）主要是牙胶尖，其他还有银尖、塑料尖和钴-铬合金丝等。这些固体充填尖难以紧密贴合根管壁，一般需要与根管封闭剂联合使用。

（一）牙胶尖

牙胶尖（gutta-percha points）是以天然树脂为主要成分的细锥形固体充填尖，在牙齿根管充填中应用历史悠久，目前仍然是应用最广泛根管充填材料。牙胶尖应用于口腔科已经100多年，是迄今为止使用最为普遍的充填材料。用于根管充填的牙胶尖分为标准尖和非标准尖。标准牙胶尖与国际标准组织（ISO）根管锉的大小一致，从 15 号到 40 号，锥度为 2%，尖部圆钝；非标准尖的锥度较标准牙胶尖大，如4%或6%，部分非标准牙胶尖尖部呈锥形。

1. 组成　主要由古塔胶（gutta-percha）（10%～20%）、氧化锌（61%～75%）、蜡或松香（1%～4%）、硫酸钡（10%）和其他成分组成，有的产品还添加氢氧化钙、碘仿等抗菌物质。古塔胶是一种天然橡胶，主要成分是异戊二烯的反式聚合物（反式-1, 4-聚异戊二烯），常温下是硬而似革的树脂状物质，呈黄白色或棕红色，60℃开始软化，一般将古塔胶熔化后混入各种填料，经混炼、成型而制成牙胶尖。氧化锌为填料成分，蜡或松香可增加牙胶尖的可塑性，硫酸钡作为重金属盐可使牙胶尖具有X线阻射性。

2. 性能　①口腔温度下具有一定的可塑性，通过充填器施压可使其塑性变形而充入主根管，但是难以充入侧副根管。②有一定的弹性，填压后，形状有一定的回弹性，但是弹性低，难以通过弹性变形进入较弯曲根管。③可被氯仿、桉油醇、氟烷等溶剂软化、溶解，溶解使其具有流动性，因此根管充填后，如有必要，可以溶解取出。应避免用丙酮或乙醇浸泡，否则材料会吸收溶剂发生溶胀。④具有X线阻射性。⑤对根管壁牙本质缺乏粘接性，根管封闭性不佳，需要与根管封闭剂联用。⑥具有良好热塑性，加热至60℃时开始软化，软化后用注射器注入根管内，容易进入弯曲及侧副根管，但操作不当容易超充，对根尖周组织有一定的刺激性。牙胶尖在60～65℃时变软软化，并于约100℃时左右熔化，因此它不能通过用热灭菌法来灭菌加热方法消毒。必要时，可使用次氯酸钠溶液（5%）对其进行浸泡灭菌。⑦具有良好的生物相容性。⑧当牙胶尖暴露于日光下，会氧化并发脆，因此，在使用前应检查是否保持韧性。

3. 应用　牙胶尖与根管充填糊剂联合使用是根管治疗的常规方法。根管充填中使用最多的还是牙胶尖，一般情况下使用冷牙胶侧方加压充填；而对于狭窄、弯曲、形态复杂、有器械折断的根管可采用热牙胶充填技术、连续波充填技术或Thermafil充填技术。

热牙胶充填法的根管封闭性能优于一般牙胶根管充填法，前者根充后可形成一致密的整体。热牙胶与根管糊剂类材料联合使用，可封闭热牙胶与管壁间不规则间隙及侧副根管，还可润滑管壁，有助于热牙胶的流动。但是，热牙胶充填也存在一些不足，比如易超充填、加热或充填压力不当损害根尖周组织或引起牙周损伤。

（二）银尖（silver cones）

1. 组成　银99.8%～99.9%，镍0.04%～0.15%，铜0.02%～0.08%。

2. 性能

（1）银尖具有良好的韧性和较高的强度，容易进入较细的根管而不易折断。

（2）银尖具有一定的杀菌、抑菌作用。

（3）银尖不收缩，易消毒。

（4）银尖具有X线阻射性能。

（5）银尖充填后难于取出，银尖耐腐蚀性较差，腐蚀后释放的金属离子对根尖周组织有一定的刺激性。

3. 应用　用于弯曲度大、细窄的根管，须与根管充填糊剂联合使用。

（三）塑料尖

1. 组成　一般由热塑性树脂、填料和射线阻射物组成，经加热熔化、混炼、成型而制成。常用的热塑性树脂有聚烯烃弹性体、乙烯-醋酸乙烯酯共聚物、聚己内酯等。常用的填料有磷酸钙、氢氧化钙、活性玻璃粉等。

2．性能　塑料尖有良好的弹性，操作方便，易于进入弯曲的根管；生物相容性好，但无X线阻射性，充填后不易取出，且易折断。

3．应用　须与根管充填糊剂联合使用。常用于弯曲的根管，根管充填严密。

二、根管封闭剂

根管封闭剂（root canal sealer）用于封闭根管，可以结合牙胶尖一起使用或单独使用，它能充填于牙胶尖与根管壁之间，并进入弯曲细小的根管及侧副根管，起到固定牙胶尖、充填、封闭根管、促进根尖周病变愈合的目的。根据目前我国的行业标准的规定，根管封闭剂应当具有适当的工作时间和固化时间，良好的流动性和明显的射线阻射性，良好的生物相容性和生物安全性。根据国家医药行业标准规定，根管封闭剂固化前薄膜厚度在小于 $50\mu m$ 时，固化后线性收缩率应不大于 1.0%，或膨胀率不大于 0.1%，溶解率应不大于 3% 质量分数。

常用的根管封闭剂种类繁多，大多是由粉与液调拌而成糊状，充填后可硬化，近年来也出现了双糊剂型的材料。常用的材料有氧化锌 - 丁香酚类封闭剂；氢氧化钙类封闭剂；树脂类封闭剂；硅酮基类封闭剂；硅酸钙类封闭剂；玻璃离子类封闭剂；磷酸钙水门汀封闭剂；根管糊剂；碘仿糊剂等。

（一）氧化锌 - 丁香酚类封闭剂

1．组成　氧化锌 - 丁香酚类封闭剂的典型配方有 Rickert 配方和 Grossman 配方。

（1）Rickert 配方

粉：氧化锌 41.2g，沉淀银 30.0g，白松香 16.0g，碘化麝香草酚 12.8g。

液：丁香酚 78g，加拿大香脂（Canada balsam）22g。

（2）Grossman 配方

粉：氧化锌 42g，氢化松香 27g，碱式碳酸铋 15g，硫酸钡 15g，无水硼酸钠 1g。

液：丁香酚 100g。

氧化锌 - 丁香酚类封闭剂的凝固反应详见第二节"水门汀"部分。

2．性能　封闭剂中氧化锌作为基质，具有一定的消毒和收敛作用，丁香酚对多种根管细菌具有抗菌作用，其固化物具有持续抗菌效果。凝固后对根管的封闭效果良好，少量超出根尖的部分可逐渐被吸收。但该材料有一定的刺激性，材料超出根尖孔对根尖周组织可产生轻微炎症，导致疼痛、愈合缓慢。

（1）Rickert 配方：在口腔内凝固时间大约为 20 分钟，刚调制的材料流动性较好，凝固后对根管有较好的封闭效果。Rickert 配方以银为射线阻射剂，同时加入抑菌作用较强的碘化麝香草酚使该配方抗菌效果更强。

（2）Grossman 配方：在口腔内凝固时间较长达 3 小时，流动性与 Rickert 配方相当，它的可溶性较 Rickert 糊剂低，有明显的 X 线阻射性。

3．应用　临床上常与牙胶尖联合使用。多用于年轻恒牙、乳牙、根尖无病变的患牙根管。Rickert 配方加入了银粉来增加其阻射性，但是银易于使牙本质变色，因此不适合前牙。

（二）氢氧化钙类封闭剂

目前氢氧化钙类根管封闭剂（Calcium hydroxide root canal filling paste）材料种类较多，代表性产品有 Vitapex、Calvital、Apexit、Sealapex、Sealer 26 封闭剂等。剂型上主要有粉液型、单糊剂型、双糊剂型。

1. 组成

（1）粉液型

应用较广的是 Calvital 糊剂，配方如下：

粉：氢氧化钙 78.5g，碘仿 20g，抑菌药物 1.5g。

液：丙二醇 0.5mL，蒸馏水 99mL，丁卡因 0.5mL。

（2）单糊剂型

典型产品 Vitapex 糊剂：氢氧化钙 30.3g，碘仿 40.4g，硅油 22.4g，其他 6.9g。

（3）双糊剂型：例如 Apexit、Sealapex。

基质糊剂：氢氧化钙及氧化钙 35%，氢化松香 54%，二氧化硅 5%，惰性液体 6%。

催化糊剂：水杨酸 1,3-丁二醇酯 47%，氧化铋及碳酸铋 36%，磷酸钙 12%，二氧化硅 5%。

2. 性能

（1）氢氧化钙类根管封闭剂含有强碱性的氢氧化钙，充填根管后可以释放大量的 OH⁻，形成强碱性环境，一方面，可以水解细菌内毒素；另一方面对细胞膜和蛋白质结构产生破坏作用，因此该材料具有较强的抗菌、抑菌作用。

（2）氧氧化钙可促进根尖周感染病灶的修复与根尖闭合，尤其适合年轻恒牙的根尖诱导成形术；氢氧化钙还具有促进根尖周骨缺损愈合的功能。

（3）有些封闭剂含有碘仿，而碘仿具有良好的防腐、除臭、减少渗出作用，因而含有碘仿的氢氧化钙类糊剂可以用于脓性渗出性感染根管。此外，还赋予封闭剂 X 线阻生性。

（4）单糊剂型氢氧化钙类封闭剂含有硅油，在根管内不凝固，有利于氢氧化钙的缓慢释放，但也容易被吸收。

（5）粉液型和双糊剂型封闭剂凝固过程中体积收缩小，有些产品吸水后有轻微的体积膨胀。该材料凝固后水溶解性较大，容易被组织溶解吸收，可能影响其封闭性能。

3. 应用 单糊剂氢氧化钙封闭剂一般用作根管暂时性充填，起消毒、消炎及促进根尖周组织愈合的作用。也可与牙胶尖及其他封闭剂结合使用，用于年轻恒牙根尖诱导成形术及乳牙根管永久性充填。

（三）树脂类封闭剂

大多数树脂类根管封闭剂是聚合物，其单体为相对分子质量较小的环氧树脂或甲基丙烯酸甲酯，最典型的是以环氧树脂为基础的封闭剂，剂型有粉液型和双糊剂型。

1. 组成

（1）粉液型环氧树脂封闭剂：粉的主要成分是六亚甲基四胺、氧化铋、银、二氧化钛，液的主要成分是双酚 A 环氧树脂和增塑剂邻苯二甲酸二丁酯。

（2）双糊剂型环氧树脂封闭剂：基质糊剂的主要成分有双酚 A 环氧树脂、磷酸钙、亚硝酸铋、氧化锆。催化糊剂的主要成分有三环十烷二胺、二苯基二胺、金刚烷胺、磷酸钙、亚硝酸铋、氧化锆。

2. 性能

（1）环氧树脂封闭剂固化反应过程是环氧基的开环反应，聚合收缩较小，根管封闭性能好。

（2）固化时间较长，为 9～15 小时（37℃），便于充分操作，而且流动性好，容易渗入侧副根管。

（3）固化后水溶解性低，具有长期空间稳定性。

（4）树脂粘接力强、体积收缩小且热膨胀系数与牙体组织接近有关。

（5）加入银的封闭剂还具有一定的抗菌性能，但也带来轻微的细胞毒性。

3. 应用

（1）适用范围：可以单独应用，但是一般与牙胶尖联合使用，用于根管永久性充填封闭。单独应用时，材料凝固后不易再取出；与牙胶尖联合应用，凝固后因牙胶尖可被溶剂溶解而易于取出。

（2）注意事项：①根管在充填前如果是用过氧化氢溶液冲洗的，则应确保根管内无残留过氧化氢，因为过氧化氢可与环氧树脂反应，产生气泡；②对环氧树脂过敏的患者应禁止使用；③使用过程中应尽量避免皮肤及黏膜接触未固化的材料；④避免糊剂接触眼睛；⑤避免吞咽糊剂；⑥避免超充。

知识拓展

甲基丙烯酸酯类根管封闭剂

甲基丙烯酸酯类根管封闭剂的发展经历了四代。第一代：Hydron，主要成分为甲基丙烯酸羟基乙酯（HEMA），由于理化性质较差已被淘汰。第二代：不含酸性树脂单体的根管封闭剂，如 EndoREZ。该材料本身不具有酸蚀性，其封闭性在于具有流动性，在根管玷污层被去除后，能够渗透进入牙本质小管和侧副根管中，固化形成树脂突，依靠微机械扣锁达到更好的封闭效果。但 EndoREZ 的溶解度较高，可达 3%。第三代：含自酸蚀引发剂和双固化树脂的复合根管封闭剂，如 RealSeal、EpipHany 等。自酸蚀引发剂以 2- 丙烯酰胺 -2- 甲基丙磺酸（AMPS）为功能性酸蚀单体，去除玷污层的同时，使封闭剂浸入脱矿层，形成由羟基磷灰石、胶原纤维、树脂突三者构成的混合层。此外，还含有树脂溶剂乙氧基双酚甲基 -A- 丙烯酸酯（EBPADMA），可以调节根管封闭剂的粘接强度，提高树脂和根管壁的粘接性。EpipHany 的溶解度较高，约 4%。第四代：自粘接根管封闭剂，如 RealSeal SE、EpipHany SE 等。自粘接根管封闭剂含有酸性单体 4- 甲基丙烯酰氧乙基偏苯三酸酐（4-META），具有酸蚀性和亲水性，提高了封闭剂与根管壁的粘接力，其酸蚀性功能与第三代相似，亲水性使其能更好地适应根管内的微湿环境和牙本质胶原纤维网，更容易渗入经脱矿的牙本质。该封闭剂的成分中还增加了稀释剂，提高了流动性，使其具有较强的封闭性。该类封闭剂可配合树脂类牙胶进行充填，二者发生粘着形成整体，减少微渗漏。

（四）硅酮基类封闭剂

硅基根管封闭剂是一种含有聚二甲基硅氧烷和牙胶颗粒的有机硅根管充填材料。目前已经推出了四代产品，分别是 RoekoSeal、GuttaFlow、Gutta-Flow-2 和 GuttaFlow bioseal。

1. 组成　RoekoSeal 的主要成分包括乙烯基聚二甲基硅氧烷、含氢硅油、石蜡基质油、六氯铂酸（催化剂）、二氧化锆等，此材料的颗粒直径小于 0.9μm。GuttaFlow 成分与 RoekoSeal 相同，其中添加了直径 <30μm 的牙胶和纳米银颗粒。Gutta-Flow-2，仅在填料的组成及成分比例上略有差异。GuttaFlow bioseal 是一种含有硅酸钙的即用型亲水性硅氧烷基封闭剂，其

主要成分有牙胶粉、聚二甲基硅氧烷、铂催化剂、二氧化锆、微量银（防腐剂）、着色剂及生物活性玻璃陶瓷等。

2. 性能 对聚二甲基硅氧烷施加压力时，可使封闭剂的黏度降低、流动性增加，有助于封闭剂进入侧支根管及微小的牙本质小管，进而严密封闭根管系统。聚二甲基硅氧烷在固化时尺寸变化较小，固化时会有轻微的膨胀（0.2%），膨胀后体积稳定，同时还具有低吸水。RoekoSeal 具有良好的生物相容性，但无抗菌作用。GuttaFlow 中的纳米银颗粒具有穿透牙本质小管的特点和抗菌活性，同时还具有保持和改善充填材料的 X 线阻射性、防止牙齿颜色改变等特性。GuttaFlow bioseal 中的硅酸钙与机体组织接触后，可释放钙离子（Ca^{2+}），而 Ca^{2+} 能在矿化过程中特异性调节骨桥蛋白和骨形态发生蛋白 -2 的水平，并增强焦磷酸酶的活性，从而促进根尖硬组织的沉积，有助于根尖周组织的修复。

3. 应用 可以作为根管封闭剂与牙胶尖结合使用，有时也可以单独作为根管充填材料。

（五）硅酸钙类封闭剂

临床常用的硅酸钙类盖髓剂主要有三氧化矿物凝聚体（mineral trioxide aggregate，MTA）、iRoot BioAggregate 和 Biodentine。目前最广泛使用的硅酸钙类盖髓剂为 MTA，是近年来出现的具有根管充填、活髓保存治疗、牙体硬组织穿孔修补等多种用途的材料。

1. 组成 主要由硅酸三钙、硅酸二钙、铝酸三钙、铁铝酸四钙及硫酸钙硅组成，而且含有射线阻射物三氧化二铋。典型的 MTA 化学组成（质量分数）为 SiO_2 21%，Al_2O_3 4%，Fe_2O_3 5%，CaO 65%，MgO 2%，Bi_2O_3 1.5%，Na_2O 和 K_2O 1.5%。

2. 凝固反应 MTA 的凝固反应过程非常复杂，被认为是在潮湿条件下发生的水化反应。MTA 的颗粒与水混合后，颗粒表面溶解并伴有离子迁移，四周形成钙硅酸盐水合物凝胶，同时氢氧化钙晶粒在凝胶毛细孔区成核并长大。随着反应的进行，钙硅酸盐水合物凝胶聚合硬化，形成具有一定微孔和强度的固体。

3. 性能

（1）MTA 与水调和后，凝固时间较长，达 2 小时 45 分钟。凝固后 24 小时压缩强度为 40MPa，21 天后压缩强度为 67MPa。

（2）MTA 具有良好的生物相容性，能更好地诱导根尖周组织的愈合反应。

（3）MTA 水中溶解率较小。

（4）凝固过程中伴轻微的体积膨胀，充填根管后有优良的边缘封闭性能。

（5）凝固反应中会产生氢氧化钙晶体，反应产物呈强碱性，因此具有良好的抑菌作用和盖髓效果，MTA 对感染根管中常见的兼性厌氧菌具有较强抑菌作用，而对厌氧菌无效。

（6）加入三氧化二铋具有 X 线阻射性。MTA 阻射性明显高于牙胶和牙本质，这一特性使其在 X 线片上很容易与周围结构区分。

（7）用 MTA 盖髓，钙桥形成与传统氢氧化钙相同，但它对牙髓的刺激性较小。

4. 应用

（1）适用范围：一般与牙胶尖联合应用。主要用于直接盖髓、活髓切断、根尖诱导成形术、修复根管侧壁穿孔、根管充填、根尖倒充填等，不适用于保留滞留的乳牙。

（2）注意事项：使用 MTA 时，将粉与蒸馏水调和成粒状、砂状混合物后，用特制的充填器械充填入根管中。此材料难以操作，正确的控制粉液比的比例是至关重要的，其粉液比为 3:1（质量比）。正确的粉液比将使粉剂获得良好的水合作用。矿物三氧化物凝聚体需要水分才能固化,因此,必要时将湿棉球直接放于材料上使其达到合适的固化。但是过多的水分会使材料变软,材料达到完全固化平均需要 4 小时。

> **知识拓展**
>
> **iRoot BioAggregate Putty(BP)Plus 根管修复材料**
>
> iRoot BPPlus 根管修复材料是一种预先混合型的生物陶瓷膏剂,可用于永久性根冠修复和手术治疗。主要成分为硅酸钙、氧化锆、氧化钽、无水硫酸钙、磷酸二氢钙和填料。该封闭剂不溶于水,但由于不含有铝硅酸钙,凝固过程中需要水的参与。单组分包装,无需混合,与潮湿环境接触即开始凝固,凝固时间的长短取决于根管内的湿度。凝固过程中无体积收缩。具有 X 线阻射性。

三、液体类根管充填材料

液体根管充填材料也称牙髓塑化材料,主要是 FR 酚醛树脂(phenolic resin)。

(一)组成

FR 酚醛树脂有三组分液体和二组分液体。

1. 三组分液体

Ⅰ液:40% 的甲醛 62mL,甲苯酚 12mL,95% 的乙醇 6mL。

Ⅱ液:间苯二酚 45g,蒸馏水 55mL。

Ⅲ液:氢氧化钠 1g,蒸馏水 2mL。

2. 二组分液体

Ⅰ液:40% 的甲醛 20mL,甲苯酚 12mL,95% 的乙醇 6mL。

Ⅱ液:间苯二酚 5g,三甲酚 5mL,氢氧化钠 1.5g。

(二)性能

1. FR 酚醛树脂的主要成分是间苯二酚和甲醛,它们在强碱性条件下能快速聚合成酚醛树脂。在聚合前能很好地充填根管,聚合后能将根管内残留的病原刺激物包埋固定,使其成为无害物质。

2. FR 酚醛树脂聚合前流动性大,渗透性好,并具有很强的抑菌作用,聚合后对尖周组织刺激性较小。但是,FR 酚醛树脂为红棕色,能渗透到牙本质小管中,使牙本质变色,因此,不宜用于前牙,以免影响美观。

3. FR 酚醛树脂聚合前对组织有较强的刺激性,接触口腔黏膜可造成局部灼伤。聚合后对组织刺激减弱,能为根尖周组织所耐受。

4. FR 酚醛树脂在封闭的环境中凝固后无体积改变。

5. 具有良好的组织相容性,不具有致突变性和致癌性。

6. X 线不阻射,根充效果无法评估。

(三)应用

目前临床已较少使用。

1. 多用于后牙,根管弯曲、细窄或根管器械意外折断于根管内但未超出根尖孔的患牙。

2. 塑化治疗可与根管治疗联合应用于多根管后牙。

3. 一般不用于前牙和准备桩核修复的患牙；年轻恒牙和乳牙禁用。

4. FR 酚醛树脂在凝固前有较强的刺激作用，对软组织有腐蚀作用，因此，在操作过程中应尽量避免接触软组织，也要避免流出根尖孔外。酚醛树脂的三种液体均有一定的保存期，不宜一次配制过多，以保持其良好性能。

知识拓展

根管充填材料存在的问题

目前临床所应用的各类根管充填材料没有一种能达到完全理想的要求，主要包括以下三方面的缺陷：

1. 大多数根管充填材料均为油性材料，如氢氧化钙类糊剂、氧化锌丁香油酚等，它们不溶于水，无法与潮湿的根管壁紧密接触，从而使材料与根管壁之间留有微缝隙，最终导致根管密封性欠佳。

2. 根管充填材料尚缺乏持续的根管消毒作用，如 MTA 类根管封闭材料。尽管其封闭能力较强，然而抑菌性能却较弱。因此，临床应用时需要辅以抗菌性能好的其他物质。

3. 各种根管充填材料都存在一定的细胞毒性作用，其毒性大小与其组成成分密切相关。如氧化锌丁香酚类封闭剂，因其内含有甲醛等成分，对机体组织相对毒性比较大。树脂类充填材料因其含有环氧树脂，亦有一定的细胞毒性。氢氧化钙类和 MTA 类封闭剂的生物相容性相对较好，但因部分产品 pH 高，导致局部呈碱性的环境，对细胞有一定的刺激作用。

小 结

根管充填材料主要用于口腔内科临床治疗，医师操作时需要根据不同充填要求及材料的性能选用合适的根管充填材料。目前临床所用的根管充填材料分为固体充填材料、根管封闭剂和液体类三类；固体充填材料难于严密地封闭根管，一般需要与糊剂封闭剂联合使用，用于根管充填。

思考题

1. 理想的根管充填材料具备哪些性能？

2. 简述牙胶充填材料的性能特点及应用方法。

3. 简述常用根管封闭剂的性能特点。

4. 氢氧化钙类封闭剂有哪些种类？各性能特点如何？

5. 简述 MTA 的性能及用途。

第二节 水 门 汀

学习目标

1. 掌握：常用水门汀的性能特点及临床应用。
2. 熟悉：常用水门汀的操作要点及注意事项。
3. 了解：水门汀的组成。

水门汀（cement）通常指金属盐或其氧化物作为粉剂与水或专用液体调和凝固而成的无机非金属修复材料。种类较多，在口腔临床具有广泛应用，主要用于牙体充填治疗中的暂封、护髓、垫底及根管充填、牙周辅料和各种修复体的粘接等。

水门汀按组成不同可分为磷酸锌水门汀、聚羧酸锌水门汀、玻璃离子水门汀、氧化锌丁香酚水门汀和氢氧化钙水门汀，主要用途见表3-1。

表3-1 口腔临床常用水门汀的种类和用途

水门汀种类	主要用途
磷酸锌水门汀	中龋垫底、乳牙修复、粘接修复体及正畸附件
聚羧酸锌水门汀	垫底、乳牙修复、暂时修复、粘接修复体及正畸附件
玻璃离子水门汀	垫底、乳牙修复、恒牙充填修复、粘接修复体及正畸附件
氧化锌丁香酚水门汀	深龋衬层护髓、暂封、根管充填、牙周辅料、粘接临时修复体
氢氧化钙水门汀	深龋衬层护髓、盖髓

一、磷酸锌水门汀

（一）组成

磷酸锌水门汀（zinc phosphate cement）由粉剂和液剂组成，具体组成见表3-2。

表3-2 磷酸锌水门汀的组成

成分	质量分数/%	作用
粉剂		
氧化锌	75~90	基质材料，与酸反应
氧化镁	<10	提高强度，减小溶解性，降低烧结温度
二氧化硅	<2	惰性材料，增加力学强度
氧化铋	<1	延缓固化，增加延展性
液剂		
正磷酸	45~63	基质材料，与氧化物反应
氧化铝	2~10	形成缓冲体系，延缓和调节固化反应速度
氧化锌	2~10	形成缓冲体系，延缓和调节固化反应速度
水	20~35	调节固化反应速度

（二）凝固反应

为酸碱放热反应,当粉液混合时,碱性的氧化物粉末表面逐渐被磷酸溶解,生成酸性磷酸锌[Zn(H$_2$PO$_4$)$_2$],并释放出热量。随着更多的粉末被溶解,反应产物酸性磷酸锌达到过饱和状态,便吸收一定的水形成不溶性中性磷酸锌 Zn$_3$(PO$_4$)$_2$·4H$_2$O 结晶,其他未被溶解的氧化物粉末被包裹在基质中而凝固:

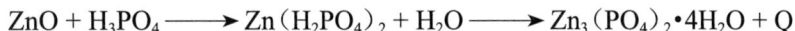

$$ZnO + H_3PO_4 \longrightarrow Zn(H_2PO_4)_2 + H_2O \longrightarrow Zn_3(PO_4)_2 \cdot 4H_2O + Q$$

（三）性能

1. 粘接性能　磷酸锌水门汀在凝固前具有一定流动性,可渗入牙齿和修复体表面的细微凹坑结构中而凝固后形成一定的机械嵌合力。这种粘接力较低,对牙釉质和牙本质的粘接强度一般为 2MPa 和 1.5MPa 左右,其粘接固定修复体的效果还要依赖于修复体与牙齿表面的摩擦力。

2. 薄膜厚度　薄膜厚度是指水门汀调和物在一定的压力下被压薄后的厚度。薄膜的厚度对固定修复体的就位、固位和粘接强度有很大影响,薄膜厚度太大将影响修复体的精确就位,同时暴露于口腔中的水门汀容易被唾液溶解造成微渗漏。我国相关标准规定,用于修复体粘接的水门汀的薄膜厚度不应超过 25μm。

3. 理化性能

（1）凝固时间:水门汀粉液调和后在 2～5 分钟内凝固。其固化时间受许多因素的影响,如粉剂组成、烧结温度、粉剂粒度、液剂中含水量、调和时粉液比、调和速度、环境温度等;粉剂粒度越细、液剂中含水量较多、调和时粉多液少、调和速度快、环境温度高均可使凝固时间缩短。操作时,不能采用降低粉液比的方法来延长凝固时间,因为这样会降低材料固化后的力学强度;可以将材料预先放入冰箱中适当降温,然后进行调和,而达到延长凝固时间;也可以将材料放在温度低的玻璃板上进行调和,以降低材料温度而延长凝固时间。

（2）力学性能:磷酸锌水门汀具有较高的压缩强度,而且其压缩强度增加很快,1h 后至少达到最终强度的 2/3。我国相关标准规定,垫底用磷酸锌水门汀凝固 24 小时后压缩强度不低于 50MPa。市售磷酸锌水门汀的压缩强度多为 100～133MPa,径向拉伸强度较低(4～5.5MPa),弹性模量较高(13～22GPa),用作垫底材料时,能有效抵抗咀嚼压力产生的弹性变形。磷酸锌水门汀粉液调和比对它的强度有显著影响。通常粉液调和比为 2.5～3.0:1,在此范围内粉液比增大,固化物强度增加,但超过这一限度,增加粉液比反而使强度降低,这是由于有未结合粉末的存在。另外,在调和过程中调和速度过快以及被水和杂质污染,均会导致强度下降。液剂水分挥发或向液剂中添加水都将使固化后材料的压缩强度和拉伸强度降低。

（3）体积收缩:在凝固初期有轻微的体积膨胀,2～3 小时后发生收缩,7 天后的体积收缩率为 0.04%～0.06%。

（4）传导性:该材料是热的不良导体,垫底厚度超过 1mm 时,能隔绝热、电对牙髓的刺激。

（5）溶解性:水门汀的溶解性对其粘接修复体的耐久性有明显影响,标准粘接用稠度的磷酸锌水门汀在水中 24 小时溶解率为 0.03%,是水门汀中最小的。未完全凝固的磷酸锌水门汀过早与水接触会使接触面溶解。即使凝固良好的水门汀,如与水长期接触,也会侵蚀水门汀,使可溶性成分析出。在口腔环境中,唾液略带酸性,酸性食物及细菌的酸性代谢产物都能加速粘接剂的溶解，所以临床上不能用磷酸锌水门汀作为永久性充填材料。适当的提高粉液调和比可以显著提高磷酸锌水门汀的耐溶解性和耐崩解性。

4. **生物学性能**　磷酸锌水门汀在凝固时及凝固后能释放出游离磷酸，这是它刺激牙髓和牙龈的主要原因。新鲜调和的水门汀呈酸性，pH 为 1～2，调和 3 分钟后，其 pH 可升至 4.2，1 小时后升至 pH 6.0 左右，48 小时接近中性。磷酸锌水门汀充填入牙齿时的酸性可刺激牙髓发生反应，特别是当保留的牙本质厚度过薄时。对于正常健康的牙齿，牙髓刺激反应是可逆的，但若牙髓已受损，该反应是不可逆的，可造成牙髓坏死，因此，磷酸锌水门汀不能直接用作深龋的垫底材料，需要采取采取相应的牙髓保护措施，如应用氧化锌丁香酚水门汀、氢氧化钙水门汀树脂洞衬剂等。

（四）应用

1. **适用范围**

（1）暂时性充填：多用于乳牙，或牙体缺损时的暂时性充填。

（2）粘接修复体：如嵌体、冠、桥及正畸附件，但较少用于活髓牙修复体的粘接。

（3）垫底：主要用作中龋的直接垫底以及深髓洞的间接垫底。

2. **注意事项**　磷酸锌水门汀的性能受到调和方式的影响较大，并且粉液比要适中，才能达到最佳理化性能。粉多、液少，则凝固时间短，粘接性及强度下降。粉少、液多，则凝固时间长，流动性大，力学强度低。口腔临床操作时，通常按每 3g 粉配 1mL 液体的比例进行调和，调和时将适量的粉分批均匀加入液体中，使调和物均匀，并在无水、干燥的玻璃板上进行调和。操作时采用轻快转动调拌刀的方法形成一较大的调和区，以尽快散去反应过程中生成的热量，达到最好的固化效果。调和均匀后，再逐渐增大粉末量，直至达到充填和粘接所需要的黏稠度。粉液调和未均匀时，不要急于再加入粉末，这样调和导致粘接剂不均匀，粘接性及强度下降，影响临床应用效果。调和最好在冷玻璃板上操作可延长操作时间，粘接时应在材料凝固后再去除修复体边缘多余材料，暴露的水门汀表面最好涂上一层保护漆，防止水门汀凝固初期接触水分而导致溶解性增加。粉液使用完毕应密封盖好，防止受潮影响凝固时间和强度。

二、聚羧酸锌水门汀

聚羧酸锌水门汀（zinc polycarboxylate cement）是一种含氧化锌的粉剂与含聚丙烯酸的液剂反应而成的水门汀。市售的聚羧酸锌水门汀有粉液型和单粉型两种。

（一）组成

1. **粉液型**　将粉状混合物在 1 150℃煅烧 7～10 小时以减少氧化锌活性，淬冷后粉碎成粒径小于 10μm 的细粉，即制成粉剂。

聚羧酸锌水门汀的组成

	成分	含量 /wt%	作用
粉剂	氧化锌	90～95	基质成分，与酸反应
	氧化镁	5～10	增加强度
	氧化铝	微量	增加强度
	氟化钙、氟化亚锡	微量	改善力学性能、防龋

续表

	成分	含量 /wt%	作用
液剂	丙烯酸	32～42	基质，参与固化反应
	水	58～68	使酸解离
	磷酸二氢钠	微量	降低黏度、延缓固化
	亚甲基丁二酸和酒石酸	微量	稳定液体、防止胶凝

液剂为聚丙烯酸水溶液液体呈黏性，加入氢氧化钠调节 pH 并调整牙体的稠度。

2. 单粉型　单粉型又称为水硬型或水调型。是将聚丙烯酸或丙烯酸与亚甲基丁二酸、马来酸的固体共聚物粉碎后添加到粉剂中制成单一组分，使用时与水调和即可，操作方便。

（二）凝固反应

聚羧酸锌水门汀粉液调和后，粉剂中的氧化锌解离出的 Zn^{2+} 与同一个聚丙烯分子链上相邻的两个—COO⁻ 反应生成链内二价盐，或者与两个聚丙烯分子链上的两个—COO⁻ 形成离子键交联或者螯合键交联，反应结果形成交联的网状结构而凝固，未反应的氧化锌粉末包埋其中。

（三）性能

1. 粘接性能　该水门汀除了能与牙体硬组织和修复体形成机械嵌合力外，还能与牙齿表面的钙离子发生离子性结合或与 Ca 螯合产生一定的化学结合力，未反应完的羧基（—COOH）还可与牙本质表面的—OH 形成氢键。因此，聚羧酸锌水门汀与牙齿的粘接强度高于磷酸锌水门汀，对牙釉质和牙本质的的粘接强度分别为 3～10MPa 和 2～6MPa。另外，聚羧酸锌水门汀可与金属修复体表面的金属离子产生化学作用，因此对金属修复体也有较强的粘接作用，如将修复体组织面进行喷砂或电解蚀刻，可以提高粘接强度。

2. 理化性能

（1）凝固时间：调拌后 2～8 分钟凝固。影响聚羧酸锌水门汀凝固时间的操作方面的因素（粉液比、温度等）与磷酸锌水门汀相同。调节凝固时间的方法也与磷酸锌水门汀相同。

（2）强度：凝固后的力学强度略低于磷酸锌水门汀，24 小时后压缩强度为 80MPa。粉液比增加或粉中加入氧化铝或氟化物可提高压缩强度。径向拉伸强度约为 8MPa，高于磷酸锌水门汀，显示其韧性较好。弹性模量为 5.2GPa，为磷酸锌水门汀的 1/3。

（3）溶解性：在水中 24 小时的溶解率为 0.12%～0.25%，1 个月的溶解率为 0.60%。

（4）传导性：固化后的聚羧酸锌水门汀是热和电的不良导体，能有效隔绝热和电对牙髓的刺激。

3. 生物学性能　该水门汀在刚调和时，酸性比磷酸锌水门汀稍大，但很快变为中性。因为聚丙烯酸为弱酸，仅发生弱解离，且分子链长，移动性差，不易渗入牙本质小管，因此对牙髓刺激很小，牙髓刺激反应与氧化锌丁香酚水门汀相似，但不能促进继发性牙本质的形成，故不能用于直接盖髓。含有氟化物的聚羧酸水门汀可释放氟，具有防龋作用。

（四）应用

1. 适用范围　固定修复体的永久性粘接如冠、嵌体、桥的粘接固位；正畸附件粘接；深龋和银汞合金充填时的直接衬层或垫底材料，但不能用于直接盖髓和护髓治疗；可作儿童乳牙龋洞的充填治疗。

2. 注意事项　临床使用时首先用水、乙醇或过氧化氢溶液清洗牙体和修复体表面，经隔湿、干燥后进行粘接和充填。通常按粉液比 2.5∶1（质量比）进行调和，并在清洁、干燥的玻璃板上或专用调和纸上进行调和。由于液剂黏稠度大且在空气中水分易挥发，调和时要逐份加入粉末，并在 30~40 秒内迅速调和至均匀。粘接或充填后应及时用湿棉球擦净残留在牙体、修复体、调和器皿表面的水门汀，否则待水门汀固化后很难去除。用作粘接时，为获得良好流动性可适当降低粉液比。

三、玻璃离子水门汀

玻璃离子水门汀（glass ionomer cements，GIC）是在聚羧酸锌水门汀和硅水门汀的基础上发展起来的。通过玻璃粉与聚丙烯酸反应，生成以离子交联的聚合体为基质的一类水门汀。玻璃离子水门汀兼有硅酸盐水门汀释放氟防龋性能以及聚羧酸锌水门汀与牙齿的粘接性和生物相容性，主要用于充填、粘接和衬层。

国际标准化组织根据用途，将临床使用的玻璃离子水门汀分为四型：Ⅰ型用于冠、桥、嵌体、正畸附件等修复体的粘接；Ⅱ型用于牙体缺损的修复；Ⅲ型用于洞衬及垫底；Ⅳ型用于桩核的制作。临床应用时根据用途正确选用玻璃离子水门汀。

根据组成，玻璃离子水门汀分为传统玻璃离子水门汀（conventional glass-ionomer cements）、银粉增强玻璃离子水门汀（silver-reinforced glass-ionomer cements）和树脂增强玻璃离子水门汀（resin-reinforced glass-ionomer cements）。

（一）传统玻璃离子水门汀

即通常使用的水门汀，有粉液剂型、单粉剂型、胶囊三种。

1. 组成

（1）粉液型：①粉剂：二氧化硅（SiO_2）41.9%，氧化铝（Al_2O_3）28.6%，氟化钙（CaF_2）15.7%，氟化铝钠（Na_3AlF_6）9.3%，氟化铝（AlF_3）1.6%，磷酸铝（$AlPO_4$）3.8%。将上述成分粉碎、混合，经过 1 400~1 600℃高温熔融成玻璃，再在水中淬冷后研磨成 45μm 以下（粘接用的 25μm 以下），即成粉剂。其中 SiO_2、Al_2O_3 是玻璃的主要成分，氟化物的加入为固化后水门汀释氟提供氟源，同时氟化钙的加入还能降低粉剂的烧结温度，但加入过多则会影响固化后玻璃离子水门汀的半透明性。增加 Al_2O_3 能够提高固化后水门汀的强度，但过多也影响固化后材料的半透明性。一些产品的粉剂中加入少量锆或锶氧化物，以提高材料力学强度，改善半透明性，并加入少量钡玻璃或氧化锌，使其具有 X 线阻射性。②液剂：含量约为 50% 质量分数聚丙烯酸水溶液或丙烯酸与亚甲基丁二酸或马来酸的共聚物水溶液。亚甲基丁二酸可降低液体的黏度，并阻止分子间氢键结合而致的凝胶；加入 5% 质量分数的酒石酸可增加液剂的反应活性，提高共聚物的分子量，以改善水门汀的力学性能、操作性能和固化性能。

（2）单粉剂型：又称水调玻璃离子水门汀。它由上述玻璃粉和经过真空干燥的丙烯酸均聚物或共聚粉构成，使用时仅需用蒸馏水调和即可。

（3）胶囊：临床使用时要掌握正确的粉液比比较困难，可采用玻璃离子胶囊来确保粉液比正确，混合充分。

2. 凝固反应　该水门汀的固化反应属酸碱反应，固化反应非常复杂。固化过程包含溶解、凝胶、固化三个重叠的步骤。当专用溶液或水与粉末混合时，酸与玻璃外层发生溶解反应。液剂中的酸(H^+)侵蚀玻璃粉表面，玻璃粉溶出 Ca^{2+}、Al^{3+}、F^- 等离子，多价的 Ca^{2+}、Al^{3+} 能够与多个聚丙烯酸分子链上的羧酸根形成离子键或配位键，从而将许多聚丙烯酸分子交联成网状结构，并将未反应完的玻璃粉结合在一起，逐渐由糊状变为凝胶而固化。由于 Ca^{2+} 的活性大于 Al^{3+}，大量 Ca^{2+} 相对于 Al^{3+} 更容易与酸中的羧基发生反应。钙离子与多元酸分子交联的效率受其他因素的影响，它们还可能螯合这些分子的羧基组分。因此，凝固反应的最初 3～5 小时内，主要是 Ca^{2+} 与聚丙烯酸反应，形成的聚羧酸钙的强度较低且极易吸收水分而容易被侵蚀。随后 Al^{3+} 与聚丙烯酸反应，至少持续反应 48 小时，形成的聚丙烯酸铝具有较高的强度和低溶解特性。凝固后的玻璃离子水门汀结构是由聚丙烯酸盐基质和未反应完的玻璃颗粒组成。

固化过程中酒石酸起着重要的作用，酒石酸具有双重作用。第一，它与玻璃释放的钙离子快速发生反应生成酒石酸钙，具有延长工作时间的作用；其次，加强铝丙烯酸酯交联的速率，可以加速固化。

3. 性能

（1）粘接性能：玻璃离子水门汀对牙釉质和牙本质均具有一定的粘接强度，与牙釉质的粘接强度为 3～5MPa，与牙本质的粘接强度为 2～4MPa。其粘接力主要来源于三个方面：一是机械嵌合作用；二是聚丙烯酸分子链上的羧基与牙体组织中羟基磷灰石的 Ca^{2+} 螯合作用；三是聚丙烯酸分子链上的羧基与牙本质中的胶原蛋白形成氢键。

（2）理化性能

1）色泽：玻璃离子水门汀的色泽与天然牙接近，呈半透明状，体积稳定，热膨胀率与牙体相似，是一种热和电的不良导体，可以作为前牙牙体缺损修复。市售的玻璃离子水门汀有多种不同色号，可使修复体颜色与牙齿颜色更加匹配，达到美观修复的目的。手调粉液型玻璃离子水门汀凝固后，材料中含有较多的气泡，不易抛光，易黏附色素，影响美观。胶囊包装的材料，由于使用专用器具调和，调和后材料中气泡较少，抛光性能明显改善。尽管如此，这类材料仍易受咖啡、茶等染色，美观性不及复合树脂。玻璃离子水门汀边缘着色则明显低于复合树脂，反映了与牙体组织可以获得极好的粘接。

2）固化性能：粉液混合后，通常是 3～6 分钟初步凝固（取决于是充填型还是粘接型水门汀），固化时间受粉液比影响。凝固过程中，材料先是稠度增加，然后逐步硬化，24 小时后基本固化，但仍然没有达到最终的物理和力学性能，7 天后接近完全固化，3 个月后完全固化。

3）强度：不同用途的玻璃离子水门汀的力学强度不同，用于粘接、垫底及洞衬的玻璃离子水门汀凝固后 24 小时的压缩强度应不小于 70MPa，用于充填修复的玻璃离子水门汀压缩强度应不小于 170MPa。玻璃离子水门汀的力学强度随着初步固化后时间的延长，强度逐步增加。一般玻璃离子水门汀在凝固后 1 小时，压缩强度可达 60～90MPa，24 小时后压缩强度可达 80～220MPa。玻璃离子水门汀在 24 小时后压缩强度还在逐渐增加，强度从 160MPa 可增加到 280MPa，并有较好的耐磨性，但不如复合树脂，优于其他水门汀。传统玻璃离子水门汀凝固后如果处于干燥环境，水门汀中的水分会丢失，引起材料内部出现干裂现象，从而导致强度下降。

4）凝固收缩：玻璃离子水门汀凝固过程中伴随着体积收缩，收缩率为 3.0%～4.5%，而且各类型的水门汀基本相同。但是，在口腔环境中，凝固后的玻璃离子水门汀具有吸水性，吸水后体积膨胀,能补偿其凝固收缩。

5)溶解性:由于玻璃离子水门汀具有较高溶解度,硅酸盐会在口腔内逐渐流失。不正确的准备和操作过程则会加重这个问题。传统玻璃离子水门汀在水中测定的溶解率较大,24小时水中溶解率为0.4%~0.7%,完全固化的玻璃离子水门汀溶解率大幅降低。但是,当浸泡于酸性溶液时,玻璃离子水门汀的溶解率低于磷酸锌水门汀和聚羧酸锌水门汀;玻璃离子水门汀在口腔中长期溶解率低于其他水门汀。

6)吸水性:传统玻璃离子水门汀在固化初期表面容易形成一层二氧化硅凝胶,对湿度敏感,既容易失水,也具有极强吸水性,吸水后材料表面呈白垩状,溶解性显著增加,容易被侵蚀。因此,在操作过程中尽量避免水的接触,最好使用橡皮障,以免影响充填效果,也可在固化早期应用清漆涂布其表面加以保护,并且充填体的修整抛光应在24小时后进行。该水门汀固化后仍有一定的吸水性,固化6个月后吸水率为5%~9%。玻璃离子水门汀吸水后产生轻微的体积膨胀,可补偿固化时的体积收缩,提高充填物的边缘密合性,但也使材料的表面硬度下降,耐磨性能降低。

(3)防龋性能:玻璃离子水门汀凝固后在口腔环境中能持续释放氟,具有一定的防龋能力,这也是该材料的主要优点之一。传统玻璃离子水门汀在浸水最初阶段(24小时),氟离子的释放有一个高峰期,2~3天后急剧减小但随时间的延长其释放率逐渐下降。但是,玻璃离子水门汀具有再充氟能力,它可以摄取含氟溶液中的氟离子,使固化体中的氟可以得到一定的补充。玻璃离子水门汀的这种再充氟能力,也使其具有较持久的防龋性能。因此,它又是一个很好的窝沟封闭剂。

(4)生物学性能:玻璃离子水门汀生物相容性好,对牙髓组织刺激性小,对牙髓所产生的刺激性与聚羧酸锌水门汀相近,略大于氧化锌丁香酚水门汀,低于磷酸锌水门汀。该材料作垫底使用时,当牙本质的有效厚度大于1.5mm时,对牙髓基本无影响,如有效牙本质厚度小于0.5mm或与牙髓直接接触,则可造成牙髓明显炎症反应。

4.应用

(1)适用范围:玻璃离子水门汀的主要应用于治疗牙体缺损、龋洞的充填修复;作为冠、桥、嵌体等的粘接剂;充填治疗时作为垫底材料;一些玻璃离子水门汀还可用于封闭窝沟点隙。临床上需要根据不同用途选择不同性能的玻璃离子水门汀。传统的玻璃离子水门汀的力学强度较低,不能用于恒牙的Ⅱ、Ⅳ类洞的充填,但可用于乳牙的所有洞形的修复,对于恒牙的修复多用于Ⅲ、Ⅴ类洞和楔状缺损的修复,尤其适宜于易发龋患者的牙体修复。

应用该材料充填时,因材料具有较好的粘接性能,故对充填的洞形的要求不严,不必预备特殊的洞形,但对较深的窝洞充填时应作衬底,最好用硬质氢氧化钙垫底。当牙髓暴露时,不能用该材料作垫底或盖髓;充填时最好采用成形片协助塑型和保护材料表面。传统玻璃离子水门汀充填一段时间后表面仍需要涂布防护漆或凡士林保护。尤其在使用橡皮障的时候,水门汀的脱水可能会非常明显,由此产生的收缩可能会导致充填体的折断。

(2)注意事项:对于粉液型,必须确保粉液比的剂量准确无误,操作时严格按照说明书进行。不当的粉液比会降低材料的性能且易在口腔内发生分解。作粘接用材料的粉液比为(1.25~1.5):1,而用水调和型的粉液比为(3.3~3.4):1,充填用粉液比通常为3:1(质量比)。使用时将粉、液放置于清洁干燥的纸板或玻璃板上,选用合适的塑料调拌刀进行调和,金属调拌刀会导致调和物变色。调和时,将粉分成等量的两部分,待第一部分粉混合液中调匀后，加入第二部分，直到成为合适稠度的材料。调和在 45 秒内完成，调和完毕立即使用，如果发现调和物表面变硬应停止使用。对于设定好比例的胶囊型，需要激活胶囊，使其在银汞搅拌器中混合，与银汞胶囊相似。充填材料在放置、固化、完成过程中应该避免唾液的污染。

玻璃离子水门汀若需进一步修整边缘或抛光，最好在 24 小时后进行。当材料达到固化所需要的时间，过多的材料可以用刮刀去除，同时在充填体表面应该立即使用防水保护剂（防护漆或凡士林）防止污染和脱水。

（二）银粉增强玻璃离子水门汀

银粉增强玻璃离子水门汀有混合型和金属陶瓷型两种，前者是将银合金粉与玻璃离子水门汀简单地混合，后者是将金属粉与玻璃离子水门汀粉剂烧结、粉碎而制成。

1. 组成 为粉、液剂型，粉剂有两种，一种是玻璃粉和银粉的直接混合物，另一种是将玻璃粉和粒径 3～4μm 的银粉混合形成颗粒物，然后在 800℃进行烧结，直到玻璃和银熔合成紧密的混合物，然后再粉碎成粉剂。另外，为了改善美学效果添加大约 5% 氧化钛作为增白剂。液体由丙烯酸和（或）马来酸（37%）以及酒石酸（9%）水溶液组成。

2. 性能

（1）该水门汀具有和玻璃离子水门汀相同的牙釉质和牙本质的粘接能力。如果将银结合在玻璃中，作为应力吸收，可以提高材料的耐磨损特性，增加合成材料的韧性以及银提供的抛光金属质感。该材料的其他性能，如抗折强度和溶解度，抗压强度，小于传统玻璃离子水门汀，而它的耐磨性优于传统玻璃离子水门汀。

（2）银粉增强玻璃离子水门汀也可以释放氟，它对修复体邻近的牙釉质提供保护作用。该水门汀充填后早期释放的氟离子浓度明显高于传统型和树脂增强型玻璃离子水门汀，但随着时间的延长，其释氟能力急剧降低。

（3）色泽：银粉增强玻璃离子水门汀由于含有银灰色的银粉，影响固化后材料的美观性。

3. 应用 银粉增强玻璃离子水门汀美观性差，因此，该水门汀一般用于制作桩核或后牙缺损的充填修复。对于小的 I 类洞充填，银粉增强玻璃离子水门汀的耐磨性足够，但是大一些的龋洞就应该谨慎对待。金属陶瓷型用作较大的多面充填体时耐磨损性差。因此，它们主要用于治疗早期龋洞。该水门汀由于存在大量的银粒子粉末，最终的修复体是具备射线阻射性，因此，可以对继发龋进行检查。

（三）树脂增强玻璃离子水门汀

树脂增强（或改良）玻璃离子水门汀是在玻璃离子水门汀中加入一种可以发生聚合反应的树脂，来改善玻璃离子水门汀的操作性能的水门汀。有光固化型和化学固化型两种，前者通常为粉液剂型，后者通常为双糊剂型。

1. 组成

（1）光固化玻璃离子水门汀：由粉、液两部分组成。粉剂主要是由一种阻射的氟铝硅酸盐玻璃粉和有机叔胺。液剂加入 18%～20% 的树脂，主要成分是甲基丙烯酸羟乙酯（HEMA）或双酚 A- 二甲基丙烯酸缩水甘油酯（Bis-GMA）及引发体系。

（2）化学固化玻璃离子水门汀：由基质糊剂和催化糊剂构成，基质糊剂由氟铝硅酸盐玻璃粉、化学固化引发剂等组成，催化糊剂由聚丙烯酸水溶液、水溶性丙烯酸酯、水及促进剂等组成。

2. 凝固反应

(1) 光固化玻璃离子水门汀：该水门汀是一种双重固化材料，固化机制涉及传统玻璃离子水门汀的酸碱反应和光固化树脂的自由基聚合反应，但是酸碱反应速度较慢。粉液混合时，酸碱反应即开始，当对混合物进行光照固化时，水门汀的树脂部分立刻进行光引发的自由基聚合。快速的固化可以通过光活化机制，促发 HEMA 的聚合，而对于共聚物载异量分子聚合物材料，可促进甲基丙烯酸盐附属物的交联反应。一旦混合，材料在光照条件下仅30 秒后硬固。如果不接触光，材料有可能在 15 分钟左右固化。光活性固化反应显著优于铝盐桥的形成。因此，聚合后的水门汀内部的酸碱反应仍然持续一段时间。这些材料在共聚过程完成后，将会通过一段时间的酸碱反应持续固化。

(2) 化学固化玻璃离子水门汀：该水门汀也是双重固化材料，固化机制也涉及传统玻璃离子水门汀的酸碱反应和氧化还原引发树脂的自由基聚合反应。粉液或双糊剂混合时，酸碱反应和氧化还原引发的聚合反应即开始，两种固化反应基本上同时开始进行，酸碱反应持续较长时间。

3. 性能

(1) 粘接性能：该水门汀由于含有树脂成分，因此，对牙体组织及复合树脂的粘接强度高于传统玻璃离子水门汀。光固化玻璃离子水门汀与牙釉质的粘接强度可达 8～14MPa，与牙本质的粘接强度可达 3.5～5.0MPa，使用表面处理剂后，与牙釉质的粘接强度可达10.0MPa，与牙本质的粘接强度可达 7.5MPa。另一方面，粘接作用受水的影响较大，有水存在时，粘接性能降低，粘接面受到污染粘接性能也会下降。

(2) 色泽：树脂增强玻璃离子水门汀的半透明性优于传统型玻璃离子水门汀，这是因为树脂增强玻璃离子水门汀液剂中的单体的折光指数与粉剂相近，所以特别适用于前牙的充填修复及与复合树脂联合用作充填修复。

(3) 理化性能

1) 固化性能：光固化玻璃离子水门汀具有较高的早期强度和固化的可控性。光固化深度是有限的，通常为 1～2mm。化学固化玻璃离子水门汀固化时间为 2～5 分钟，水对它的凝固影响亦较小，该水门汀也具有较高的早期强度。

2) 强度：该水门汀抗压缩强度较大，24 小时后抗压缩强度可达 170～250MPa，但固化收缩率较传统玻璃离子水门汀大。由于含有树脂成分，树脂成分可提供额外的抗拉力，它的拉伸强度大于传统玻璃离子水门汀，并且树脂增强玻璃离子水门汀受干燥影响小。

3) 溶解性和吸水性：树脂增强玻璃离子水门汀因为树脂成分的存在其溶解率较小，为0.03%～0.1%。聚合反应使材料早期强度迅速增加，对潮湿的敏感性低，无需涂保护层。

(4) 防龋性能：树脂改性玻璃离子水门汀具有一定的防龋能力。氟离子的释放一般无明显的高峰期，氟离子释放量也较小，释放最大量在 1 周，2 周后快速减少，然后维持稳定。

(5) 生物学性能：树脂增强玻璃离子水门汀液剂中聚羧酸的含量较传统玻璃离子水门汀液剂中少，因此它对牙髓的刺激性小于传统玻璃离子水门汀，但对牙髓仍有一定的刺激性。

4. 应用　光固化玻璃离子水门汀具有较好的美学性能及含有树脂成分，特别适合于前牙的充填修复及与复合树脂联合用作充填修复。树脂增强玻璃离子水门汀被用作直接充填材料或者放置于复合体、银汞以及瓷修复体下方的垫底材料。当与复合树脂结合使用，没有必要酸蚀该水门汀表面，在垫底和复合树脂之间可获得很强的粘接力。

以上材料的组成成分和性质存在很大的差异。不同树脂改良玻璃离子水门汀相互之间由于结合的树脂成分的量、类型的不同以及固化机制的不同而导致性能差异。成分优化配方的树脂增强玻璃离子水门汀性能更加优异，现在得到广泛应用。因此，临床医师要熟悉每一种产品的性能特点和使用方法。

四、氧化锌丁香酚水门汀

氧化锌丁香酚水门汀（zinc oxide-eugenol cement, ZOE）是临床广泛应用的一种水门汀，大多数以氧化锌和丁香酚为主要成分，也有一些不含丁香酚的氧化锌水门汀。

按照用途，我国医药行业标准将氧化锌丁香酚水门汀分为Ⅰ～Ⅳ4种类型：Ⅰ型为暂时粘接用水门汀，用于粘接强度不能太高，方便取下修复体的情况；Ⅱ型为永久粘接用水门汀，粘接强度高，溶解率小；Ⅲ型为垫底和暂时充填用水门汀，要求要有一定强度；Ⅳ型为洞衬用水门汀。各型之间除少量增强剂和改性剂不同外，其余均是以氧化锌为主要成分的粉剂，以适应不同的临床需要。

（一）组成

根据组成氧化锌丁香酚可分为普通型氧化锌丁香酚水门汀、增强型氧化锌丁香酚水门汀和氧化锌非丁香酚水门汀。

1. 普通型氧化锌丁香酚水门汀　即通常使用的氧化锌丁香酚水门汀。

普通型氧化锌丁香酚水门汀的组成

成分		含量 /wt%	作用
粉剂	氧化锌	69	基质，有收敛和消毒作用
	松脂	29	增加黏性与韧性，减少脆性
	硬脂酸锌	1	增塑剂，加速固化
	醋酸锌	1	加速固化，增加强度，缩短凝固时间
液剂	丁香油	85	主要是丁香酚，与氧化锌反应
	橄榄油	15	增加黏性与韧性

氧化锌是粉剂的主要活性成分，能与液剂中的丁香酚反应，硬脂酸锌和醋酸锌能加速此反应。橄榄油可遮盖丁香油的气味和调节黏稠度。游离的丁香油对牙髓有安抚作用，可以减轻由于水门汀抗菌作用而导致的疼痛。但是，氧化锌丁香油水门汀与牙髓直接接触时会对牙髓产生轻微的刺激性，因此在牙髓暴露时不能使用。

氧化锌丁香油水门汀有慢速固化和快速固化两种，慢速固化氧化锌丁香油水门汀常用于根管的封闭，而快速固化型主要用于牙周塞治剂。

2. 增强型氧化锌丁香酚水门汀　增强型氧化锌丁香酚水门汀属于Ⅱ型水门汀，为了解决普通型氧化锌丁香油水门汀的缺点，氧化锌丁香油水门汀的改进型被开发出来。开发改进型的目的是提高抗压缩强度和降低溶解性。

（1）聚合物增强型氧化锌丁香酚水门汀：在普通型水门汀的粉剂中加入10%～40%树脂，如聚甲基丙烯酸甲酯（PMMA）、聚苯乙烯、聚碳酸酯或松香。加入树脂可以将抗压强度提高到40MPa，并且获得了比单纯氧化锌丁香油水门汀更低的溶解性。此水门汀可用作垫底或衬里材料及用作临时充填材料。

（2）乙氧基苯甲酸（EBA）增强型氧化锌丁香酚水门汀：由白色粉剂和粉红色液剂组成。粉剂由氧化锌（60%～75%）、熔融石英或氧化铝（20%～35%）和氢化松香（6%）组成。液剂是由 37% 丁香油和 63% EBA 组成。EBA 可以促进晶体结构的形成，使固化后的材料具有更高的强度。加入以上添加剂和调节剂，可以将抗压强度提高至 60MPa，而溶解性大大降低。EBA 增强型氧化锌丁香酚水门汀适合作为衬里材料和临时充填材料。

3. 氧化锌非丁香酚水门汀　属于 I 型水门汀。粉剂与普通型氧化锌丁香酚水门汀的粉剂相同，液剂由丁香酸酯或正 - 己基香兰酸酯溶于邻 - 乙氧基苯甲酸中构成，不含丁香酚。丁香酚是一种自由基聚合阻聚剂，在复合树脂充填物下用含丁香酚的水门汀衬层及垫底时，将影响树脂的固化，而氧化锌非丁香酚水门汀则不影响复合树脂的固化。

（二）凝固反应

粉液调和后，粉剂中氧化锌解离出的 Zn^{2+} 能够和液剂中的丁香酚发生螯合反应生成固体的丁香酸锌螯合物。固化的水门汀由无定形的丁香酸锌基质组成，其中包裹了未反应的氧化锌颗粒或未反应的丁香酚。氧化锌解离速度太慢，加入微量的水和强电解质醋酸锌能够加快解离出 Zn^{2+}，加速反应进行。临床使用时，不必将组织面完全干燥，适当的湿度有利于水门汀的固化，可用小棉球蘸水加压成型。

（三）性能

1. 粘接性能　主要是机械嵌合力，对牙齿应组织粘接强度较低。

2. 理化性能

（1）凝固时间：粉液调和后在口腔内 3～8 分钟固化。凝固时间与下列因素有关：①粉剂的粒度越细，凝固越快；②粉多液少，凝固时间短；③温度越高，凝固速度越快；④水分对氧化锌丁香酚水门汀的凝固非常重要，少量水分能加速其凝固，因此口腔潮湿的环境能加快氧化锌丁香酚水门汀的凝固。虽然粉液比可调节凝固时间，但会影响固化后水门汀的强度。

（2）强度：压缩强度因不同类型而不同，总的来说，氧化锌丁香酚水门汀强度较低，垫底和暂时充填用水门汀的压缩强度在 25～35MPa 范围内，聚合物增强型为 38MPa，它们不足以承受咀嚼力，同时它的弹性模量也较低（0.5～3GP），因此用它作垫底时厚度应小于 0.5mm。

（3）传导性：该材料不导热、不导电，导热系数近似于牙本质，并有 X 线阻射作用。

（4）溶解性：氧化锌丁香油水门汀易溶于水和唾液，在水中 24h 的溶解率为 1.5%，长期与唾液长时间接触将被逐渐溶解破坏，故不能作为永久充填材料。

3. 生物学性能　该水门汀 pH 为 7～8，对牙髓组织刺激较小，对炎症牙髓具有一定的镇痛、安抚、抗炎作用，接触牙髓可以起局限性慢性炎症反应，但牙髓中炎症细胞较少。游离的丁香酚具有一定的抗菌作用，可抑制细菌的侵入，但丁香酚可能是潜在的过敏原。能促进形成修复性牙本质。

（四）应用

1. 应用范围　①垫底：常作为深龋洞充填时双层垫底的底层材料，用于磷酸锌水门汀的下方，隔热传导性好，似牙本质。丁香酚对自由基聚合的材料有阻聚作用，故使用粘接剂或树脂类材料充填时，应选用其他衬层材料或不含丁香酚氧化锌水门汀；②根管充填：可单独或与牙胶尖、银尖等一起作为根管封闭剂使用；③暂时粘接：氧化锌丁香油水门汀广泛应用于临时冠桥及永久修复体的暂时性粘接；④暂时性修复：增强型氧化锌丁香油水门汀有足够的强度，可用作临时充填材料；⑤牙周术后的辅料：加入纤维素、鞣酸和花生油等调和可用于牙槽外科或牙周组织手术后的塞治剂，可缓解术区组织的疼痛，促进上皮生长，防止肉芽过度生长。

2. 注意事项　临床使用时取适量粉液分别置于清洁消毒的玻璃板上，用水门汀调拌刀将粉加入液中，采用旋转调和法加入粉液调和，逐渐调至膏状或所需的稠度为止，粉液比一般为(4～6g)：1mL。通常粘接用的稠度较稀，以可拉丝为佳，垫底用的稠度较大。

氧化锌非丁香酚水门汀一般为双糊剂体系，使用时挤取相等长度的每一组分并混合成均匀调和物。

五、氢氧化钙水门汀

氢氧化钙水门汀（calcium hydroxide cement）是临床上常用的盖髓及垫底材料。传统的氢氧化钙制剂是由氢氧化钙粉和蒸馏水、无菌生理盐水或甲基纤维素调成糊剂而成，无硬化性，结构松散而不易充填，且操作不方便。现常用双糊剂型、光固化型等，操作方便。

（一）组成

1. 粉剂型

粉：氢氧化钙，氧化锌，二氧化钛，硫酸钡，硬脂酸锌。

液：水杨酸1,3-丁二醇酯。

2. 双糊剂型

基质糊剂：氢氧化钙50.0g，氧化锌19.0g，硬脂酸锌0.3g，N-乙基对甲苯磺酰胺39g。

催化糊剂：二氧化钛45.0g，钨酸钙15.0g，水杨酸单乙二醇酯39.1g。

3. 光固化型　氢氧化钙基底料由分散于二甲基丙烯酸聚氨酯树脂中的氢氧化钙和硫酸钡组成。

氢氧化钙是材料的活性成分，呈碱性，具有抑菌和促进牙本质中钙沉积作用，氧化锌具有消毒收敛作用，二氧化钛是惰性填料，硬脂酸锌是固化反应加速剂，钨酸钙具有X线阻射能力。N-乙基对甲苯磺酰胺是基质糊剂的赋形剂，水杨酸单乙二醇酯是反应螯合剂。

（二）凝固反应

基质糊剂与催化糊剂混合后，$Ca(OH)_2$ 解离出 Ca^{2+}，一个 Ca^{2+} 能与两个水杨酸单乙二醇酯形成螯合键，形成不溶性螯合物而凝固，并包裹过量未反应的 $Ca(OH)_2$ 粉末及其他成分。在微量水分及潮湿环境中，加速其凝固反应。

（三）性能

1. 理化性能

（1）固化时间：一般为3～5分钟，在口腔潮湿环境中加速其凝固。

（2）强度：在开始调和的10分钟内，抗压强度约为10MPa，而在调和后24小时抗压强度达到20MPa；由于强度低，故只能用作低强度垫底。垫底时还需要做第二层垫底，并且不能太厚，以免影响充填修复体的整体强度。

（3）溶解性：易溶于水、唾液，在蒸馏水中浸泡24h溶解率为0.4%～7.8%，浸入水中1个月，溶解度为28%～35%，浸入水中3个月，溶解度为32%～48%，所以在临床会出现已垫底的氢氧化钙逐渐溶解消失的现象。

（4）抗菌性：该材料具有强碱性、杀菌和抑菌作用，可杀死及抑制龋洞中残留的细菌。

2. 生物学性能　当牙髓暴露或接近髓腔时，该材料可减轻牙髓激惹症状，促进继发性牙本质的形成，促进洞底钙化，有护髓和盖髓作用。

（四）应用

1. 应用范围　特别适用于深龋直接盖髓和间接盖髓，根尖尚未发育完成的年轻恒牙的根管诱导成形充填。

2. 注意事项　临床上根据不同的产品应选择不同的操作方法。双糊剂型调和比（体积）为1:1。为提高凝固速度，可事先将调拌刀弄潮，但不要有过多的水，以免凝固太快。

小　结

　　水门汀在口腔临床具有广泛的应用，如粘接各种固定修复体、窝洞垫底、充填修复等，因此要掌握常用水门汀的性能特点及应用中的注意事项。在临床工作中学会正确选择水门汀。使用水门汀时正确的调拌比例和方法是材料性能保证的前提。

思考题

1. 简述各类水门汀的性能特点。
2. 影响各类水门汀的固化时间和强度的因素有哪些？
3. 玻璃离子水门汀在充填后为什么需要涂防护漆？

第三节　银汞合金

学习目标

　　1. 掌握：低铜和高铜银汞合金的性能特点及影响性能的临床操作因素，为临床选择及应用奠定基础。

　　2. 熟悉：低铜和高铜银汞合金的组成和固化反应，汞的污染与防护。

　　银汞合金（amalgam）是汞与由银、锡、铜（有时加入少量锌）组成的合金粉发生反应生成的一种特殊的合金。汞在室温下为液体状态，能与许多固体状态的金属粉末经调和后形成合金。汞与其他金属形成合金的过程称为汞齐化（amalgamation）。

　　银汞合金具有优良的性能，过去被广泛应用于口腔临床。但因其颜色与牙体颜色不一致，与牙体组织无粘接性，要求窝洞具有良好的固位形以及汞的防护等问题限制了它的使用，目前较少使用，偶用于后牙的充填。

一、组成

银汞合金由银合金粉与汞组成。根据包装不同分为胶囊型及粉液型。

（一）银合金粉

银合金粉按组成不同分为低铜银合金粉和高铜银合金粉。按粉粒的形状又分为屑型和球形银合金粉。我国的国家标准 GB9935—1988 银合金粉规定金属元素含量为：银≥40%、锡≤32%、铜≤30%、锌≤2%，其他非贵金属总含量不超过 0.1%。

如锌含量小于 0.01%，称为无锌银汞合金；超过 0.01%，称为含锌银汞合金。

1. 低铜银合金粉　主要由银 67%～74%、锡 25%～27%、铜 0～6%、锌 0～2% 组成，其中铜含量不超过 6%。

2. 高铜银合金粉　可分为两类，即混合型银合金粉和单一组成型银合金粉。两者铜的含量均大于 6%，范围为 6%～30%。由于增加了铜含量，减少了银含量，使银汞合金既提高了强度又降低了成本。

（二）汞

汞是银白色液状金属，是制成银汞合金的主要成分之一。要求纯度高，若混入不纯物质或储藏期间表面氧化等则不应使用。

调制银汞合金时汞和银合金粉的配比必须精确，一般按质量比 1 : 1。

二、固化反应

（一）低铜银汞合金的固化反应

银合金粉末主要是 Ag_3Sn，称为 γ 相。固化主要是与汞的反应，粉末与汞接触时，Ag_3Sn 吸收汞形成 Ag_2Hg_3，称为 $γ_1$ 相。很快 Sn 与 Hg 反应形成金属间化合物 Sn_7Hg，称为 $γ_2$ 相。如此反复进行，直至汞用完。低铜银汞合金的反应式如下：

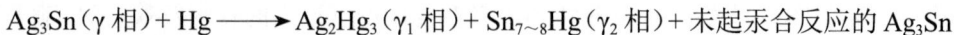

$$Ag_3Sn（γ 相）+ Hg \longrightarrow Ag_2Hg_3（γ_1 相）+ Sn_{7\sim8}Hg（γ_2 相）+ 未起汞合反应的 Ag_3Sn$$

凝固后的银汞合金中，残余的 γ 相强度最高，$γ_1$ 相次之，$γ_2$ 相最低。$γ_2$ 相的耐腐蚀性最低，蠕变也较大，因此减少和消除合金中的 $γ_2$ 相是提高提高银汞合金性能的关键。

（二）高铜银汞合金的固化反应

1. 混合型高铜银汞合金　混合型高铜银合金粉与汞反应式如下：

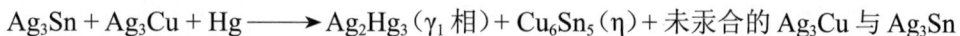

$$Ag_3Sn + Ag_3Cu + Hg \longrightarrow Ag_2Hg_3（γ_1 相）+ Cu_6Sn_5（η）+ 未汞合的 Ag_3Cu 与 Ag_3Sn$$

2. 单组分高铜银汞合金　单组分高铜银合金粉与汞反应式如下：

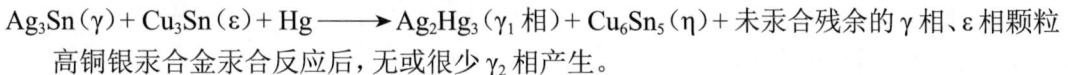

$$Ag_3Sn（γ）+ Cu_3Sn（ε）+ Hg \longrightarrow Ag_2Hg_3（γ_1 相）+ Cu_6Sn_5（η）+ 未汞合残余的 γ 相、ε 相颗粒$$

高铜银汞合金汞合反应后，无或很少 $γ_2$ 相产生。

三、性能

（一）强度

银汞合金初步凝固后其强度随时间延长而逐渐增加，24 小时后强度变化较小（图 3-1），一周后基本达到最大。充填压力大，合金固化后抗压强度也大。充分凝固后的银汞合金质地坚硬，脆性较大，其压缩强度比拉伸强度大得多。银汞合金充填后 24 小时内不能咀嚼食物。

（二）尺寸变化

我国国家标准 GB9935—1988 规定银汞合金在 24 小时后的尺寸变化范围为 −0.1%～+0.2%。一般来说，在调和后 30 分钟显示收缩，24 小时产生约 0.05%～0.1% 的膨胀，最终的尺寸变化是收缩的。含锌银汞合金在潮湿环境中表现出体积膨胀。

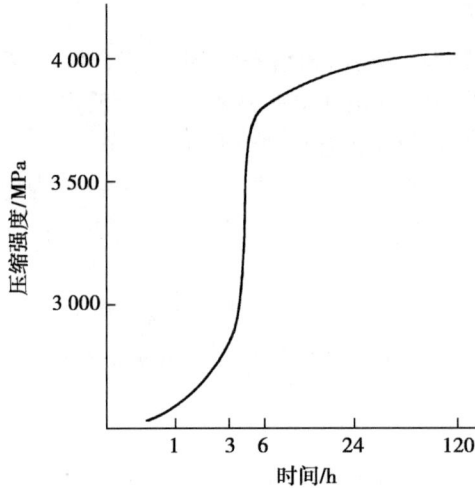

图3-1 银汞合金压缩强度与时间变化关系

(三) 蠕变

蠕变是指材料在较小恒应力的作用下,应变(即塑性形变)随时间不断增加的现象。银汞合金在咀嚼压力的作用下会产生蠕变。蠕变值大,则强度较差。我国 GB9935—1988 标准规定银汞合金的蠕变值不超过 3.0%。

(四) 耐热性

银汞合金在充填后的耐热性较差。固化的银汞合金加热到 60~80℃ 则汞游离,冷却时汞消失。因此,牙体有银汞合金充填的患者在食用温度过高的食物及饮料时,存在汞的溶出。

(五) 腐蚀性

固化后的银汞合金由 γ、$γ_1$、$γ_2$ 等相组成。因各相电极电位不同,在口腔唾液中容易发生电化学腐蚀。$γ_2$ 相更易氧化而被腐蚀,同时析出锡离子,在边缘形成腐蚀产物。高铜银汞合金的耐腐蚀性能好,这与 $γ_2$ 相的消除有关。

(六) 可塑性

调和好的银汞合金为膏状物,表面呈银灰色,在 15~20 分钟内可塑性较大,可塑成任何形状,20 分钟后可塑性逐渐减小。

(七) 传导性

固化后的银汞合金具有金属的特性,为热和电的良导体。因此在对深的窝洞充填时,必须先垫底,再做银汞合金充填。

(八) 毒性

近年来关于银汞合金的生物安全性有较大的争议,1997 年世界卫生组织在广泛调查的基础,针对银汞合金的生物安全性发表声明,认为银汞合虽然在局部可导致极个别人过敏反应,但发生率小于 1%,对牙髓和牙龈的毒副作用更为罕见,银汞合金充填物中残余的汞导致患者中毒的风险极低。因此,世界卫生组织认为,用银汞合金充填修复牙齿缺损是安全的。但是,长期接触未凝固银汞合金的口腔科医生,如果未采取有效的防护措施,在健康方面将面临潜在的危险。

四、应用

过去银汞合金充填物采用专用研钵和研棒进行研磨混合,近年来多用银汞调和器进行调和。粉与汞的调和比例应按厂商说明进行,一般为质量比1:1。如用胶囊包装,可按需选择一定规格的胶囊,置于银汞调和器中进行调和,由于胶囊中的银合金粉与汞的量已配备好,所以使用方便,防护效果更好。

银汞合金的力学性能较好,但是颜色灰黑,因此主要用于后牙涉及𬌗面的牙齿缺损的充填修复,也可用于制作桩核及根尖倒充填。

五、防护

由于汞对人体有害,临床应用时应注意防护。

1. 汞应保存在坚固的容器中,最好采用胶囊包装。

2. 调和银汞合金应在密闭情况下进行,可将银汞调和器置入银汞防护箱内加强防护。

3. 在良好换气环境中进行操作。

4. 污染的地面或器械可用10%漂白粉或5%~10%三氯化铁溶液喷洒或冲洗。

5. 从口腔内清除的银汞合金碎屑应保存在装有水或废弃的X线定影液中,以防止汞蒸汽逸出。

6. 银汞合金磨削时应保证喷水,避免对银汞合金加热,造成汞游离。

7. 定期测定治疗室空气中汞的含量,我国规定允许汞蒸汽最高浓度为 $0.01mg/m^3$。

8. 对医务人员加强培训及定期测定体内的汞蓄积量。工作时应穿好工作服;戴帽子、口罩、手套等。

小 结

银汞合金是一种特殊的合金,由银合金粉与汞在室温下混合后形成的坚硬合金。根据铜的含量不同分为低铜银汞合金和高铜银汞合金。银汞合金具有较高的抗压缩强度,固化后体积发生收缩,但含锌银汞合金在潮湿的口腔环境中表现出体积膨胀。银汞合金蠕变值大,易出现边缘缺陷,导致充填修复体失败。银汞合金本身无粘接性,故而需磨除一定的牙齿组织,属良导体,充填时需垫底隔绝外界刺激。由于颜色灰黑,主要用于后牙充填修复。

(田 硕)

思考题

1. 银合金粉由哪些元素组成?各组成元素的作用是什么?

2. 银汞合金在应用时如何防护?

第四节　复合树脂

> **学习目标**
>
> 1. 掌握：复合树脂的固化特性、性能特点及临床应用方法。
> 2. 熟悉：复合树脂材料的分类和固化原理。
> 3. 了解：复合树脂的组成和作用。

　　复合树脂（composite resin）是属于树脂基复合材料（resin-based composite materials），是一类以可聚合树脂为主体和经过表面处理的无机填料（inorganic filler）以及引发体系（initiating system 构成的牙体修复材料。它起源于 20 世纪 50 年代，因其美观性好、操作简单、生物相容性好等优点，广泛用于各类牙体缺损的直接和间接修复。

一、组成和分类

（一）组成

　　复合树脂主要由树脂基质、稀释剂、无机填料、引发体系、阻聚剂、着色剂等组成。复合树脂的基本组成见表 3-3。

表 3-3　复合树脂的基本组成和作用

组分	组成	作用
树脂基质	多官能团甲基丙烯酸酯单体	赋予可塑性、固化特性和强度
稀释剂	低黏度的甲基丙烯酸酯类稀释性单体	降低黏度
无机填料	石英、玻璃粉	增加强度和耐磨性
引发体系	过氧化物＋叔胺（用于化学固化），樟脑醌＋叔胺（用于可见光固化）	引发单体聚合固化
阻聚剂	酚类，如对苯二酚	保证有效使用期
着色剂	钛白、铬黄	赋予天然牙色泽

　　1. 树脂基质（resin matrix）　树脂基质是复合树脂可聚合部分的主体，树脂基质绝大多数是含多官能团的甲基丙烯酸酯类树脂，其分子两端有可聚合的烯键。常用的树脂基质有：双酚 A- 二甲基丙烯酸缩水甘油酯（bisphenol A diglycidyl methacrylate，Bis-GMA）、二甲基丙烯酸二异氰酸酯（urethane dimethacrylate，UDMA），主要作用是赋予材料的固化特性，并将复合树脂的各组成成分聚集在一起，是决定复合树脂物理、力学性能的主要成分。其含量为 15%～50% 质量分数。

　　其分子结构通式可表示为：

$$CH_2=C-COO-R-OOC-C=CH_2$$
$$\qquad\ |\qquad\qquad\qquad\qquad\ |$$
$$\qquad CH_3\qquad\qquad\qquad CH_3$$

　　式中 R 代表有机基团，树脂基质应用最多的是双酚 A 双甲基丙烯酸缩水甘油酯，氨基甲酸酯双甲基丙烯酸酯等单体。树脂基质将无机填料等组分结合起来形成可塑型的糊剂，从而赋予材料良好的操作性。进一步通过交联反应由糊状物变成不溶的坚硬固体，使复合树脂具有优良的物理化学性能。但目前所采用的甲基丙烯酸酯单体在固化时所发生的聚合收缩（polymerization shrinkage）是复合树脂的一大缺陷。

2. 稀释剂　由于基质树脂黏度较大，为了降低黏度，以便加入较多的无机填料，需要加入低黏度稀释单体（diluent monomer）。常用的稀释剂有甲基丙烯酸酯类稀释性单体。

3. 无机填料　复合树脂含有35%～85%无机填料，填料的主要作用是提高材料的物理、力学性能，增加耐磨性，并减少树脂的聚合收缩、减小线性膨胀系数，某些填料还具有遮色和X线阻射的作用。无机填料的种类、所占的体积分数、粒度大小和分布、折射率、X线阻射性以及硬度等因素对复合树脂的物理力学性能和临床应用有重要影响。

（1）填料的种类：最常用的填料主要是石英（quartz）粉、气相二氧化硅（colloidal silica），以及含有钡、锶、锆的玻璃粉。加入石英可显著降低材料的线胀系数，加入钡、锶玻璃粉，赋予X线阻射作用，便于临床观察。为了使复合树脂具有天然牙的半透明性，填料与树脂基质的折射率应互相匹配。常用的树脂基质如Bis-GMA和双甲基丙烯酸三甘油醇酯（TEGDMA）的折射率为1.46～1.55，而多数作为填料的石英和玻璃粉的折射率为1.5，因而可获得天然牙的半透明性。纤维和晶须等材料以自身具有优越的力学性能，作为填料能给复合树脂较为理想的性能。以纤维为填料的复合树脂材料，具有低密度、高强度、高模量以及耐腐蚀的优点。晶须是近些年来被开发的新型填料，它作为增强材料时显出优异的力学性能，有着良好的应用前景。

（2）填料的含量：为了获得良好的物理力学性能，复合树脂中应含有尽可能多的无机填料，通常占35%～85%质量分数或20%～70%体积分数。填料在树脂基质中的加入量主要受填料的表面积和粒度的影响。填料越细，表面积越大，加入量就越少。如气相二氧化硅，其表面积为50～300m²/g，即使加入少量也可使树脂变得很黏稠，通常在树脂中加入5%以下的气相二氧化硅以调节树脂糊剂的稠度。填料粒度的分布对加入量也有影响。较宽的粒度分布能有效地减少填料颗粒之间的空间，从而确保加入尽量多的填料。根据不同的种类，填料粒度分布从0.04μm到100.0μm不等。

无机填料形状是多种多样的，一般大颗粒填料及超细填料为不规则形状，超微填料为圆形，有些填料为纤维状。无机填料形状对复合树脂材料耐磨性及操作性有很大影响，而其粒度大小对色泽、抛光、固化深度也有重要影响。

近年来研制了一些具有一定固位力外形的无机填料应用于复合树脂材料中，这些填料表面有许多凹陷和凸起，能与复合树脂形成牢固的机械结合力，大大提高了树脂的长期耐磨性。

（3）填料的表面处理：无机填料与树脂基质是两种截然不同的物质，其力学性能也相差较大。当将未经表面处理的无机填料与树脂基质混合，所形成的复合树脂的力学性能较差，这是因为填料与树脂基质之间在界面处无结合力。为了提高填料与树脂的结合力，常用硅烷偶联剂（coupling agent）包覆填料的表面，偶联剂分子的一端能与填料表面的硅氧基团反应形成化学结合，另一端有机基团又能与树脂聚合，这样可以使树脂基质与填料形成一个整体，使应力能够从塑性的聚合物传递到刚性的无机填料。目前，最常用的偶联剂是γ-甲基丙烯酰氧丙基三甲氧基硅烷（γ-MPS），简称KH-570。

4. 固化引发体系（initiator of polymerization）

（1）氧化还原引发体系：化学固化复合树脂修复材料一般由氧化还原引发体系引发固化，常用的引发剂（氧化剂）为过氧化苯甲酰，促进剂（还原剂）为叔胺类化合物，如N,N-二羟乙基对甲苯胺(DHET)。

(2)光固化引发体系:由光敏剂(引发剂)和促进剂组成,常用的光敏剂是樟脑醌,促进剂有甲基丙烯酸二甲氨基乙酯等。

(3)热引发体系:热引发剂为过氧化苯甲酰。

5. 其他成分

(1)阻聚剂:为了防止复合树脂在使用前发生自身聚合,常在树脂中加入微量阻聚剂,常用的阻聚剂为酚类化合物。

(2)紫外线吸收剂:高分子材料在阳光特别是在紫外线的照射和氧的作用下,会发生迅速老化变性的现象称为高分子材料的光氧老化。光氧老化的结果,使材料的强度下降,光泽、颜色改变。UV9、UV327具有吸收紫外线的作用,能将紫外线的能量转变成无害能释放,延缓高分子材料老化变性的过程。

(3)颜料:为获得复合树脂与天然牙颜色相匹配,需要在复合树脂中加入一定的着色剂和遮色剂。如钛白、氧化铝、铬黄等。

(二)分类

1. 按国际标准分类　复合树脂有多种分类方法。国际标准和我国医药行业标准将复合树脂修复材料分为2型:Ⅰ型用于涉及牙齿殆面修复的材料,又称后牙复合树脂。常用的多为混合填料型复合树脂。Ⅱ型用于除殆面修复以外牙齿其他部位修复的材料,包括用于前牙的复合树脂和前、后牙通用型复合树脂。每型又分为3类:Ⅰ类为化学固化(chemical curing)材料(即自凝固化),Ⅱ类为通过外部能源(如蓝光、热)固化的材料,Ⅲ类为双重固化(dual curing)材料,即既可以自凝固化,又可通过外部能源固化。

2. 按无机填料的大小分类

(1)超微填料复合树脂:超微填料(microfiller)的初级粒子平均粒径为 0.04μm,但由于超微填料初级粒子表面能很高,它们相互黏附、聚集成疏松的网链状的次级粒子,粒径 0.4~0.7μm。次级粒子具有巨大的表面积,将这种填料加入树脂基质中,增稠作用极大,因此,填料的加入量受到限制,添加量一般不超过 38%。

由于无机填料含量小,该种复合树脂的强度不高,弹性模量低,聚合收缩较大,吸水率也较大,也不具有射线阻射性。但是,这种复合树脂的透光性能、抛光性能及保持表面光滑性能极佳,而且耐磨耗性能较好。因为在抛光及磨耗过程中,超微填料磨损速度与树脂基质相近,而且填料颗粒因磨损、脱落形成的表面凹坑极小,小于可见光的波长,肉眼不可见。因此,超微填料复合树脂在打磨抛光及磨耗后能保持优良的光滑度。为了提高超微填料添加量,在材料加工中通过机械强力混合向树脂基质中加入较多的超微填料,形成非常黏稠的混合物,热压固化后通过机械方式将聚合物粉碎成 20~50μm 的预聚合(pre-polymerized)填料。将预聚合填料与超微填料按一定的比例添加到树脂基质中,制备出含有预聚合填料的复合树脂。通过此法可将超微填料的添加量提高到 50%,可明显提高超微填料复合树脂的力学性能,降低了聚合收缩和吸水率。

(2)混合填料复合树脂:此型复合树脂的填料由大颗粒填料(0.1~10μm)和少量超微填料混合组成。大颗粒填料的表面积小,增稠作用小,在树脂中的添加量较大。因此,混合填料型复合树脂的无机填料含量大,力学性能好,聚合收缩小。目前市售的复合树脂大多数采用混合填料。

根据大颗粒填料粒度的大小，混合填料复合树脂可分为细混合填料复合树脂、超细混合填料复合树脂及微混合填料复合树脂。细混合填料复合树脂的大颗粒填料粒度可达 $10\mu m$，超细混合填料复合树脂的大颗粒填料粒度不超过 $5.0\mu m$，微混合填料复合树脂的大颗粒填料粒度不超过 $3.0\mu m$。大颗粒填料粒度越小，复合树脂的抛光性能越好。粗糙的表面容易附着菌斑、色素，造成修复体着色。

超细混合填料复合树脂和微混合填料复合树脂不但具有良好的力学性能，也具有良好的抛光性能，能满足口腔多数牙齿缺损修复的基本要求，因此，这种复合树脂又称为通用型复合树脂，但是混合填料复合树脂不能长期保持表面光滑，表面磨损后变粗糙。

（3）纳米填料复合树脂：是以纳米填料为主体与复合树脂混合的复合材料。复合树脂中的纳米填料一般由单分散纳米粒子填料和纳米粒子团簇构成（见彩图 3-2），前者的粒度为 $5\sim75nm$，后者是由许多纳米无机粒子通过粒子接触点间紧密熔结而成的致密的二级粒子，粒度为 $0.6\sim1.4\mu m$，通过单分散纳米粒子与纳米粒子团簇的优化配比，可有效减少填料间的空隙，提高填料堆积密度，填料含量可达 79%。因此，纳米复合树脂聚合收缩较小，力学性能与混合填料型复合树脂相当，而且纳米粒子团簇上熔结的纳米颗粒在打磨、磨损过程中会磨损或脱落，形成的凹陷尺度小于光线波长，使表面保持平滑和光泽，显示出优异的抛光性能和保持表面光滑性能。纳米复合树脂在临床上常作为通用型复合树脂使用。

3. 根据临床修复过程分类

（1）直接修复复合树脂：用于牙齿缺损的直接充填修复，在口腔内进行固化。目前大多数复合树脂用于直接充填修复。由于口腔环境的限制，材料只能自凝固化或光固化，不能加热或加压，因此，材料的固化程度不高。

（2）间接修复复合树脂：临床上为了获得高强度、高密合度复合树脂修复体，常采用固化过程在体外光固化箱或热压聚合器内进行，可以多方向、长时间固化以及热压固化方式，所以固化程度更高，力学性能更好。主要用于制作嵌体及金属烤塑修复体等。

4. 根据固化方式分类

（1）化学固化复合树脂：又称为自凝（self-curing）复合树脂，为粉、液剂或双糊剂，其中一组分含有过氧化物引发剂（如 BPO），另一组分含有促进剂（如 DHET），使用时混合两组分，室温下 $2\sim5$ 分钟固化。该材料所含的芳香叔胺促进剂影响固化后材料的颜色稳定性，长时间后容易变黄。

（2）光固化（light-curing）复合树脂：其特点是单一糊剂不需调和，省时，使用方便，没有气泡，没有多余废边、废料，浪费少，产热仅为化学固化型的 $1/3\sim1/4$。固化后质地致密，但需要用光固化灯（curing light）照射固化，固化后的颜色稳定性好。目前临床应用的复合树脂大多数属于光固化复合树脂。

（3）双重固化（dual curing）复合树脂：通常为双糊剂型，材料中既含有氧化还原引发体系，又含有光引发体系，使用时需要混合两组分。该材料充填成形后可用光照即刻进行快速定形之后，材料内部继续进行氧化还原反应引发的自凝固化。该材料主要用于需要一次固化较深和体积较大的修复体，如制作冠核的复合树脂。

5. 按操作特性分类

（1）流动性复合树脂（flowable composite resin）：含无机填料较少，黏度小，因而固化后弹性模量较低,有良好的柔韧性,材料在受外力时呈现较好的流动性。应用时容易充填较小的窝洞及倒凹。

（2）可压实复合树脂(packable composites resin)：又称可充填型复合树脂,这类复合树脂含有较多的无机填料(70%～87%)。填料粒度分布宽,堆积密度大,填料间相互滑动的阻力大,充填压紧时材料不易从充填器周围挤出,容易压实,而且不易黏附器械,塑形后不易流淌变形,容易形成良好的后牙邻面接触点。主要用于后牙较大缺损的修复。

6. 按应用位分类

（1）前牙(anterior)复合树脂：该树脂具有优良的色泽、半透明性和抛光性能,以满足前牙的功能(见彩图 3-3)。超微填料复合树脂是一种前牙复合树脂。

（2）后牙(posterior)复合树脂：是指可用于后牙𬌗面较大缺损修复的材料,通常含有高达 90% 质量分数的填料,填料粒度在 0.1～10μm,分布范围广,堆积密度大。固化后具有较高的抗压强度、硬度、耐磨耗,能较好地承受咀嚼力,不易断裂,能维持修复体边缘的完整性。是一种可压实复合树脂。

（3）通用型(universal)复合树脂：大多为混合填料型复合树脂,特别是微混合填料复合树脂。由于填料细小,而且含量较大,因此,这种材料既具有较好的力学性能,也具有临床可接受的抛光性能,性能上兼顾了前牙修复和后牙修复的要求,能满足临床上的多数牙齿缺损的修复。

（4）冠核(core)复合树脂：该树脂通常含有大量无机填料,具有较高的强度,特别是压缩强度和弯曲强度,以满足桩冠修复的要求。为了更好地成形,冠核复合树脂通常为化学固化或双重固化。

（5）临时性冠桥(temporary crown bridge)复合树脂：该树脂用于制作临时性冠、桥、嵌体等修复体,通常为双组分的化学固化复合树脂,其填料含量较少,流动性较好。

7. 聚酸改性复合树脂(polyacid-modified composite resin)　又称为复合体,是一种复合树脂和玻璃离子水门汀的混合材料。

复合体具有长期释放氟离子的性能,但其释氟量小于玻璃离子水门汀,而且不同品牌的产品差异也较大。在充填牙齿后最初 1～2 周复合体释氟量较大,随后释氟量逐渐减少。口腔唾液的酸碱度明显影响复合体的释氟量。复合体在酸性唾液中能释放更多的氟离子。

聚酸改性复合树脂的力学性能介于复合树脂与玻璃离子水门汀之间,并有粘接性能,复合体本身对牙齿的粘接性低于玻璃离子水门汀,因此,复合体常需要与粘接剂联合应用。套装复合体产品一般均配有粘接系统。使用粘接剂后,复合体对牙釉质的粘接强度可达 18MPa,对牙本质的粘接强度可达 14MPa。由于树脂基质分子上有较多的亲水性基团,而且其进一步酸碱反应也需要水分,所以复合体的吸水性较大,在口腔内 6 个月后能吸收约自身体积 3% 的水分。复合体吸水后体积有轻微膨胀,可以部分抵消材料聚合引起的体积收缩,所以其修复体的边缘密合性优于复合树脂。

聚酸改性复合树脂一般用于低应力承受区域缺损的修复,如恒牙Ⅲ类洞、Ⅴ类洞、牙颈部缺损及根面龋修复,乳牙Ⅰ类洞及Ⅱ类洞修复,也可用作Ⅱ类洞的垫底材料。该材料特别适合于具有中等龋发生危险以上的患者。

8. 可切削树脂复合材料　可切削树脂复合材料,主要由陶瓷成分的填料和有机树脂基质组成,可将玻璃陶瓷优良的机械、美学性能与复合树脂的韧性结合起来,具有良好的生物相容性、机械加工性能、粘接性能、美学特性及与天然牙体组织相近的物理特性。目前临床应用较多的一类为瓷填料树脂,即在树脂基质中混合高比例的纳米无机填料。另一类为树脂渗透基质玻璃陶瓷,是将高分子树脂基质渗透进长石质陶瓷中交叉形成双重网状结构。

9. 纤维增强(fiber-reinforced)复合树脂　纤维增强性复合树脂是一种由可聚合的树脂和增强纤维组成的复合材料,在工业上称为玻璃钢。常用的增强纤维有玻璃纤维(glass fiber)、超高分子量聚乙烯纤维(ultra high molecular weight polyethylene fiber)及芳纶纤维(aramid fiber),其中玻璃纤维应用最为广泛。

纤维增强复合树脂的抗疲劳性能好,弯曲强度为192~386MPa,冲击强度为20kJ/m²,显著大于复合树脂,甚至大于金属烤瓷材料的弯曲强度。但其弯曲模量较低,在8.9~15.5GPa范围内,远低于金属烤瓷材料,因此,用纤维增强复合树脂材料制作较长的桥修复体,可能会对基牙产生扭力。

纤维增强复合树脂材料重量轻,美观、操作方便,可用于制作临时冠桥、半永久性冠桥、面导板、冠核、粘接桥等,也可用于修补义齿基托、松动牙齿的牙周夹板固定。

> **知识拓展**
>
> ### 初期龋渗透树脂
>
> 渗透树脂是一种低黏度树脂,主要由双酚A甲基丙烯酸缩水甘油酯、二甲基丙烯酸三甘醇酯、光引发剂和溶剂乙醇组成。渗透树脂可用于治疗早期牙釉质龋,其原理是通过虹吸作用使渗透树脂渗入龋损部位,进入表层下微孔,充填堵塞龋损部位,防止龋损进一步进展。代表产品有DMG的Icon渗透树脂。

二、固化原理、固化特性

(一)固化原理

以甲基丙烯酸树脂为基质的复合树脂的固化反应是活性自由基引发的聚合反应。聚合过程中经历了链引发、链增长及链终止阶段。

1. 热引发体系固化原理　引发剂分解是吸热反应。复合树脂的热引发剂为过氧化苯甲酰。过氧化苯甲酰加热至60~80℃时,会均裂成两个自由基,可引发单体活化及聚合固化。

2. 氧化还原引发体系固化原理　是通过有机过氧化物与还原剂(促进剂),如有机叔胺类物质N,N-二羟乙基对甲苯胺(简称DHET)组成氧化还原体系(redox system),这样可以降低引发剂的分解温度,使其在常温下引发聚合(俗称化学固化)。

化学固化复合树脂,由粉液型或双糊剂型,一组含氧化剂,另一组含还原剂,当两组分混合时,引发剂与还原剂发生氧化还原反应,产生活性自由基,引发聚合固化。常温下3~5分钟固化,同时产生聚合热。

3. 光固化引发体系固化原理　光敏剂在还原剂(促进剂)存在下受到特定波长的光照下吸收光量子后分解成自由基,而使树脂基质和稀释剂单体活化引发聚合。复合树脂最常用的光敏剂为樟脑醌,敏感波长为400~500nm。

（二）固化特性

1. **固化时间** 我国医药行业标准规定，室温下化学固化复合树脂的固化时间（setting time）在室温下不大于 5 分钟，不小于 90 秒。但受天气及调和比例的影响较大。气温高则固化快，气温低则固化慢。对于粉液型复合树脂修复材料，液多粉少固化慢，液少粉多固化快；对于双糊剂型复合树脂修复材料，促进糊剂比例大则固化快，基质糊剂比例大则固化慢。酚类制剂对其有阻聚合作用，因此，不能用酚类制剂的消毒药物和含酚的水门汀做基底料。

2. **光固化深度** 由于光线在材料透射中存在光线衰弱，树脂超过一定深度时，聚合度减小，聚合不全，树脂强度减弱，这一临界深度称为固化深度。光固化复合树脂修复材料固化深度有限，距离光源近的材料固化快。我国行业标准规定，照射 20 秒，光固化复合树脂的固化深度不应小于 1.5mm，大多数复合树脂的固化深度为 2.0～3.0mm。因此，较深窝洞的修复需要分层固化，每层通常不超过 2.0mm，大体积充填复合树脂的有效固化深度不低于 4.0mm。

影响固化深度的因素有材料的透明度、固化光源和操作条件等。不同的复合树脂修复材料，其透明度不同，差别较大。透明性越差，固化深度越小，延长照射时间可在一定程度上提高固化深度。光照距离与固化深度成反比。光源距离材料表面的距离应为 1～2mm。

3. **聚合程度** 复合树脂的单体光照后并非都能均发生聚合，仍有部分单体未能聚合，成为残留单体（residual monomer）。复合树脂的聚合程度通常用双键转化率表示。复合树脂的双键转化率通常为 55%～70%，间接修复复合树脂的双键转化率可达 80%。光固化复合树脂修复材料在光照聚合后的最初 10 分钟的固化程度占总固化程度的 70%，而且在停止光照后，固化仍可持续，在一个月时达到最大值。但是光固化复合树脂在空气中光照固化后，材料表面约 0.3～0.5mm 范围内出现固化不全，质地较软的结构层，称为厌氧层（oxygen inhibited layer）。是因为空气中的氧对复合树脂有阻聚作用，因此，在空气中固化的复合树脂的表面会出现固化不全层，若用透明塑料薄膜或型片覆盖树脂，则表面无厌氧层。

此外，许多影响复合树脂固化深度的因素都会影响聚合程度。

4. **聚合收缩** 复合树脂在固化过程中由可流动的糊剂固化成密度更大的固体时体积发生了收缩，称为聚合收缩（polymerization shrinkage）。聚合收缩的原因是，固化前树脂基质的分子间距离较大，树脂基质和稀释剂密度较低，固化后这些分子间形成了化学键，分子间距离缩短，密度增加导致宏观体积收缩。

不同树脂基质的聚合收缩率不同。以甲基丙烯酸树脂为基质的复合树脂的聚合收缩率一般为 1.5%～4.0%，以环氧树脂为基质的复合树脂的体积收缩率较小，可小于 1%。

复合树脂的体积收缩率取决于单位体积材料中发生聚合反应的官能团的数量，官能团数量越多，收缩率越大。使用大分子量的树脂基质和添加无机填料可有效减少单位体积材料内官能团的数量，进而减少体积收缩率。

复合树脂固化过程经历两个阶段。固化初期，由于聚合程度低，材料仍具有一定的流动性，可以通过充填物表面的凹陷来补偿体积的收缩。当固化到一定程度后，材料失去流动性，进一步的固化所致的体积收缩便会在树脂与牙齿界面间产生 7～13MPa 的收缩应力，这种应力是造成修复体边缘缝隙的重要原因，也是复合树脂的一个主要缺陷。

化学固化复合树脂固化时间较长，流动变形补偿体积收缩的效果较大，树脂固化过程中体积趋向修复体中心收缩（向心性收缩）。光固化复合树脂固化时间短，流动变形补偿体积收缩的效果较差。复合树脂在固化光源照射下，材料中的光引发剂首先在与光源接近的材料表面处引发聚合反应。由于聚合固化后的材料具有一定的强度,已不易发生变形,并会阻碍表层及其以下材料的收缩。此外,在光激照射方向上,表层的材料固化后,底部的材料仍然可以向上收缩。因此,与光源照射方向垂直的横向收缩量可能会小于光源照射方向的收缩量。光固化型复合树脂固化趋向光源方向(趋光性)。但是,应用酸蚀技术和粘接技术,树脂的收缩方向则趋向洞壁,因此,酸蚀技术和良好的粘接剂是提高修复体边缘密合性的关键。

另外,有研究表明,复合树脂的固化收缩量的大小与固化光源的种类有关,用高能氙灯光源照射产生的固化收缩量比卤素灯光源小。

三、性能

(一)力学性能

牙齿修复材料的力学性能,特别是弹性模量,应当尽量与牙齿硬组织的相同或相近,以便在受力时能与牙齿硬组织同步变形,避免两者结合界面产生应力。

复合树脂具有较好的力学性能,质地坚韧而不易脆裂折断。不同种类复合树脂的力学性能差异较大,同一种类不同品牌的复合树脂的力学性能也有差异。几种复合树脂的平均力学性能见表3-4。

表3-4 复合树脂的力学性能

性能	混合填料	超微填料	纳米填料	可压实性树脂	流动性树脂	牙釉质
弯曲强度 /MPa	100～160	70～110	100～155	85～130	60～100	80～110
弯曲模量 /GPa	8.0～13	3.6～6.9	7～11	8.0～15	2.6～5.0	120～150
压缩强度 /MPa	300～350	250～320	300～340	280～370	210～300	384
压缩模量 /GPa	5.5～8.3	2.6～4.8	5.0～7.8	5.8～9.0	2.6～5.9	30～50
径向拉伸强度 /MPa	50～70	30～50	50～65	40～65	33～48	10～40
断裂韧性 /MPa·m$^{1/2}$	1.5～2.2	0.5～1.3	1.4～2.1	1.5～2.3	—	0.7～1.1
努氏硬度 /MPa	500～600	250～350	450～600	500～600	—	3 430

材料的压缩强度和弯曲强度是表征材料抵抗咀嚼压力的重要指标,具有较高压缩强度和弯曲强度的材料,在口腔中能有更长的使用寿命。当修复材料比较薄时,弯曲强度尤为重要,材料弯曲强度高,就不易因局部受压而折断。复合树脂的弯曲弹性模量较低,其充填物受到较大咬合力时变形较大,容易破坏洞壁部位的结合,产生边缘微裂隙,并使洞缘牙釉质容易折裂。

复合树脂的力学性能受到其无机填料含量、填料与树脂基质的结合强度、填料颗粒粒度及其分布的影响。一般说来,填料越多,力学性能越高。

(二)耐磨耗性能

耐磨耗性能(wear resistance)是复合树脂的重要性能,也是复合树脂各种力学性能的综合表现。目前,复合树脂种类较多,各自的应用部位也不尽相同,它们的耐磨性能差异也较大。一般认为复合树脂的磨耗与树脂基质的磨损、老化降解、无机填料的水解、脱落等关系密切。填料与树脂基质间的结合,填料粒度、分布、形状及其含量,充填部位,受力大小,聚合程度也影响复合树脂的耐磨性。石英粉、锶玻璃、钡玻璃等是耐磨性较好填料。无机填料粒度越细，复合树脂的耐磨性越好，以超微二氧化硅为填料的复合树脂具有良好的耐磨性（图3-4，图3-5）。但是，这类材料因无机填料含量少，其他力学性能较差，聚合收缩也较大。为了提高无机填料与树脂基质的结合力，一些复合树脂采用具有固位力外形的无机填料。例如颗粒表面有许多突起或凹陷的无机填料，这些填料能与树脂基质形成良好的机械嵌合力，在磨耗过程中不易脱落，明显改变了复合树脂的耐磨性。

复合树脂修复体表面光滑程度也是影响耐磨性能的重要因素。在复合树脂表面应用封闭剂能提高表面光滑程度，明显降低磨损。

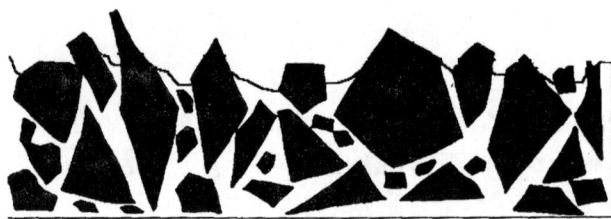

图3-4 粗颗粒填料磨损表面示意图

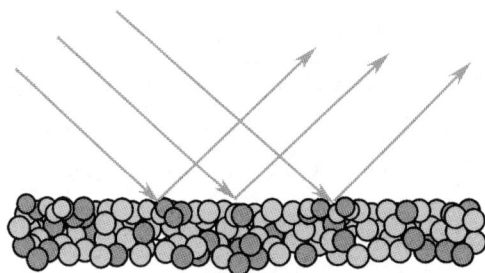

图3-5 超微填料磨损表面示意图

（三）热膨胀性能

复合树脂的线胀系数[$(14 \sim 50) \times 10^{-6}/K$]明显大于牙齿硬组织的[$(14 \sim 50) \times 10^{-6}/K$]，在口腔中遇到冰冷食物时，复合树脂充填物的收缩程度明显大于牙齿硬组织，就会在修复体与牙齿的结合界面上产生收缩应力，即使这种应力不大，但在口腔温度多变的环境中长期反复作用，就会使修复体与牙齿的结合发生疲劳破坏，造成边缘缝隙。

复合树脂线胀系数的大小与所含无机填料的含量有关。填料含量越多，材料的线胀系数越小。

（四）粘接性能

复合树脂本身黏稠度较大，在牙齿表面润湿性较差，因而复合树脂对牙齿的粘接性能较差，需要与粘接系统配合应用。

聚酸改性复合树脂因含有玻璃离子成分，具有一定的粘接性能，但对牙齿的粘接性低于玻璃离子水门汀。

（五）美学性能

复合树脂的审美性能通常指表面色泽、透明度、可抛光性和表面光洁度。前两者主要由着色剂和填料的类型决定,后两者取决于填料的粒度和抛光手段。

复合树脂在固化后都有近似于天然牙的色泽和半透明度。化学固化型色调单一,而可见光固化型有多种色泽可供患者选择。此外,化学固化型含有容易氧化变色的叔胺,长期使用后易导致树脂变色。而可见光固化型含有很少且较为稳定的胺活化剂,明显改善了树脂的色泽稳定性。然而,所有复合树脂在口腔中使用一段时间后都存在轻微的变色,主要原因是复合树脂被磨耗后表面变粗糙,易沉积菌斑、食物碎屑而着色。另一原因是复合树脂与牙体之间存在边缘裂缝,有色物沿边缘沉积,从而出现线条状染色。

复合树脂在固化后可进行磨改修整(finishing)和表面抛光(polishing),其修整和抛光效果与研磨器械和方法、树脂的种类有关。通常填料粒度越小,磨改抛光效果越好,表面光洁度和审美性越佳。超微型复合树脂中填料的粒度小于可见光波长,可形成超光滑的表面,常称为可抛光性材料。而填料颗粒较大的复合树脂难以获得光滑的表面,常称作不可抛光性材料。混合型复合树脂介于上述两者之间。此外,化学固化型复合树脂在两组分调和时易混入空气形成微小气泡,在打磨抛光后表面往往有许多微小凹陷,容易黏附色素,使修复体变色。光固化复合树脂因不需调和,其中混杂的空气极少,打磨抛光后表面更为光滑,不易黏附色素,美学性能更佳。

(六)边缘密合性

边缘密合性(marginal sealing)是指牙齿修复体与牙齿结合界面的密封性能,又称为边缘适合性(marginal adaptation)。在用复合树脂充填修复牙齿缺损时,修复体与牙齿的界面存在破坏界面结合的应力,主要是聚合收缩应力和冷收缩应力。当破坏应力大于界面结合力时,就会导致结合破坏,材料与牙齿硬组织间出现微小缝隙,形成微渗漏(microleakage),食物残渣、色素、细菌及其代谢产物能进入缝隙内,导致填充体边缘变色、术后敏感甚至继发龋。

显然,提高材料与牙齿间的结合力(例如应用粘接剂),或者减小结合界面材料的收缩应力可以改善边缘密合性。

(七)吸水性和溶解性

吸水性(water sorption)和溶解性(solubility)是反映复合树脂耐水解的重要指标。我国医药行业标准规定,复合树脂的 7 天吸水值应不大于 $40\mu g/mm^3$,7 天溶解值应不大于 $7.5\mu g/mm^3$,复合树脂吸水后容易使无机填料和有机树脂中可溶性成分析出,并可使有机树脂和无机填料间的化学键破坏,降低材料的强度和耐磨性能。影响复合树脂吸水率和溶解率的因素较多,其中有机树脂的含量是重要因素之一,有机树脂含量多,无机填料含量少,则吸水率大。复合树脂吸水后导致修复体膨胀,可抵消一部分聚合收缩,提高边缘密合性,但材料力学性能有所下降。一般复合树脂入水后 7 天即可达到吸水平衡。

复合树脂溶解性与填料种类和单体转化率有关。复合树脂的无机填料水解后可析出离子,含有重金属氧化物的玻璃粉(如钡、锶玻璃粉)较石英粉更易水解。复合树脂中的残余单体也会在水中缓慢析出,已聚合的树脂在水环境中也可能发生水解,成为小分子而析出。因此,填料和树脂基质的化学降解可以解释目前复合树脂有限的使用期。

(八)射线阻射性

大多复合树脂具有射线阻射性,以利于 X 线检查。含钡、锶、锆元素的无机填料可赋予复合树脂射线阻射性,而只含有二氧化硅填料的复合树脂则无射线阻射性。

（九）生物学性能

未固化的复合树脂含有多种化学物质，其中的有机物质有一定的细胞毒性，对某些人有致敏性。固化后复合树脂具有良好的生物相容性，可以安全地用于牙齿修复。但是，固化后的复合树脂仍有少量的残余单体，这些残余单体可以缓慢析出，在某些情况下对牙髓组织或牙龈产生刺激作用，因此，提高复合树脂的固化程度，可以改善其生物相容性。

复合树脂充填修复后牙齿可能出现敏感症状或牙髓炎症反应，原因目前尚不明确，但多数研究认为这并非材料本身刺激牙髓的结果，而是复合树脂修复边缘微渗漏所致。渗入洞壁内的细菌及其代谢产物对牙髓有刺激性，可使牙髓充血、水肿、细胞浸润，出现术后敏感或牙髓炎症状。

四、应用

复合树脂广泛用于多种牙体缺损的直接充填修复，也用于嵌体（inlay）和高嵌体（onlay）、贴面（veneer laminate）等修复体的制作。

（一）直接充填修复

根据牙体缺损部位、承受咀嚼力的大小、对审美的要求等，选择适当的复合树脂进行修复。

1. 超微型和纳米型复合树脂　具有光洁的表面和良好的色泽稳定性，属于可抛光性材料，尤其是可见光固化型复合树脂，广泛用于前牙美学修复，适用于对美观要求高的前牙和承受较小应力部位的缺损修复以及变色牙覆盖。特别适合于较小的Ⅲ、Ⅴ类洞修复，贴面修复，Ⅰ类洞修复，瓷及复合树脂修复体小缺损的修补，制作牙周夹板等。但作Ⅱ和Ⅳ类修复，存在折裂的可能。

2. 混合型复合树脂　具有良好的表面光洁度和强度，主要用于承受应力部位的充填修复。包括前牙及后牙的大多数缺损的修复，用于Ⅰ、Ⅱ类洞修复时，不能用于大缺损修复，亦不能涉及牙尖。

3. 后牙复合树脂（又称为可压缩复合树脂）　适用于后牙Ⅰ、Ⅱ类洞缺损的修复，包括邻殆邻洞的修复，特别是涉及咬合面尖、嵴的缺损。

4. 流动复合树脂　具有黏性低，填料数量少，流动性好，韧性高，对应力缓冲效果好，线性膨胀系数大、耐磨性差等特点。适用于非常小的龋洞充填，深的沟窝点隙封闭以及Ⅰ、Ⅱ类洞复合树脂充填修复的洞衬垫底（厚度不超过 1mm），能降低粘接界面的应力集中，提高边缘密合性，也适用于小缺损的美容性间接修复和乳牙缺损修复。

知识拓展

美学树脂修复

近年来，前牙美学修复树脂材料发展迅速，其组成中无机物填料比例含量高，因此强度高。有些材料通过分层修复技术，可获得与天然牙釉质相同的折射率，因此具有优异的美学性能。

（二）制作间接修复体

复合树脂还可以制作诸如嵌体、高嵌体这样的间接修复体，其制作和固化过程是在体外进行，最后通过粘接技术粘接到牙齿上。由于固化是在体外厢式光固机内固化，光强更大、照射时间更长，树脂固化程度更高，修复体的强度也更高。根据制作方法的不同，分为直接和间接两种形式，目前多为直接法。

直接法制作修复体包括在预成洞形中涂布分离剂、充填复合树脂、成形并初步光固化后取下修复体再进行光固化（约 6 分钟）或热固化（约 120℃，7 分钟），最后用粘接剂将修复体粘接于缺损洞形中。

（三）复合树脂核修复

复合树脂核（core）通过粘接剂与余留的牙釉质、牙本质牢固结合，易塑形，可在口腔内即刻完成，尤其适合作为前牙全瓷冠的桩核材料，桩核复合树脂是纤维桩核系统的重要组成部分。

（四）临床操作注意事项

1. 化学固化复合树脂　双组分包装的自凝及双重固化复合树脂混合时应注意比例和调和均匀性。两组分的取量应尽量准确，使用塑料调拌棒，不要用金属调拌刀，因为复合树脂中的无机填料强度高，导致调拌刀磨损，使金属成分进入材料中而使复合树脂变色。应在 30 秒内完成调和，注意防止空气混入和调和器具的污染。充填树脂后可用聚酯薄膜覆盖于材料表面，既可加压成形，又能减小氧气的不利影响。

2. 可见光固化复合树脂　为确保树脂尽可能完全固化，应选用高强度光固化器，光照时间不得少于 40～60 秒，树脂层厚度不超过 2.0～2.5mm，且光导头应尽量接近树脂表面，其距离不得超过 3.0mm。当缺损太深时，应可分层充填固化。

两类复合树脂在充填时，均应从底部向外采用增量充填法（incremental filling）进行充填。当窝洞较深接近牙髓时，应使用玻璃离子水门汀或聚羧酸锌水门汀垫底。注意不能用氧化锌丁香酚水门汀直接在复合树脂下垫底，因为该水门汀含有酚类物质影响复合树脂固化。此外，光照方向应从充填体的相反方向或侧方照射。

复合树脂充填固化完成后需要进行打磨、抛光。高度抛光的复合树脂能更好地耐受磨损，而且光滑的表面不利于菌斑黏附，有助于保持口腔卫生。

小　结

由于具有良好的美学性能和较好的力学性能，复合树脂已在临床广泛使用。根据不同的固化方式，复合树脂分为化学固化类、光固化类和热固化类。填料的不同，复合树脂的力学性能和美学效果也不同。在临床上，复合树脂的使用效果和复合树脂的选择及操作技术密切相关。目前，复合树脂在耐磨性、边缘密合性、生物安全性等方面还需进一步改进。

（吴　婕）

思考题

1. 提高复合树脂耐磨性有哪些措施？
2. 复合树脂的聚合收缩会带来哪些后果？
3. 如何改善复合树脂充填物的边缘密合性？
4. 光固化复合树脂修复体时，有哪些方法可改善固化深度？

第四章 口腔粘接材料

　　1955 年 Buonocore 首次将酸蚀处理技术从工业领域引入牙齿粘接，用 85% 磷酸水溶液预处理牙釉质表面，使甲基丙烯酸自凝树脂与牙釉质的粘接强度得到显著提高。经过随后数十年对粘接材料的不断研究和完善，牙齿修复材料与牙齿硬组织的粘接不断得到改进，对临床修复治疗方式产生了极其重要的影响。粘接可提高修复体与牙体组织之间界面的密合程度，减少或消除界面的微渗漏（microleakage），进而减少或消除牙髓的不良反应和继发龋的发生。此外，应用粘接技术可以最大限度地减少对牙体组织的切削，保存更多的健康牙体组织，也不必制备容易形成应力集中的固位形，提高修复后牙齿的整体强度，获得最佳的修复效果，并且简化了临床操作。粘接材料和技术逐渐渗透到口腔临床治疗的方方面面。

第一节　粘接的基本知识

　　粘接（bonding/adhesion）是指两个同种或异种的固体物质，通过介于两者表面的另一种物质的作用而产生牢固结合的现象。能够将一种或数种固体物质粘接起来的材料，称为粘接剂（bonding agents/adhesives）。被粘接的固体物质称为被粘物或被粘体（adherent）。粘接口腔修复体或口腔修复材料到牙齿硬组织表面的物质称为口腔粘接剂（dental adhesives/dental bonding agents）。口腔粘接剂及其辅助材料，如表面酸蚀剂，统称为口腔粘接材料（dental adhesive materials）。

一、粘接的基本原理

　　关于粘接力形成的机制，目前主要有下面几种理论：

　　1. 微机械嵌合（micro-mechanical interlocking）理论　　这种理论认为，任何物体的表面即使用肉眼看来十分光滑，但放大起来看还是十分粗糙、遍布沟壑的，有些表面还是多孔性的。粘接剂渗透到这些凹凸或孔隙中,固化之后就像许多小钩子似的把粘接剂和被粘物连接在一起。这种作用在口腔粘接中广泛存在。

2.化学吸附(chemisorption)理论 该理论认为有些粘接剂与被粘物之间所形成强大粘接力的原因是粘接剂与被粘物之间有化学键形成。但是,由于粘接剂在口腔内需要快速固化(2~7分钟),且不能加压、加热,这些均不利于粘接界面化学键的广泛形成。其作用还有待进一步提高。

3.分子间作用力理论 固体表面的原子或分子因范德瓦尔斯力的作用能够吸附外界的液体和气体。理论上只要两个物体表面广泛紧密接触,仅靠吸附力就能产生很高的粘接强度。此外,分子间作用力还包括氢键和酸碱的相互作用。氢键广泛存在于牙本质的胶原蛋白与粘接剂的作用中。氧化锆瓷和氧化铝瓷的粘接主要依靠陶瓷表面的金属氧化物(碱)与酸性粘接单体的化学吸附(酸碱反应)。

4.静电吸引力(electrostatic force)理论 该理论认为具有电子供给体和电子接受体的两种物质接触时,电子会发生迁移,使界面两侧产生接触电势,形成双电层而产生静电吸引力。

5.扩散(diffusion)理论 该理论认为,粘接剂与被粘物之间仅仅互相接触是不够的,必须发生成分的互相扩散才能形成牢固的粘接。互相扩散实质上就是在界面上发生互溶,这样粘接剂和被粘物之间的界面消失了,变成了一个过渡区域,有利于应力的传递,最终形成良好的粘接强度。

粘接剂和被粘物之间的粘接往往通过上述的机制中的一种或数种机制同时形成,各种机制对粘接形成的贡献大小不同。不过对于一般的粘接来说,分子间作用力和微机械嵌合是普遍存在的。

要实现上述的各种粘接机制,前提是粘接剂必须与被粘物表面的原子或分子形成广泛的紧密接触,这就要求粘接剂在固化前能够充分地润湿被粘物表面,也是粘接力形成的必要条件。

二、牙齿粘接的特点

(一)牙齿硬组织的结构特点

1.牙釉质 牙釉质是高度矿化的组织,含有约97%质量分数的无机矿物质(主要是羟基磷灰石),含少量的水(2%)及微量的有机物质(1%)。结构上牙釉质由釉柱和柱间质构成。在牙釉质表面下30μm厚的区域中,含有较多的氟化物,具有较强的抗酸能力。在口腔中,牙釉质表面通常被釉护膜所覆盖,呈现非极性,表面能较低,不利于粘接。

2.牙本质 主要由约70%的羟基磷灰石等无机物、约18%的蛋白质、约10%的水和约1.5%的其他有机质组成。结构上牙本质由小管及小管内的成牙本质细胞突起管周及管间牙本质构成。小管贯通整个牙本质,从髓腔向釉牙本质界面呈放射状排列。牙本质中的蛋白质主要是胶原纤维,呈交织网状存在于管间牙本质中。

牙体预备时,由于车针的高速切割和挤压,牙本质表面形成厚1~5μm玷污层(smear layer)(图4-1),它由无机物碎屑和凝固的胶原纤维碎屑组成。切割碎屑深入牙本质小管口形成管塞。玷污层能降低牙本质通透性。通常认为玷污层不利于牙本质的粘接。

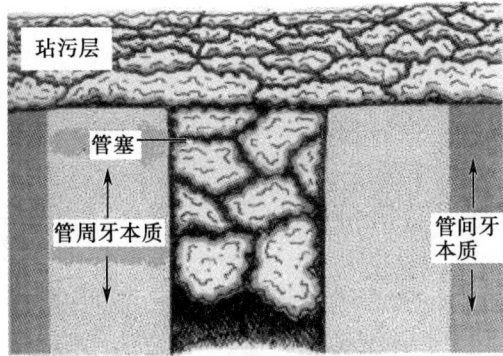

图4-1　玷污层结构示意图

（二）口腔环境

口腔环境是口腔粘接的工作环境，因此它对粘接效果及寿命由直接的影响。

1. 湿度　口腔中含有大量的唾液，湿度特别大，而且牙本质小管有液体循环流动。因此牙齿隔湿特别困难，难以形成干燥的粘接面。潮湿多水的环境也不利于粘接接头长期保持良好的粘接强度。

2. 温度　口腔内温度变化大，平均变化范围为 4～60℃。粘接剂和修复体的线胀系数均高于牙体组织，温度急剧变化时，线胀系数的差异将在粘接界面产生破坏性应力。

3. 应力　在咀嚼过程中牙不仅受到高达 18MPa 的应力，且是一种复杂的综合性应力。由于牙可提供的粘接面积有限，在很小面积上形成的粘接力难以长期承受如此大而复杂的应力，容易发生应力疲劳而破坏。

4. 微生物和酶　牙齿表面往往紧密附着细菌及其代谢产物，使其表面能降低。口腔中的多种酶容易促使牙本质粘接界面混合层中的胶原纤维和粘接剂发生降解，造成粘接界面逐渐破坏。

5. 化学反应　口腔的粘接条件要求粘接剂必须在口腔环境中快速固化（2～7分钟），不能加压、加热。这些条件限制了许多粘接材料的应用，也不利于粘接界面化学键的广泛形成，难以形成高强度的粘接。

6. 临床操作　良好的粘接依赖于良好的粘接操作条件。口腔粘接是在口腔这一狭窄、潮湿、视线不佳的环境中进行，而且操作步骤较多，时间有限，这些都给良好的粘接带来困难。

第二节　口腔粘接剂的种类及粘接机制

口腔粘接材料按被粘物的不同可以分为牙釉质粘接剂、牙本质粘接剂、陶瓷粘接剂、金属粘接剂。但是，在临床工作中常常面对的是同时要粘接多种被粘物，因此上述分类更主要是方便对粘接材料和相应粘接技术的认识，各类材料的区别主要存在于表面处理剂和底涂剂的不同，而粘接胶液则大致类似。按固化方式分，粘接剂可分为光固化粘接剂、自凝粘接剂、双固化粘接剂。

一、牙釉质粘接剂

（一）组成

牙釉质粘接剂的典型组成见表 4-1。

表 4-1　光固化牙釉质粘接剂的典型组成

成分	含量 /%
树脂基质（如 Bis-GMA）	40～60
稀释剂（如 TEGDMA）	40～60
粘接性单体（如 4-META）	0～5
光敏剂（如樟脑醌）	0.3～0.5
促进剂（如 DMAMA）	0.1～0.3
阻聚剂	微量

牙釉质粘接剂在组成上与复合树脂相似，区别在于牙釉质粘接剂不含或含极少量的无机填料，而且其底涂剂含有粘接性单体，黏度也较小，有利于在牙釉质表面充分润湿。

牙釉质粘接剂是疏水性的，固化后吸水性小，具有良好的耐水性和持久性。用于贴面修复和正畸治疗时可以获得持久可靠的效果。

（二）粘接机制

牙釉质是高度矿化的组织，为了提高粘接剂与牙釉质的粘接，牙釉质表面通常需要进行酸蚀预处理，常用的酸蚀剂是 37% 磷酸溶液。牙釉质表面经酸蚀后，牙釉质中的无机物羟基磷灰石在磷酸作用下部分溶解，黏附于表面的各种牙石、软垢、菌斑以及其他有机物也随之除去，暴露出新鲜的牙釉质。同时，由于组成牙釉质的釉柱和柱间质的矿化程度不同，在酸的作用下表面溶解程度不一样，酸蚀后牙釉质表面呈蜂窝状结构（图 4-2）。这种结构不但增加了粘接的表面积，而且当粘接剂润湿、渗入到这种表面结构中并固化后，能够形成无数个树脂突（resin tag），产生较强的机械嵌合力。此外，酸蚀后形成的新鲜表面的表面能增大，有利于粘接剂的润湿。

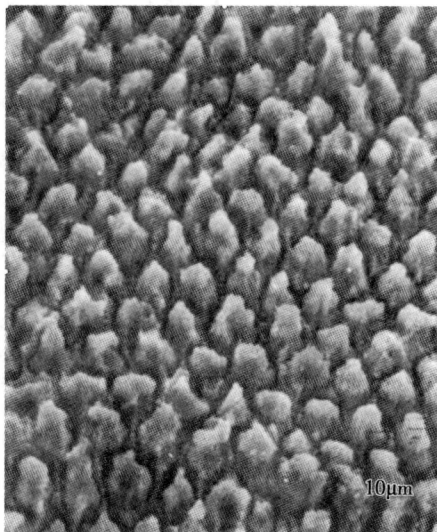

图 4-2　酸蚀后牙釉质表面呈蜂窝状结构

（三）牙釉质表面的酸蚀处理

牙釉质表面的酸蚀时间一般为 15～30 秒。乳牙釉质表面层通常为无釉柱牙釉质，氟斑牙有较强的抗酸蚀能力，对于这两种牙釉质应当延长酸蚀时间（1～2 分钟）。牙釉质酸蚀后应充分冲洗吹干。酸蚀牙釉质不会对牙髓组织产生损害。

（四）性能

1. 固化时间　化学固化牙釉质粘接剂的固化时间不小于 90 秒且不大于 5 分钟，但是，固化时间受气温和调和比例影响很大。一般气温高则固化快，气温低则固化慢。

2. 粘接强度　牙釉质粘接剂的粘接强度可达到 16～26MPa,而且粘接的耐久性也较好。牙釉质的酸蚀效果影响粘接界面微机械嵌合力的形成,进而影响粘接强度。酸蚀剂的种类、浓度、酸蚀时间、牙釉质的耐酸蚀性等因素均会影响牙釉质的酸蚀效果。

3. 表面氧阻聚层　不论是光固化还是化学固化,粘接剂在空气中固化后表面都有一薄层发黏的未固化层(即氧阻聚层),这是因为空气中的氧对粘接剂来说是一种阻聚剂。如果需要在粘接剂表面充填、覆盖树脂基材料(如复合树脂),不要擦去粘接剂表面的氧阻聚层,直接充填、覆盖树脂基材料,氧阻聚层会随其上的树脂基材料固化而固化,并将树脂基材料与已固化的粘接剂牢固粘接在一起。

4. 释氟性能　有些牙釉质粘接剂含有氟化物,在口腔环境中可缓慢释放氟离子,预防继发龋的发生。

（五）牙釉质粘接剂的应用

牙釉质粘接剂主要用于仅涉及牙釉质的粘接修复,例如将正畸托槽粘接到牙齿唇颊面、牙釉质树脂贴面修复、牙釉质缺损修复等。

注意事项:(1)牙釉质酸蚀后应当充分冲洗,冲洗后吹干酸蚀面,酸蚀后的牙釉质一般为无光泽的白垩色;(2)涂布粘接剂后应当用气枪吹均匀;(3)若酸蚀面被唾液污染,需重新酸蚀 10 秒。

二、牙本质粘接剂

牙本质粘接剂到目前为止共经历了七代发展。第一代粘接剂和第二代粘接剂由于粘接强度低,临床上未能成功应用。20 世纪 80 年代出现第三代粘接系统。当时的研究已经认识到牙本质表面的玷污层是影响粘接的重要因素,必须对牙本质进行酸蚀处理。20 世纪 90 年代初期出现了划时代意义的第四代牙本质粘接系统,粘接强度高达 17～25MPa,可以获得满意的临床粘接效果。第四代粘接系统提出全酸蚀(total-ethcing)理论,即用一种酸蚀剂同时处理牙釉质和牙本质,并提出牙本质湿粘接(wet-bonding)的概念。第五代粘接系统为两步法酸蚀粘接系统,将底涂剂和粘接树脂合为一瓶,粘接机制与第四代相同。第六代粘接系统为自酸蚀粘接系统(self-etch adhesive system),操作省略了独立的酸蚀步骤。2002 年第七代粘接系统出现,这是一种真正意义上单组分一步操作的自酸蚀粘接系统。酸蚀剂、底涂剂和粘接树脂混合在一个瓶内,临床操作时酸蚀、预处理和粘接一步完成。近年来,根据临床应用需要,出现了一种新型通用型粘接剂(new universal adhesives),既可以被用于全酸蚀技术也可以被用于自酸蚀技术及选择性酸蚀技术,能够和所有的水门汀兼容,可被用于直接和间接修复,还能用于贵金属、非贵金属、氧化锆、硅酸盐陶瓷等修复材料的粘接处理,而无需使用特殊的表面处理剂,其操作简单,并具有良好的粘接效果,也被认为是第八代牙本质粘接剂。

（一）分类和组成

牙本质粘接剂(dentin bonding agents)既可用于牙本质粘接,又可用于牙釉质粘接,所以又称为牙齿粘接剂(dental bonding agent)。目前牙本质粘接剂分为两大类:酸蚀 - 冲洗粘接剂和自酸蚀粘接剂(表 4-2);前者的特点是有单独的酸蚀剂,能去除玷污层,后者的特点是没有单独的酸蚀剂,依靠底涂剂或粘接剂中的酸性单体溶解玷污层。目前的牙齿粘接剂大多数是光固化的。

表 4-2 牙本质粘接剂的分类

| | 酸蚀 - 冲洗粘接剂 | | 自酸蚀粘接剂 | |
	"三步法"粘接剂	"两步法"粘接剂	"两步法"粘接剂	"一步法"粘接剂
组分	酸蚀剂	酸蚀剂	底涂剂	底涂剂 / 粘接树脂
	底涂剂	底涂剂 / 粘接树脂	粘接树脂	
	粘接树脂			
玷污层	去除	去除	溶解渗透	溶解渗透

1. "三步法"酸蚀 - 冲洗类粘接剂　由酸蚀剂、底涂剂和粘接树脂三部分组成。底涂剂一般由粘接性单体(如 HEMA、NTG-GMA、BPDM 等)、挥发性溶剂(丙酮、乙醇)、水等组成,具有亲水性并可与水混溶。粘接树脂与前述牙釉质粘接剂的基本相同。

2. "两步法"酸蚀 - 冲洗类粘接剂　它将"三步法"粘接剂中的底涂剂与粘接树脂通过特殊技术合并成一瓶粘接剂,减少临床应用步骤。

3. "两步法"自酸蚀粘接剂　由一瓶自酸蚀底涂剂和一瓶粘接树脂组成,底涂剂一般由酸性可聚合单体(如甲基丙烯酸磷酸酯)、甲基丙烯酸 β- 羟乙酯和水组成。甲基丙烯酸磷酸酯单体在有水的情况下呈现较强的酸性,对牙釉质及牙本质具有脱矿作用,它能完全或部分溶解玷污层。

使用时将底涂剂直接涂于牙本质玷污层表面,底涂剂会渗入玷污层内,逐步溶解玷污层,直至其下的牙本质,同时,粘接性单体也渗入其中,最终酸性物质与 Ca^{2+} 结合物被包埋其中。经吹干后,底涂剂脱去水分,然后再涂粘接树脂,完成粘接。该型粘接剂对牙本质的粘接强度及边缘封闭性能是比较好的,但是由于其中含有亲水性单体,会影响其粘接的持久性,临床应用要加以注意。

4. "一步法"自酸蚀粘接剂　又称为"多合一"(all-in-one)自酸蚀粘接剂,它将酸性底涂剂和粘接胶液有机地合并成一瓶,进一步减少操作步骤,应用更加方便。但其粘接强度和粘接持久性还待改进。

(二)牙本质粘接机制

由于牙本质在组成和结构上不同于牙釉质,富含水分,因此粘接剂对牙本质的粘接难度远高于牙釉质。目前粘接剂对牙本质的粘接机制是建立在粘接界面形成混合层和树脂突结构的基础上的,混合层是粘接剂与牙本质间的杂化结构,其内既有牙本质的胶原纤维网状结构,又有渗入胶原纤维网内的粘接剂成分。这些结构的作用实质是界面相互渗透和微机械锁结。

1. 酸蚀 - 冲洗类粘接剂　临床上制备后的牙本质表面所形成的玷污层会阻挡粘接剂与牙本质的直接紧密接触,影响牢固粘接的形成。牙本质表面酸蚀后,玷污层被去除,其下的牙本质表面脱钙,胶原纤维网暴露。未吹干水分时,因水的表面张力作用使胶原纤维网呈直立膨松状态(图 4-3A),若吹干牙面,胶原纤维网因失去水分支撑而塌陷,胶原纤维网因塌陷而致密化(图 4-3B),粘接胶液很难渗入其中,至多只是与纤维层表面粘接。

牙本质表面酸蚀冲洗之后,轻吹 2~3 秒,此时牙面仍保留一薄层水膜,胶原纤维网维持膨松状态,然后将底涂剂涂于其上,底涂剂很快与胶原纤维网中的水分混溶(图 4-4)。之后,充分吹干,挥发性溶剂带着水分挥发,最终胶原纤维网中充满粘接性单体并保持膨松状态,粘接性单体也得以与牙本质直接粘接。然后涂粘接胶液,粘接胶液能进一步渗入胶原纤维网中,光照固化后,在牙本质表面形成一层既有胶原纤维网,又有粘接剂的混合层(hybrid layer),大大地提高粘接强度。

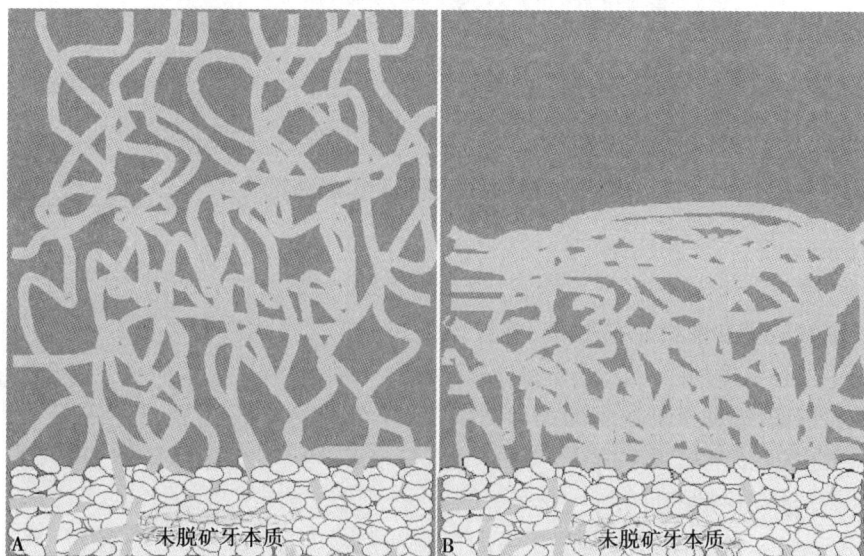

图 4-3 未吹干时胶原纤维网呈膨松状态(A),吹干牙面后胶原纤维网因塌陷而致密(B)

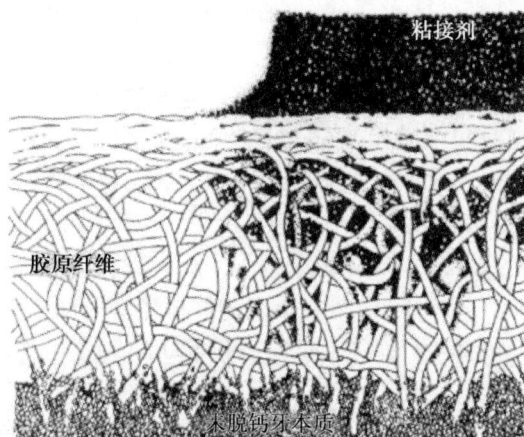

图 4-4 亲水性底涂剂渗入膨松的胶原纤维网示意图

除了上述作用外,粘接剂亦可通过微机械嵌合作用与脱矿的牙本质表面及牙本质小管形成粘接,亲水性粘接剂能充分渗入小管口管壁的胶原纤维网中,与其下的管间牙本质紧密接触而形成粘接,同时能很好地封闭牙本质小管,有效减少术后牙齿过敏、疼痛。对牙本质进行酸蚀操作时,一般不会对牙髓造成直接损害(图 4-5)。

2. 自酸蚀类粘接剂 "两步法"自酸蚀粘接剂的底涂剂含有酸性较强的丙烯酸酯单体(pH 在 1～3,37% 磷酸的 pH 为 0.4)及水分。当底涂剂涂于牙本质表面后,底涂剂中的酸性丙烯酸酯单体渗入玷污层中,将玷污层溶解,并使玷污层下面的牙本质表层脱钙。之后,用

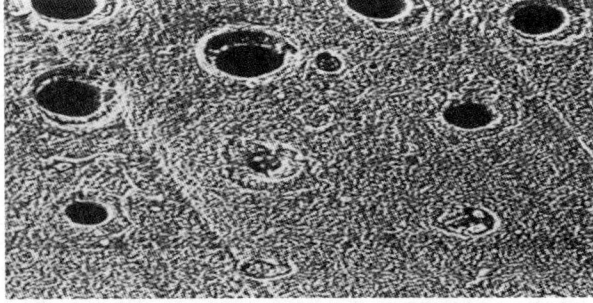

图4-5 酸蚀处理后牙面电镜扫描图

气枪充分吹去挥发性溶剂及水分。然后,涂粘接胶液,胶液能进一步渗入胶原纤维网中,光照固化后,粘接胶液和酸性单体共聚,在牙本质表面形成一层既有胶原纤维、玷污层碎屑、脱钙物碎屑,又有粘接剂的混合层,同时底涂剂或粘接剂也渗入牙本质小管,形成树脂突。

"一步法"自酸蚀粘接剂将底涂剂和粘接胶液有机地合并成一瓶,其粘接牙本质机制与"两步法"自酸蚀粘接剂相同。

(三)牙本质粘接剂的性能

1. 粘接强度　自酸蚀粘接剂对牙齿的剪切粘接强度在15~23MPa范围,拉伸粘接强度在17~35MPa范围。酸蚀-冲洗类粘接剂对牙釉质的粘接强度高于自酸蚀粘接剂,因此,在应用弱酸性自酸蚀粘接剂粘接未预备过的牙釉质时或者含有牙釉质的洞壁时,提倡额外酸蚀牙釉质,此方法称为选择性牙釉质酸蚀(selectiveenameletching)。

影响粘接强度的因素:

(1)酸蚀时间:酸蚀时间对酸蚀-冲洗类粘接剂的粘接强度有明显影响。一般牙本质酸蚀时间为15~30秒,酸蚀时间不应超过60秒,否则粘接强度会下降。

(2)粘接面的润湿程度:应用酸蚀-冲洗类粘接剂时,牙本质表面酸蚀、冲洗后,表面应保持一定的润湿程度,吹干会使胶原纤维塌陷,不利于粘接。

(3)唾液污染:唾液污染会使粘接强度显著下降,合理充分的隔湿是十分必要的。

(4)涂底涂剂的次数:有的材料涂两遍底涂剂的粘接强度高于涂一遍的,而有的则涂一遍与涂两遍的效果一样。因此,应严格按照说明书进行,对于"一步法"自酸蚀粘接剂,涂多遍的效果优于涂一遍。

(5)粘接剂的固化程度:粘接剂固化不良不但影响粘接后的即刻粘接强度,而且也影响粘接的耐久性。在临床工作中应注意粘接剂的有效期限,过期或快过期的产品固化系统作用降低,会导致固化时间延长(粘接剂固化过程中吸水增加)和固化程度降低,从而使粘接剂的持久性降低。

(6)规范操作:牙本质的粘接强度受操作者经验技术及工作环境等多种因素的影响,因而要求操作者应严格按照产品说明书进行操作。

2. 牙髓反应　许多研究证明,酸蚀牙本质很少会引起牙髓不可逆损害。但是,如果酸把牙本质表面的玷污层清除掉,使小管暴露,液体流动增强,则有可能导致术后牙本质敏感。临床上大多数术后过敏的原因是酸蚀后空气吹干时间过长,把小管内的液体吸出,停止吹干后液体回缩,小管内形成空气栓子,咀嚼时空气栓子移动造成过敏。所以,酸蚀的时间应该控制在厂家建议的时间内。

3.粘接的耐久性　牙本质粘接的耐久性与粘接界面的混合层结构的致密性、疏水性有密切关系。结构致密、疏水的混合层赋予良好的粘接耐久性，因为这样的结构在口腔环境中不容易降解、破坏。

4.生物学性能　粘接牙本质时，如果保留牙本质厚度小于 0.5mm，酸蚀剂及粘接剂中残留的单体可能通过牙本质小管渗入牙髓，刺激牙髓，造成牙髓暂时性炎症改变。因此这种情况下应当应用诸如氢氧化钙水门汀、玻璃离子水门汀这样的深洞垫底材料，或者用流动性复合树脂进行洞衬。

（四）牙本质粘接剂的应用

牙本质粘接剂中酸蚀-冲洗类粘接剂用于牙本质粘接时，要特别注意保持牙本质粘接面润湿。保持牙面润湿的方法有两种：一是酸蚀冲洗后，表面不吹干；二是牙本质表面已干，可在其上加水再润湿。润湿的程度以表面有一层光亮的水膜为佳，水分过多也不利于形成高强度的粘接。为了形成最佳水膜，可采用控制吹干时间的方法，如吹干 2～3 秒，或用小滤纸片轻轻吸一下牙面，或用小棉球轻轻吸一下牙面，使牙面保持一薄层水膜。

自酸蚀类粘接剂在涂布及保持过程中，可不断用小毛刷涂擦，特别是在粘接牙釉质时，反复涂擦可提高粘接剂对牙釉质的粘接强度。

三、金属修复体粘接剂

在口腔临床医学中金属制成的冠桥、桩核、嵌体、附着体、固定矫治器的应用非常广泛，这些装置通常需要通过粘接固定在牙体上，从而发挥其功能。在被粘的金属装置中，贵金属（如金、铂、钯及其合金）化学性能稳定，难于粘接，而非贵金属（如钴、铬、镍、钛、铁，铜及其合金）则相对容易粘接。

金属的粘接过程一般包括金属的表面清洁、预处理、涂底涂剂及粘接剂等过程。

（一）表面处理

金属的表面处理主要有两个方面，即表面粗糙化（surface roughening）和表面改性（surface modification）。表面粗糙化是口腔临床最基本和最常用的表面处理手段，经粗糙化处理后金属表面形成凹凸不平的粗糙面，提高粘接面积，并且有利于形成机械嵌合固位力，提高粘接强度。金属表面粗糙化方法主要有打磨、喷砂、化学蚀刻（chemical etching）、电解蚀刻（electrolytic etching）等。

打磨和喷砂是临床常用的金属表面处理方法。它们都可以粗糙化金属表面，去掉表面污染物和松散的氧化膜。喷砂所形成的粗糙面具有更细致的微观结构，对提高金属表面的润湿性更为有利。喷砂的效果会随时间的延长而逐渐下降，所以最好在实施粘接前在椅旁进行喷砂操作，以获得最佳的粘接效果。

（二）表面改性

表面改性方法主要有表面镀锡、表面形成二氧化硅涂层。

1.表面镀锡　给贵金属表面镀一薄层锡可显著地增加粘接强度，镀锡后金属表面产生微小结晶体或针状物，增加粘接表面积，提高界面机械固位力，而且表面氧化锡层和树脂之间还可能产生某种化学性结合，形成耐水的粘接。可通过椅旁设备进行操作。

2.表面形成二氧化硅涂层　在金属表面形成二氧化硅涂层，然后应用硅烷偶联剂，能有效提高粘接剂对金属的粘接强度。通过摩擦化学硅涂层（tribochemical silica coating）技术，以高压将硅酸盐包被的氧化铝颗粒（30μm）喷到在金属表面，形成附着较为牢固的二氧化硅涂层。

（三）金属粘接底涂剂

粘接金属的粘接剂一般由金属粘接底涂剂和粘接胶液组成，后者组成上与牙釉质粘接剂及树脂基水门汀基本相似。金属粘接底涂剂一般由对金属具有优良粘接性能的粘接性单体及挥发性溶剂组成。常用的粘接性单体有 4-META、甲基丙烯酸磷酸酯类、含有硫醇基的甲基丙烯酸酯等，一般都含有极性粘接性基团，对金属表面的氧化层有良好的亲和性。

四、陶瓷粘接剂

（一）陶瓷的表面处理

陶瓷表面预处理主要有两个方面，即表面粗糙化和表面改性。表面粗糙化可以增加粘接面积，有利于粘接剂在表面形成机械嵌合固位力。表面粗糙化处理也能去除表面污染物，提高粘接面的表面粘接能力。

常用的表面粗糙化处理方法有打磨、喷砂及氢氟酸蚀刻，表面改性有二氧化硅涂层技术。

1. 打磨、喷砂　打磨、喷砂对所有的陶瓷都有效，其中喷砂的效果明显优于打磨。喷砂所用的一般为 50μm 的氧化铝粉，喷气压力为 0.4MPa 左右。

2. 氢氟酸蚀刻　氢氟酸蚀刻对硅酸酸盐类陶瓷（如长石质烤瓷、白榴石陶瓷、铸造陶瓷）效果特别好，而对氧化铝陶瓷和氧化锆陶瓷这样的非硅酸盐类陶瓷效果并不好，这是因为氢氟酸能溶解硅酸盐陶瓷中的二氧化硅，使表面形成有利于粘接的沟纹和小孔，而非硅酸盐类陶瓷则无此种作用。临床上常将喷砂、酸蚀结合起来应用。

氢氟酸蚀刻剂一般使用 3%～10% 的氢氟酸水溶液，蚀刻时间大多为 2～7 分钟。

3. 二氧化硅涂层技术　二氧化硅涂层技术是改善氧化铝及氧化锆陶瓷粘接的另一种技术，它可以提高氧化铝及氧化锆陶瓷表面的硅酸盐含量，以便发挥硅烷偶联剂的化学结合作用，提高粘接强度。二氧化硅涂层技术主要有摩擦化学涂层法。

（二）陶瓷粘接剂

目前可用于陶瓷修复体粘接的材料主要有四类：树脂类粘接剂、玻璃离子水门汀、聚羧酸锌水门汀及磷酸锌水门汀；后三者主要依靠粘接界面的机械嵌合来形成粘接力，而且对陶瓷的粘接强度不高。目前，树脂类粘接剂在陶瓷粘接中占主导地位。

1. 树脂类粘接剂组成　一般由底涂剂和粘接树脂组成，粘接树脂包括各种树脂基水门汀及牙齿粘接剂中粘接胶液。大多数临床应用的粘接陶瓷材料，都是在树脂基水门汀基础上应用陶瓷粘接底涂剂而形成的。

2. 陶瓷粘接底涂剂　硅酸盐类陶瓷的粘接底涂剂一般由硅烷偶联剂和有机溶剂组成。一方面它可以改善粘接剂在陶瓷表面的湿润性；另一方面可以和粘接剂交联聚合，形成化学键。

非硅酸盐类陶瓷（氧化铝瓷及氧化锆陶瓷）不含或仅含少量的硅酸盐，与硅烷偶联剂的反应性很低，所以传统的预涂硅烷偶联剂对提高氧化铝陶瓷及氧化锆陶瓷的粘接强度效果不佳。影响陶瓷粘接的首要因素是陶瓷表面的粗化，单独使用偶联剂并不能形成长期稳定的粘接强度，因此偶联剂的应用必须与瓷表面粗化相结合。

五、树脂水门汀

树脂水门汀是在粘接性树脂基质中加入一定比例的无机填料,形成具有良好流动性和良好粘接性的粘接复合树脂材料,是对牙、陶瓷、合金等有牢固粘接作用的口腔用粘接复合树脂材料的总称。

（一）种类

目前临床上使用的树脂水门汀种类较多,有不同的分类方式。

1. 按固化方式主要有自凝（化学固化）、光固化和双重固化（dual-cure）树脂水门汀。

2. 按应用步骤分为酸蚀-冲洗类树脂水门汀（etch rinse resin cements）、自酸蚀类树脂水门汀（self-etch resin cements）和自粘接类树脂水门汀（self-adhesive resin cements）。自粘接类树脂水门汀在粘接前牙齿表面无需酸蚀或应用牙齿粘接剂,可直接用树脂水门汀粘接。

（二）组成

树脂水门汀的组成与复合树脂很相似。主要由树脂基质、增强填料和引发剂组成,其剂型有粉液型和双糊剂型。一些市售的树脂水门汀还提供配套的酸蚀剂、底涂剂和粘接剂等。

（三）性能

1. 固化性能　目前大多数树脂水门汀为双重固化模式,其化学固化（自凝）速度较慢（2～10分钟）,以便临床有充足的操作时间。光固化速度快,操控性好,而且光固化后树脂仍有较长时间的自凝固化。通常要求树脂水门汀光照固化深度不少于1.5mm。

2. 粘接性能　树脂水门汀主要用于粘接修复体,其效果优于无机水门汀。自粘接树脂水门汀粘接牙齿时不需要使用牙齿底涂剂或粘接剂。

3. 强度　树脂水门汀的压缩强度（150～240MPa）、弯曲强度（45～100MPa）及韧性均高于无机水门汀。但是树脂水门汀具有一定的亲水性,在粘接过程中易吸水,水解后强度下降,体积膨胀,会影响粘接的持久性。

4. 颜色及其稳定性　以芳香叔胺为自凝促进剂的树脂水门汀,凝固后颜色随着时间增长会泛黄,影响透明性高的瓷修复体的颜色美观性。

5. 操作性能　酸蚀-冲洗类含填料的树脂水门汀应用过程复杂,步骤多,技术敏感性大。自酸蚀树脂水门汀技术敏感性次之,自粘接树脂水门汀操作最为简单。

（四）应用

1. 适用范围　树脂水门汀用于粘接各种固定修复体,由于其对牙釉质的粘接作用较弱,用于牙釉质粘接时需要谨慎对待。

2. 注意事项

（1）用树脂水门汀粘接修复体时,修复体表面需要预处理,并且应用底涂剂和粘接剂;

（2）应用自粘接树脂水门汀时,牙齿粘接面应当保持潮湿;

（3）不能用过氧化氢（过氧化氢）冲洗被粘物,这会影响树脂水门汀的充分固化;

（4）瓷修复体的试戴应当在酸蚀和硅烷处理前进行,以免处理面被污染。

（5）为防止龈沟液的渗出和水门汀渗入龈沟内,粘接时最好使用橡皮障和排龈线。

小　结

　　粘接材料不断发展的原动力来自于对可靠和持久的粘接作用的追求,针对不同的被粘物,近年来有许多未经长期临床检验的粘接产品问世,给口腔粘接剂选用和研究带来困难。结合粘接的基本原理,微机械嵌合作用对口腔粘接作用的形成是不能低估的,所以在粘接时做好被粘物的表面处理、选择合适的底涂剂和表面处理剂是口腔粘接成功的关键。在进行口腔粘接操作时应该严格按照产品说明书进行,充分发挥产品的效能。

　　近年来的研究证明,酸性较弱的自酸蚀粘接剂不能充分酸蚀牙釉质,从而获得足够的粘接力,但自酸蚀粘接剂可以获得对早期牙本质较高的粘接力,但是随着时间的延长,它们对温度、机械力的抵抗能力随之下降。由于单凭自酸蚀粘接剂难以获得较高粘接力的缺点,酸蚀-冲洗类粘接剂仍然是临床工作中最可靠的粘接剂。对各类粘接剂基本特性的掌握有助选择最适合的粘接剂。对许多出现的新产品需要一定时间的临床应用检验。正确选择和使用粘接剂对提高粘接质量非常重要。

（吴　婕）

思考题

1. 粘接的基本原理有哪些?
2. 粘接剂有哪些类型?
3. 影响粘接的因素有哪些?
4. 简述不同粘接物体表面的处理要点。

第五章 口腔预防保健材料

学习目标

1. 掌握：常用窝沟封闭剂的组成、性能特点及临床操作方法与步骤。
2. 熟悉：常用含氟防龋材料的防龋机制、类型、性能优点和使用方法。
3. 了解：牙膏、牙刷的结构特点和正确使用方法。

第一节 窝沟点隙封闭剂

窝沟点隙封闭剂（pit and fissure sealant）简称窝沟封闭剂，又称防龋涂料。

目前临床用窝沟封闭剂根据材料的成分不同分为树脂封闭剂和玻璃离子封闭剂；根据固化方式不同分为化学固化型封闭剂和光固化型封闭剂；根据操作中牙面的湿润程度不同分为湿法粘接型窝沟封闭剂和干法粘接型窝沟封闭剂。

一、树脂封闭剂

（一）组成

组成上与复合树脂相似，只是不含无机填料或者含很少的无机填料，流动性较大。树脂封闭剂主要由树脂基质、稀释剂、引发剂和颜料组成。常用的树脂基质是双酚 A- 二甲基丙烯酸缩水甘油酯（Bis-GMA），占总质量的 30%～50%。常用的稀释剂是双甲基丙烯酸二缩三乙二醇酯（TEGDMA），占总质量的 50%～70%。

引发剂可分为氧化 - 还原引发体系和光固化引发体系两种，前者由引发剂过氧化苯甲酰（BPO）和促进剂 N, N- 二羟乙基对甲苯胺（DHET）组成，用于自凝固化型窝沟封闭剂。自凝固化型窝沟封闭剂为双液剂型，一份为基质液体，内含引发剂；另一份为催化液体，内含促进剂。室温下混合两液体，基质中的引发剂 BPO 与催化液体中的促进剂 DHET 在室温下混合后发生氧化还原反应，产生活性自由基，引发树脂基质及活性稀释剂交联固化。

光固化型为单液剂型，内含有光敏剂及促进剂。常用的光敏剂是樟脑醌，常用的光敏促进剂有甲基丙烯酸二甲氨基乙酯。光敏剂经过一定波长的光线照射，在光敏促进剂的作用下，通过光学反应产生活性自由基，进而引发树脂基质与活性稀释剂交联固化。

不加颜料的封闭剂,几乎为无色透明液体,涂于牙面上无法识别涂布范围,因此常加入了少量颜料如钛白粉,使材料呈乳白色易于识别。

在封闭剂中加入一定量的填料,不仅其粘接强度、固化时间和保留率不受影响,而且可以增加其压缩强度、硬度和耐磨性。

近年来,随着材料的发展,在封闭剂中加入不同浓度的氟化物,可以提高封闭剂的防龋效果。实验表明由甲基丙烯酸三丁胺乙酯和氢氟酸盐组成的氟交换树脂,每天可释放 $5\sim10mg/L$ 的氟,可以抑制龋形成和促进已存在龋损再矿化。

在窝沟封闭剂中还加有微量的阻聚剂,可以防止窝沟封闭剂在储存、运输过程中发生聚合,常用对苯二酚、对羟基苯甲醚等。

(二)性能

1. 固化时间　化学固化型窝沟封闭剂的操作时间一般为 $3\sim5$ 分钟。一方面如果固化太快,封闭剂还未能很好地在窝沟点隙处浸润、渗透就已经固化,封闭效果差。另一方面,窝沟封闭剂主要用于儿童防龋,若固化时间过长,儿童不能长时间张口、配合,受唾液污染的可能性增大,也会影响封闭剂的效果。

化学固化型窝沟封闭剂的固化时间主要受引发剂和促进剂含量、气温的影响。引发剂和促进剂的含量增加则固化反应快,反之则减慢其固化速度。不改变引发剂用量,而增加促进剂的用量也会加快固化反应。气温高反应加快,反之,则减慢。在临床应用时,对于双组分化学固化型窝沟封闭剂,可以根据气温的高低,适当减增催化液体的使用量来控制固化时间,以适应操作要求。

2. 黏度　窝沟封闭剂的黏度(viscosity)对其在牙面窝沟点隙处浸润、渗透、就位都有重要的影响。黏度主要受基质和稀释剂的比例影响。封闭剂在窝沟点隙处的渗透与其在毛细管里的渗透相似,与窝沟点隙的形态有关。如果其形态呈 V 形,则容易渗透;若其形态呈口小底大,则不易浸润、渗透。窝沟封闭剂的黏度应在 $500\sim2\,500cP$ 范围内,黏度小,流动性会增加,固化时体积收缩大,固化后强度也不高;黏度太大,流动性差,涂布时,封闭剂不易浸润渗透入窝沟点隙内。

光固化型窝沟封闭剂和光固化复合树脂一样,固化时机可由医师控制,便于临床操作。

3. 牙釉质的粘接强度　窝沟封闭剂对牙釉质的粘接强度明显影响窝沟封闭剂在牙齿上的保留时间。酸蚀技术的使用使窝沟封闭剂与牙釉质的粘接强度大大增加。目前多采用37%的磷酸对牙釉质进行酸蚀处理,使其表面轻度脱矿形成微孔结构,增大与树脂的粘接面积。窝沟封闭剂渗透入微孔结构形成大量的树脂突,这些树脂突与牙釉质表面形成机械嵌合,增加了粘接剂的固位力。

4. 防龋效果　临床上观察、评价窝沟封闭防龋效果的主要指标有涂膜保留率和龋齿降低率两种。封闭剂的涂膜保留率主要受材料的耐磨性、粘接性能、压缩强度、硬度及操作技术的影响。研究表明,窝沟封闭剂对于窝沟龋具有明显的预防作用(表5-1)。

(三)临床应用

1. 适应范围

(1)磨牙、前磨牙𬌗面或前牙舌侧面深的点隙窝沟,特别是可以插入或卡住探针的部位。

(2)点隙窝沟处可疑龋,特别是对侧同名牙患龋或有患龋倾向时。

(3)作为口腔内科洞衬剂使用,涂布于洞壁上,封闭牙本质小管,以减少对牙髓的刺激。

表 5-1　恒牙单次封闭的平均保留率和龋降低率（Ripa，1985 年）

时间 / 年	封闭剂保留率 /%	龋降低率 /%	时间 / 年	封闭剂保留率 /%	龋降低率 /%
1	80	82	5	51	40
2	71	68	6	49	36
3	58	65	7	43	34
4	54	43			

窝沟封闭的最佳时机为牙齿完全萌出，且尚未发生龋坏的时候。一般是在牙萌出后 2 年之内。乳磨牙在 3～4 岁，第一恒磨牙在 6～7 岁，第二恒磨牙在 11～13 岁时为最适宜封闭的时间。窝沟点隙有初期龋损，或咬合面有充填物存在但未做封闭的窝沟，要根据具体情况决定是否做封闭。对口腔卫生不良的残疾儿童，虽然年龄较大或牙齿萌出口腔时间较久，可考虑放宽窝沟封闭的年龄。

2. 操作方法

（1）清洁牙面：首先对窝沟做彻底清洁，常用装有小毛刷或橡皮杯的手机，蘸上清洁剂，刷洗牙面后彻底冲洗漱口，然后再用尖锐探针清除窝沟中残余的清洁剂。清洁剂可以用浮石粉或不含氟牙膏，注意不要使用含有油质的清洁剂或过细磨料。

（2）酸蚀、冲洗、干燥：清洁牙面后，在隔湿条件下，用 30%～50% 的磷酸酸蚀牙面 30～60 秒，面积一般为牙尖斜面的 2/3，然后用水加压冲洗，吹干，酸蚀后牙面应呈白垩状外观。酸蚀过程注意用棉卷或橡皮障隔湿，保护口腔组织。

（3）涂布、固化封闭剂：用小刷或探针取少量封闭剂涂布于酸蚀牙面上，使用探针探入窝沟点隙内轻微颤动，诱导封闭剂进入并排出可能存在的空气。在不影响咬合的情况下尽可能有一定的厚度。自凝固化型在室温下自然固化，光固化型使用光固化灯照射 20～40 秒。

（4）检查、调整咬合：窝沟封闭剂固化后，用锐利探针做检查，观察其固化程度及与牙面的黏附情况，有无气泡存在。含填料型封闭剂如果出现咬合高点，需要调整咬合。封闭后应定期（3 个月、半年或 1 年）复查，观察封闭剂保留情况，脱落时应重做封闭。

树脂封闭剂有良好封闭效果，但若酸蚀不充分、牙面干燥不够或是唾液污染以及临床操作不规范等因素都会致使封闭剂脱落。

二、玻璃离子封闭剂

（一）成分

玻璃离子封闭剂是由玻璃离子水门汀改进而来，其成分类似。粉剂主要由二氧化硅、氧化铝以及适量的氟化钙粉组成，液剂由聚丙烯酸水溶液以及丙烯酸与亚甲基丁二酸共聚物的水溶液组成。

（二）性能

玻璃离子封闭剂作为一种牙釉质粘接剂，具有良好的粘接性能，同时还可以释放氟，起到防龋作用。玻璃离子材料和一般封闭剂相比，强度低，黏度高，渗透性较差，封闭剂的保留率较低。但玻璃离子材料的防龋效果更佳。

1. 增加牙釉质、牙骨质含氟量　研究显示玻璃离子充填材料可以使充填牙面及其相邻的牙骨质的氟含量大大提高，当窝沟"封闭"丧失而仍然可防龋。

2．氟释放　氟从玻璃离子材料中的释放可以保持很长一段时间，提高对早期龋的抵抗力并再矿化。

3．抗菌性　通过释放氟及玻璃离子凝固早期酸性作用，可使细菌数量减少。

（三）操作

清洗牙齿点隙沟裂后，在隔湿干燥环境下，涂布处理剂，清洗吹干，然后把混合后的玻璃离子封闭剂涂布于点隙沟裂处，固化完成后检查粘接情况，定期复查。

含氟玻璃离子封闭剂与树脂封闭剂的不同之处是前者能与牙釉质产生化学结合，具有亲水性，无需酸蚀，并能长期缓慢释放氟离子，热膨胀系数与牙体组织相近。虽然玻璃离子封闭的保留率不比树脂封闭材料高，但其防龋的效果却比树脂型封闭材料高 3.1～4.5 倍。玻璃离子窝沟封闭剂能够有效地预防窝沟龋的发生，并且操作时，无需酸蚀，操作简单，很适合于大众人群的窝沟封闭。

三、湿法粘接窝沟封闭剂

湿法粘接窝沟封闭剂亦为树脂型材料，但成分中不含 Bis-GMA，具亲水性，可与水活性结合，可在湿性环境下操作并直接用于口腔中，对干燥的要求较低，在酸蚀冲洗后，用棉球擦干至微湿的牙面即可，降低了临床操作技术的敏感性。

第二节　口腔局部用含氟防龋材料

一、含氟防龋材料的防龋机制

使用含氟材料是有效预防龋病的口腔保健措施之一。其主要作用在于提供适宜氟浓度的牙齿液相外环境，使牙釉质表面存在的脱矿 - 再矿化这一可逆的生物化学反应向着再矿化方向进行，以增强牙釉质结构，提高其抗酸能力，达到预防龋齿的目的。

含氟材料在口腔中产生大量氟离子在牙釉质表面形成氟化钙微粒，构成了菌斑和牙釉质间的氟库；当菌斑 pH 降低到 6 以下时便可释放出游离氟，这是由于氟化钙微粒上磷酸氢根（HPO_4^-）的吸收作用形成的。这一化学反应过程阻止氟化钙在中性 pH 环境中的溶解，而 pH 下降时，磷酸氢根就转变成磷酸二氢根（$H_2PO_4^-$），它不能阻止氟化钙微粒的溶解，游离氟便随之释放出来。由氟化钙微粒提供，为 pH 变化所控制的游离氟离子在牙釉质表层脱矿—再矿化过程中起到促进再矿化的作用。因此，含氟材料有助于牙釉质表面氟化钙沉积，具有明显的预防龋病的效果。高浓度的氟可以抑制致龋细菌。目前还没有研究发现使用含氟材料会产生耐氟菌株。

二、含氟凝胶

（一）组成及性能

含氟凝胶（fluoride gel）主要成分是酸性磷酸氟（APF），还有氟化钠（NaF）与磷酸。根据含氟浓度不同有两种类型。

供临床使用的 APF 凝胶，氟化物浓度为 1.23%，pH 为 3～4，氟浓度较高，在临床应用时要严格操作，尽量减少氟的摄入。每年应用 APF 凝胶 1～2 次，可明显降低龋发生率。

供个人自我保健用的凝胶有 0.5% 的 APF 凝胶和 NaF 凝胶,还有 0.1% 的 SnF_2 凝胶,含氟浓度较低。可以放置于托盘上使用,也可以直接用于刷牙。

含氟凝胶的优点是用口腔托盘放置适量凝胶一次可用于处理全口牙,比涂氟方法容易,花费时间少。

(二)应用范围和使用方法

含氟凝胶适用于高度易感龋病的患者,正畸治疗的患者,以及与头颈部放射治疗有关的口干综合征的猛性龋患者。

清洁,隔湿,吹干牙面后,用盛有含氟凝胶的托盘放入患者上下牙列,在口内保留 4 分钟后取出,保持半小时不进食或漱口。

三、含氟泡沫

(一)组成及性能

含氟泡沫(fluoride foam)是一种富含氟离子的泡沫,用于增强牙齿抗酸能力,促进再矿化,预防易感儿童、老人以及放射治疗病人的龋病,是一种供口腔专业人员使用局部用氟材料。其主要成分与含氟凝胶一样,均使用酸性磷酸氟,即含有氟化钠和磷酸,含氟浓度和含氟凝胶相似,pH 为 3~4。

(二)适用范围

易患龋儿童、老人以及放射治疗病人的龋病预防。但用量为氟凝胶的 1/4,显著减少了氟的用量,更加安全。

(三)使用方法

1)清洁牙面:用牙刷彻底清洁牙面,以增加氟化物与牙面的接触。

2)涂布:将置有含氟泡沫的托盘放入口中,压入上下牙列,轻轻咬住,使含氟泡沫布满所有的牙面并挤入牙间隙。

3)体位:托盘放置好后,要求孩子轻轻咬住托盘保持托盘不松动,托盘在口内的过程中保持儿童的身体前倾。

4)时间:托盘在口内停留时间 4 分钟,然后取出,自行吐净口中的泡沫。

5)医嘱:30 分钟内不漱口、不进食、不喝水。

四、含氟漱口液

(一)组成及性能

含氟漱口液(flouride mouthwash)一般使用中性或酸性氟化钠配方,根据浓度不同使用频率也不同,一般浓度在 0.05%~0.2%,少数含氟化亚锡或氟化铵。其防龋效果与含氟浓度、与牙面接触的时间和年龄有关。浓度低应增加含漱的时间和次数。此法可使龋齿发生率大约降低 35%。

(二)适应人群

含氟漱口液适用于中或高发龋地区,除在学校中作为公共卫生项目和家庭使用外,还可用于龋好发患者、固定正畸患者,以及不能口腔自我健康护理的残疾患者。龋病低发地区或高氟地区不适用,5 岁以下儿童不推荐使用。

（三）使用方法

儿童在监护下每周使用 0.2% 高浓度的氟化钠水溶液 10mL 含漱 1 次，每次 1 分钟或用 0.05% 低浓度的氟化钠水溶液每日漱口 1～2 分钟。应严防咽下。吐出后维持半小时不进食或漱口。

五、含氟涂料

（一）组成

含氟涂料（flouride varnishes）又称氟保护漆，是以涂料作为低浓度（0.1%）氟离子的载体，涂布于牙齿表面，形成一薄层含氟薄膜。其通常含有 0.1%～5% 的氟化钠、蜂蜡和乙醇（形成蜂胶状结构以稳定钠离子）、虫胶和乳香树胶、流动增强剂、糖精、调味剂等成分。

目前常用含氟涂料含氟浓度为 0.1%、2.26%。

（二）性能

使用氟化物涂膜后 1 小时，氟在牙釉质中的浓度足够影响菌斑代谢并促进再矿化，即使作用时间很短也对防龋有益。局部使用氟化物的目的是改善牙齿表面的硬度，牙釉质对于氟化物的摄取主要取决于其与氟化物的接触时间和接触浓度，氟化物涂膜和其他局部使用氟化物方法相比，它能明显地延长氟化物和牙釉质表面两者的接触时间和接触浓度，从而取得较好的防龋效果。且由于浓度较低也可以用于幼儿。

（三）适用人群

低氟区和适氟区 3～6 岁儿童，固定正畸患者。

（四）操作方法

先清洁牙面，然后隔离唾液，吹干牙面，再用小棉球蘸药液涂擦牙面约 1 分钟，吹干后再重复涂药 1～2 次。

（五）注意事项

牙龈出血时禁止使用含氟涂料，因为出血的牙龈可能与涂料中松香基质发生接触性的变态反应，产生过敏。

六、含氟充填材料

含氟充填材料（fluoride containing restorative materials）是在玻璃离子水门汀、聚羧酸锌水门汀等洞衬剂或其他充填材料中加入适量氟化物，如氟化钙等。这些材料凝固以后能缓慢释放出氟离子，达到保持局部氟离子浓度，促进接触部位的牙釉质矿化和预防继发龋的目的，提高治疗效果，保护牙体组织免受进一步的破坏。

七、其他局部用氟方法

咀嚼牙胶是一种聚乙烯纤维质的咀嚼辅助用品，经氟浸透，每片咀嚼牙胶所含的 0.5mg 氟化物，在牙面产生浓度超过 5mg/L 的氟离子，并可持续 5 分钟。

八、含氟材料防龋效果的系统评价

含氟凝胶、含氟漱口液、含氟涂料、含氟牙膏在恒牙龋齿总体预防效应值约为 46%，乳牙龋齿总体预防效应值约为 33%。用含氟涂料的龋齿增加量低于用含氟漱口液，但两者防龋效果无显著性差异。用含氟漱口液和含氟涂料的龋齿增加量略低于用含氟凝胶和含氟牙膏。

第三节 牙膏与牙刷

一、牙膏

（一）成分

牙膏（tooth paste）是和牙刷一起用于清洁牙齿，保护口腔卫生，对人体安全的一种日用必需品。其基本成分包括摩擦剂、洁净剂、湿润剂、胶粘剂、防腐剂、甜味剂、芳香剂、色素、水或其他起保健作用的药物制剂。

1. 摩擦剂 在牙膏中加入多种摩擦制剂使其具有清洁与磨光作用，去除色素沉着、菌斑沉积与滞留，使牙面清洁、光滑、发亮。理想的摩擦剂清洁能力强，对牙面无损伤，高度磨光，防止色素再沉着。常见的摩擦剂有碳酸钙、二氧化硅、硅酸盐、磷酸二氢钙、焦磷酸钙等。摩擦剂约占牙膏含量的20%～60%。

2. 洁净剂 又称发泡剂或表面活化剂，约占1%～2%。可以降低表面张力，松解表面沉积物与色素，乳化软垢，使其容易去除。洁净剂多用十二醇硫酸钠、椰子单酸甘油酯磺酸钠等。

3. 润湿剂 占20%～40%，其作用是保持湿润，防止接触空气而硬化，并使剂型保持稳定，常用的有甘油、山梨醇和丙烷二醇。

4. 增稠剂 约占1%～2%，其作用是防止在储存期间固体与液体分离，保持均质性，常用有机亲水胶体，如藻酸盐或纤维素衍生物，可保持牙膏呈糊状并可控制牙膏的稠度。

5. 防腐剂 其作用是防止细菌生长，延长储存期限，常用乙醇、甲醛、二氯化酚等。

6. 矫味剂 提供人们喜欢的牙膏口味，常用人造无致龋性甜味剂。

7. 其他成分 牙膏除含有以上成分外，有的牙膏还含有芳香剂、色素、水等，这些成分共占约2%～3%，水分作为溶液，约占20%～40%。某些牙膏中还加入起保健作用的药物制剂。如加入防龋作用的制剂单氟磷酸钠、氟化钠、氟化亚锡、氟化铵，加入有消炎和脱敏作用的药物如氯己定、含氯化锶和硝酸钾等。

（二）作用

1. 基本作用

（1）有助于通过刷牙的机械方法，增强牙刷去除食物残渣、软垢和牙菌斑的效果，而不损伤牙釉质和牙本质，保持清洁、美观、健康。

（2）有助于消除或减轻口腔异味，使口气清新，有爽口作用。

2. 特殊作用 近年来，含天然或人工合成药物的牙膏品种很多，对脱敏、消炎和预防口腔其他疾病均有一定作用。目前我国市场上出现的牙膏种类大致可以分为普通牙膏和功能牙膏两大类，其中功能牙膏包含有含氟牙膏和具有某些药物功能的功效牙膏。

（1）含氟牙膏：氟能与牙齿作用生成不易溶解、抗酸性很强的氟化物，可抑制菌斑的形成，有较好的防龋作用。目前常见的含氟牙膏主要有单氟磷酸钠牙膏、氟化亚锡牙膏、氟化钠牙膏及氟化铵牙膏4种。

1）单氟磷酸钠牙膏是一种共价型氟化物牙膏，与多种摩擦剂相容性好，经酸或唾液分解，需要更多时间释放出氟离子，减少牙釉质在酸中的可溶解性。对牙不染色，pH 接近中性且比较稳定，对人无副作用。新萌出的牙和儿童的后牙防龋效果作用更显著。

2）氟化亚锡牙膏与磷酸二钙不相容，而与不溶性偏磷酸钙相容。早期的氟化亚锡牙膏由于氟化亚锡的化学反应性与不稳定性，在溶液中易水解、氧化，有效期短。现在，经过研究改进，使其保持稳定及生物学活性，延长了保存时间，具有防牙菌斑、牙龈炎和防龋作用。

3）氟化钠牙膏遇水即刻释放出氟离子，与磷酸钙、正磷酸钙等摩擦剂不相容，可选用丙烯酸塑料或焦磷酸钙、二氧化硅等作为摩擦剂。不会使牙染色，pH 接近中性，一般较稳定。

4）氟化铵牙膏中含有氟化铵，其作为一种有机氟化物在减少牙釉质溶解度方面，比无机物具有优越性。它是典型的表面活性剂，可使氟快速分布于牙齿表面，增加牙釉质的氟摄取与沉积、增强牙釉质的抗酸能力并促进早期龋损的再矿化，毒性低。氟含量为 0.125%，摩擦剂为不溶性偏磷酸钙或硫酸钡。

（2）功效牙膏指在普通牙膏中加入某些药物，使牙膏具有药物的作用，也称为功效牙膏。药物牙膏品种繁多，常见的有以下几种：

1）氯己定牙膏：氯己定是一种广谱抗菌剂，是减少菌斑与龈炎的最有效制剂，没有明显的抗药性。使用安全、有效、无明显副作用，但长期使用可使牙色素沉着。

2）"多合一"或"全效"牙膏：主要含三氯羟苯醚和 PVM/MA 共聚体及氟化物，兼有控制牙菌斑、龈炎、牙石和防龋功效。三氯羟苯醚是一种广谱抗生素，其抗微生物的主要作用部位是细菌的细胞膜，可有效控制多种革兰氏阳性和阴性细菌。PVM/MA 共聚体是聚乙烯甲醚顺丁烯二酸，在三氯羟苯醚存在时，有抑制晶体生长作用，可减少牙石形成。三氯羟苯醚与柠檬酸锌联合加入牙膏，其效果更为明显。目前在国内外广泛推荐使用。

3）脱敏牙膏：含氯化锶和硝酸钾两种。硝酸钾通过直接作用于感觉神经缓解疼痛。氯化锶通过阻塞牙本质小管缓解疼痛。

二、牙刷

牙刷（toothbrush）是人类重要的一项发明，刷牙可以起到机械性去除菌斑和软垢，按摩牙龈、增进牙龈组织血液循环，促进牙龈上皮角化的作用。在其漫长的发展历史中，其种类、形状、刷毛等都在不断变化改进着。

刷牙的目的（tooth brushing objective）：①去除和干扰牙菌斑形成；②清除牙面上的食物残渣和外源性着色；③通过按摩牙龈促进牙周组织的血液循环和牙龈的角化。

牙刷的种类（toothbrush style）：牙刷的种类很多，尚无统一的标准。通常将牙刷分为一般牙刷和保健牙刷；手动牙刷和动力牙刷；天然毛牙刷和尼龙丝牙刷；儿童牙刷和成人牙刷；直柄牙刷和曲柄牙刷；普通型牙刷和多功能牙刷等。近年来，电动牙刷、喷水牙刷、磁疗牙刷、带牙膏的牙刷、指套牙刷、正畸牙刷、软毛牙刷、中毛牙刷、硬毛牙刷、牙龈按摩牙刷、一次性牙刷等专业牙刷逐渐推广使用。

保健牙刷的特点：①刷头小，刷毛排列合理，适宜于分区刷洗及灵活旋转拂刷；②毛束之间有适当距离，刷毛软，单丝直径较细，刷毛长度适当；③刷毛顶端磨圆，每根刷毛顶端都呈光滑的圆钝状，避免刷牙对牙齿和牙龈的损伤；④刷柄便于把握，长度、宽度适中并具有防滑设计的刷柄，使刷牙的感觉舒适而又有成效。

第五章 口腔预防保健材料 / 165

（一）牙刷的设计

牙刷的设计呈现多样性，如儿童和成年人使用的牙刷大小不同，牙周组织的健康状况不同，刷毛的软硬程度应有一定区别。牙刷可分为通用型与特异型两大类。通用型牙刷以直柄为宜，刷毛软硬适度，排列平齐，毛束排列不宜过多，各束之间要有一定间距。特异型牙刷是为了适应口腔的特殊情况和特殊目的而设计的，特异型牙刷除刷毛的排列形式各有不同外，刷柄设计可能需要一定的曲度，弯曲的形式和方向也不尽一致（见彩图5-1）。

目前多使用优质尼龙丝作为刷毛，直径在0.2mm以下，细软，回弹力好，耐磨性强，可进入牙邻间及龈沟区。刷毛毛端应磨圆，对牙齿有的清洁作用及牙龈的按摩作用较好，避免损伤牙龈和减少牙齿磨损。

从清洁作用来说，硬毛刷去除菌斑和牙石、软垢的作用较好，但对牙齿的磨损作用和牙龈的损伤也较大，因此要选择适宜的刷牙方法。软毛牙刷柔韧易弯曲，并能进入龈缘以下、邻面间隙去除菌斑，但对厚的菌斑清洁效果较差。

波浪型毛束牙刷利于牙间隙的清洁，尤其在竖刷时，尖型的毛束能送入牙间隙，故对牙齿的洁净及牙龈的按摩均有良好作用，但也存在对牙龈及牙齿损伤较大现象。

各种类型的电动牙刷，刷头运动有上下方向运动，有前后方向运动，有特定的椭圆形运动等。不论哪种形式，只要患者正确使用，都可获得最好的效果（表5-2）。

表5-2 我国各型保健牙刷设计标准

项目	婴儿用（1~3岁）	幼儿用（3~6岁）	小学生用（6~12岁）	中学生用（12~17岁）	成人用
刷柄全/mm	120~130	125~135	165~170	170~175	170~175
毛面长/mm	12~13	16~18	20~22	26~28	26~30
毛面宽/mm	5~6	6~7	7~8	8~9	10~12
刷毛高/mm	6~7	7~8	9~10	10~11	10~11
单丝直/mm	0.18~0.20	同左	同左	同左	同左
毛束行数	2~3	3	3	3~4	3~4
孔距/mm	2.0	2.2	2.2	2.2	2.2
刷毛顶端	圆钝形	圆钝形	圆钝形	圆钝形	圆钝形

（二）牙刷的选择

牙刷的选择在于使用是否便利，是否适应个人。牙刷的种类繁多，均有各自特点，选择牙刷时，应根据自己口腔牙齿的排列、牙齿牙周健康和饮食情况等，选择大小、形状、刷毛软硬适度的牙刷，学会适合自己情况的刷牙方法，刷头要适合口腔的大小，不宜过大，刷毛不宜过硬。牙周病患者，戴固定修复体或正畸患者均应在口腔医师的指导下选择牙刷。手的灵巧性差，吞咽反应较大的人应选择刷头较小的牙刷。残疾人、儿童或其他不能对牙齿进行自我保健的人可使用电动牙刷、喷水式牙刷或者喷雾牙刷。

（三）牙刷的清洁、保管

牙刷需要经常保持清洁卫生。每次使用后要用清水反复冲洗牙刷，并将刷毛上的水分甩干，各人一把避免交叉感染。尼龙牙刷不能用沸水或使用煮沸法消毒。牙刷还应该定期更换，更换频率应在一个月到两个月间。

三、无需牙膏的新型牙刷

（一）超声波牙刷

是运用超声波振动原理和刷毛的机械作用达到去除牙石、软垢、菌斑和牙渍等洁牙护齿功效的一类新型牙刷。

1. 原理　超声波牙刷是继普通牙刷、电动牙刷、声波牙刷之后的第四代新型牙刷，所谓超声波是指超出人耳可听频率段（20～20 000Hz）的超高频声波。超声波牙刷采用最容易渗透人体的 160 万 Hz 声波，它使水产生超临界的"空化"现象，通过空化的高能分子冲洗牙齿表面及隐藏的牙石、软垢和牙渍，同时超声波还可以直接杀死细菌，阻断牙菌斑的形成。

2. 超声波牙刷的功能

（1）按摩和微热作用可促进牙龈血液循环。

（2）超强的超声波可清除牙菌斑：经医疗机构和实验室研究报告证明，比一般牙刷和电动牙刷更高效率的清除牙菌斑。临床试验表明：使用超声波牙刷刷牙 1 个月后的牙石、软垢清除率可达 97%，并能减少 74% 的菌斑形成。此外，超声波还作用于细菌的细胞膜，可有效抑制牙龈炎症，60% 的接受实验者使用 1 个月超声波牙刷后，由牙周萎缩引起的出血有所减少。

3. 超声波牙刷和普通牙刷的对比（表 5-3）

表 5-3　超声波牙刷和普通牙刷的对比

超声波牙刷	普通牙刷	超声波牙刷	普通牙刷
不用牙膏，旅行方便	要牙膏，携带不方便	消除口臭、美白牙齿	效果不明显
高效抑制多种牙齿炎症	抑制率低	防水、不需要更换电池	无
清洗率高达 95% 以上	清洗率 70%		

（二）太阳能牙刷

太阳能牙刷（solar toothbrush）是一款不需要牙膏，通过太阳能产生自由电子与口腔中的酸形成化学反应，去除牙石、软垢，杀死细菌的新型牙刷。

1. 结构　由可拆御毛刷头、金属手柄、内置二氧化钛半导体、铅丝导线、太阳能电池板和基座构成（见彩图 5-2）。

2. 原理和作用　太阳能电池板受光照射后产生并储存自由电子，这些自由电子沿铅丝导线，传导至顶端牙刷毛下的二氧化钛半导体。这种半导体自身润湿后在阳光照射下亦可以释放出带负电荷的自由电子。在刷牙时，太阳能电池板和二氧化钛半导体上产生的自由电子会通过唾液或漱口水流向牙齿。自由电子能与口腔内龋齿上的酸性物质中的氢离子发生中和反应，使酸性物质变成对牙齿无害的中性物质。除此之外，太阳能牙刷产生的自由电子还可以和牙石、软垢发生化学反应，使陈年牙石、软垢变松易被牙刷清除，亦能破坏细菌的细胞膜和某些细菌的 DNA，起到消灭病菌的作用。有结果证明这款牙刷的效果明显优于使用牙膏和普通牙刷。

3. 太阳能牙刷的使用　太阳能牙刷使用前置于阳光下 6 小时后可连续使用 1 小时，其用电量和太阳能计算器差不多，一般晾晒一次可使用 3～5 天。但如果能每天晾晒，可延长太阳能牙刷的使用寿命。即使遇到连续的阴雨天，在白炽灯下"晾晒"，也可以起到一定作用。

四、其他牙齿清洁材料

（一）牙粉

牙粉主要由磨光剂、发泡剂和矫味剂组成，主要用于清除牙齿表面上的食物残渣和菌斑。此外，还可作为修复体表面抛光剂使用。

（二）牙间隙刷

牙间隙刷又称邻间清洁刷或邻间刷。可分为单束毛刷、小插刷及丝状刷。主要用于清除一般牙刷不易清洁到的牙齿邻面、牙颈部、固定义齿修复体与邻牙的邻接面、正畸固定矫治器、种植体、牙周夹板等（见彩图5-3）。

（三）牙线

牙线是用来清洁牙齿邻面的另一种洁牙工具，对牙龈伤害明显小于牙签，它有助于对牙刷不能到达的邻面间隙或牙龈乳头处的清洁。牙线多为丝线或尼龙线（聚酰胺纤维）、涤纶线等人工合成纤维做成，也有用聚四氟乙烯纤维（PTFE）。

牙线不宜过粗或太细。有上蜡和不上蜡两种，上蜡牙线一般用于去除牙间隙的食物残渣或软垢，不上蜡牙线易通过接触区，常用于去除菌斑，约能除去90%的菌斑。近年来把它的作用与刷牙同等看待，目前已广泛使用。其他还有含香料或含氟牙线等。包装有手持式或带柄两种。

（孙静静）

小　结

　　随着人们口腔保健意识的提高，窝沟封闭剂的防龋作用逐渐得到大家的认可。窝沟封闭剂的成分、性能及使用方法和复合树脂类材料相似。含氟防龋材料有较好防龋效果，但必须严格控制使用范围，做好防护措施。牙膏和牙刷是最常用的口腔保健材料，通过学习后，能根据自身口腔情况选择合适的牙膏和牙刷。

思考题

1. 如何提高窝沟封闭剂的保留率？
2. 为什么含氟材料能减少龋齿的发病率？
3. 如何正确选择和使用牙膏、牙刷？
4. 新型牙刷去除牙石、软垢，杀死细菌的机制是什么？

第六章　口腔植入材料

第一节　口腔植入材料概述

一、口腔植入材料的定义

在修复或重建口腔颌面部各类组织或器官的功能和美观时，常需对患者的口腔软、硬组织（包括牙齿）进行修复、再生或替代。口腔植入材料是指植入口腔颌面部组织内，用以重建、替代、治疗口腔颌面部组织或器官缺损、缺失、病变的植入性材料。近三十年来，各类口腔植入材料的研发和运用，获得了良好的疗效。尤其口腔种植学的蓬勃发展，极大推动了种植牙和组织再生类植入材料的基础研究和临床运用，并成为口腔材料学研究和发展的热点和重点。

二、口腔植入材料的分类

（一）金属类

指一类植入口腔颌面部的金属材料，包括纯金属和合金，如：钛及钛合金、不锈钢、钴 - 铬合金、镁合金等。

（二）陶瓷类

根据材料的性质和在机体组织内引起的组织反应类型，将口腔生物陶瓷分为以下三类：

1. 生物惰性陶瓷　指一类在生物体内保持稳定、不与机体组织发生化学反应的陶瓷材料，其生物相容性好，化学性能稳定，力学性能突出，具有较强的力学强度和耐磨度。主要包括氧化铝陶瓷、氧化锆陶瓷等。

2．生物活性陶瓷　指一类能引导、调节、激发细胞和组织产生某些特异反应的陶瓷材料。这类特异反应是为实现再生、修复等治疗目的而产生的正性的反应，是可控、可预期的。主要包括生物活性玻璃陶瓷、磷酸钙陶瓷、羟基磷灰石等。

3．生物可吸收性陶瓷　指一类植入机体后，一段时间内会被降解和吸收的陶瓷材料。主要包括磷酸三钙等；常做暂时性的骨替代材料。

（三）有机高分子类

包括天然衍生物类和人工合成聚合物类。高分子天然衍生物类主要指各类动植物来源的天然材料经过一系列化学、物理等加工，最终运用于临床，达到再生、修复等治疗目的。如：纤维素、甲壳素、透明质酸、胶原蛋白、丝素蛋白、珊瑚羟基磷灰石、脱矿去蛋白牛骨、猪来源的胶原膜等。以上的一些材料又可根据种属来源分类，取患者自身骨组织进行移植再生的，称为自体骨移植材料或自体骨；取自他人的骨组织进行移植再生的，称为异体骨移植材料或异体骨；取自动物的骨组织进行移植再生的，称为异种骨移植材料或异种骨。高分子人工合成聚合物类同样种类繁多，如聚氨酯、聚乳酸、聚乙烯、聚四氟乙烯、聚甲基丙烯酸甲酯、硅橡胶等。按照在植入体内后是否可以降解，又可分为非降解聚合物和可降解聚合物。

（四）复合材料类

指由上述两种或多种材料复合而成的材料，也达到改善力学性能和生物学性能的目的。如：把纯钛种植体表面经羟基磷灰石喷涂，提高表面的成骨效率；把动物骨和动物胶原混合，形成骨胶原复合物，以获得更稳定的成骨空间。

（五）特殊生物工程类型

指利用上述材料中一种或多种合成后，复合细胞和 / 或生长因子的生物工程材料。利用材料为载体的细胞移植治疗，是当今再生领域的热门。此类具有细胞的材料显著区别于其他无细胞的材料，被移植的细胞称为种子细胞，它承担进入受植区后的一系列再生或治疗的临床目的。

按临床用途分类，口腔植入材料还可分为人工牙根种植材料、骨移植材料和软组织修复材料等。

三、口腔植入材料应具备的性能

各类植入材料需具备下列基本性能：

1．生物学性能　材料首先必须具有良好的生物学性能，材料不能引起不确定的炎症反应，或表现出明显免疫原性和细胞毒性。如果材料产生降解产物，此降解产物应可被吸收、排出，不能在体内蓄积引起不良反应。

2．力学性能　包括材料的压缩强度、拉伸强度、弯曲强度、弹性模量、硬度、韧性等一系列指标。根据材料所要起到的治疗目的，对不同目的的材料有不同要求。如在可吸收的固定钉板系统中，固定的钉和板在降解、吸收前要保证足够的强度和稳定性，让颌骨获得足够的愈合固定时间；在种植体材料中，种植体将在颌骨内将使用长达数年至数十年之久，持续承受咬合力考验，故对其力学性能要求极高。而对于引导骨再生领域使用的钛网，就必须具备良好的可塑性和一定的机械强度，以获得较好的空间保持作用。

3. 可消毒性　植入材料一定要便于消毒或可灭菌处理。所用的消毒或灭菌方法不能改变材料的生物学性能和理化性能。

4. 可加工性　可通过常规的加工方法制成需要的制品而不会引起材料的性能改变；材料的原料来源和价格具有商品化的可行性。

四、口腔植入材料的相关重要理论

（一）骨结合理论

早在 20 世纪 40 年代开始，Bothe 和 Gottlieb Leventhal 等学者就已经在动物实验中发现了金属钛和骨紧密结合的现象。在 1952 年，Per-Ingvar Brånemark 教授在他经典的观察兔子骨内血液微循环的试验后偶然发现了钛金属的观察镜器械很难和骨组织分离开，在光学显微镜下看到骨组织和钛金属器械的表面紧密相接。进而他命名这一现象为"骨结合"（osseointegration），定义为：有生命力的骨组织与负重的种植体表面的直接接触或连结，在种植体与骨组织之间没有纤维结缔组织存在。随后 Brånemark 教授进行了大量的基础研究和临床运用，成为现代口腔种植学的奠基人和推动者。

（二）骨移植材料成骨理论

近二十多年来，学术界对骨移植材料的成骨原理形成了一个较为公认的理论基础，即骨移植材料通过骨再生、骨诱导、骨传导三种方式促进和获得新骨再生。

骨再生（osteogenesis），指成骨是来自于材料里携带的细胞（如，骨髓间充质干细胞、成骨细胞等）移植后在受植区域自行成骨。把这类具有自行成骨能力的材料称为具有骨再生效应的骨移植材料。目前此类材料大多来自自体骨移植，或少数制备出的携带细胞的组织工程类骨。

骨诱导（osteoinduction），指材料含有能诱导受植区域未分化干细胞分化为成骨细胞的细胞因子，而分化的成骨细胞就能进行骨生成。把此类通过诱导受植区域未分化干细胞分化为成骨细胞进行骨生成的材料称为具有骨诱导效应的骨移植材料。如含有骨形态发生蛋白（BMP）的商业骨移植材料。

骨传导（osteoconduction），指材料为受植区域的细胞提供成骨的物理空间，靠受植区域的细胞成骨，材料本身无细胞和因子。几乎所有的骨移植材料都能提供这样的空间支架效果，具有骨传导效应。如去蛋白质的异种骨基质材料。

第二节　各类口腔植入材料

一、金属类植入材料

（一）钛及钛合金

在口腔领域中应用的各类植入人体的金属中，钛和钛合金是最为常用的。钛于 1791 年由英国矿物学家 William Gregor 所发现，后由著名德国化学家 Martin Heinrich Klaproth 用希腊神话的 Titan（泰坦）为其命名为 Titanium。自 20 世纪 40 年代起钛金属在医学领域的运用越来越广泛和深入，特别是钛金属在口腔种植学的运用，使之成为了 21 世纪口腔医学领域最伟大的成就之一。经过近半个世纪的发展,种植牙获得举世公认的显著疗效,和钛金属的优越物理学和生物学性能密不可分。

（二）钛及钛合金的分类、特性、临床运用

1. 分类 按我国国家标准,用于口腔植入材料的纯钛分为4级:TA1G、TA2G、TA3G、TA4G,对应美国材料与试验协会(ASTM)的1至4级。

国际上多采用美国材料与试验协会(ASTM)F67对钛和钛合金的分类,ASTM的1到4级为商用纯钛(commercially pure titanium),此4个级别的商用纯钛钛的纯度都超过了99.0%。ASTM第5级为钛合金,含有6%的铝,4%的钒,0.25%的铁0.2%的氧。对应的我国钛合金标准为钛合金TC4(Ti-6Al-4V)。

2. 物理性能和临床运用

(1) 在ASTM1至4级的商用纯钛中,4级商用纯钛比1级具有更高的力学强度(包括更高的屈服强度,拉伸强度等),故4级商用纯钛是当今种植体的最常用材料。

(2) ASTM的5级钛(即钛合金TC4)具有比4级商用纯钛更优越的力学强度,如更高的屈服强度、拉伸强度,更高的弹性模量等,故几乎所有种植系统都用此5级钛作为基台的材料。因为基台处于承接牙冠咬合力和连接种植体的重要力学枢纽性结构,常常受到很大的压缩应力、拉伸应力、剪切应力。

(3) 4级钛和5级钛具有略高于骨皮质的弹性模量,基本可与骨组织在生物力学上匹配。同时此类金属质量轻,具有超高的比强度和优越的力学性能,故可以长期承载咬合压力而不发生断裂,长期临床观察发现很少发生种植体折裂(表6-1)。

表6-1 ASTM1-5级钛的物理性能比较

性能	ASTM 分级				
	1	2	3	4	5
屈服强度 /MPa	170	275	380	483	795
极限抗拉强度 /MPa	240	345	450	550	860
延伸率 /%	24	20	18	15	10
弹性模量 /GPa	103~107	103~107	103~107	103~107	114~120

(注:根据ASTMF67和F136报告)

3. 化学和生物学性能

(1) 耐腐蚀性能:钛及钛合金具有优异的化学和生物学性能,主要归功于表面形成的一层很薄的二氧化钛膜,此膜赋予其优异的抗生物腐蚀能力。骨髓腔内的体液、血液环境对金属而言是一个严苛的易于腐蚀的环境,因体液、血液含有各类具有腐蚀性的离子,尤其是氯离子对金属具有很强的腐蚀作用;而钛种植体可长期稳定地处于此环境下承载咬合力。

(2) 生物相容性:二氧化钛膜使钛和钛合金具有良好的生物相容性和生物惰性,不产生明显的细胞毒性和激发明显炎症、异物反应等免疫反应。但目前也有学者提出钛和钛合金可能也会激发人体的免疫反应,还需进一步验证。

(3) 种植体表面处理技术:经过长期的基础实验和临床观察证实,对钛和钛合金种植体的表面进行特殊的物理和化学处理使种植体表面获得适度的粗糙度,同时增加了亲水性,并让蛋白质、细胞等更易于附着于种植体表面,可促进早期骨结合的形成和获得更长远的种植体周骨的稳定。此类处理方法最为常用的是大颗粒喷砂酸蚀技术（sand-blasted, large grit, acid-etched），简称 SLA 表面处理技术（见彩图 6-1）。

（三）其他一些金属材料

近年来镁合金逐渐受到关注，它作为一种新型的可降解生物医用金属材料，有很好的生物相容性、与骨接近的密度和弹性模量，具有独特的运用前景。

二、生物陶瓷材料

生物陶瓷植入材料有较长的应用历史，也是近年来植入材料的研究热点，此类材料种类较多，具有各类广泛用途和特性。

（一）硅酸盐基植入材料

硅酸盐基植入材料主要是生物玻璃陶瓷。生物活性玻璃陶瓷（生物活性微晶玻璃，bioactive glass-ceramics, BGC）具有优良的生物活性、生物相容性、化学稳定性及力学强度，并且植入人体后在与体液的相互作用中在局部产生较高的 pH，从而有一定的抗菌能力，可有效防治植入局部的感染。在生物医学领域中广泛应用于人工种植牙、填充型人工骨、人工颌骨、人工关节、人工颅骨等的制作，取得了良好的临床效果。

生物活性玻璃陶瓷是在母体玻璃的基础上经微晶化处理后，发育生长出微细晶体而形成的。由于生物玻璃陶瓷的优良性能，经过不断改进，提升材料的强度和韧性，并可与活性蛋白复合，使该材料不但具备骨传导作用，更具备骨诱导性能。

（二）磷酸钙基植入材料

1. 种类

（1）磷灰石类：磷灰石是一类具有相同结构的无机磷酸钙盐的总称，羟基磷灰石（hydroxyl apatite, HA）代表了其典型结构。化学计量羟基磷灰石的化学式为：$Ca_{10}(PO_4)_6(OH)_2$，属六方晶系。其结构为六角柱体。HA 的合成有多种方法，但综合起来，主要有湿法、水热合成法和固相反应法。

（2）磷酸三钙生物陶瓷（tricalcium phosphate, TCP）：磷酸三钙属于三方晶系，钙磷比为 1.5。TCP 的合成与 HA 的合成类似。

（3）其他磷酸钙陶瓷：磷酸四钙、磷酸八钙、β-焦磷酸钙。

2. 磷酸钙基陶瓷的性能　磷酸钙基陶瓷已证明具有良好的组织相容性和细胞相容性，与骨组织可以形成骨性结合，并具有骨引导性。微观结构是影响磷酸钙基陶瓷能否存在骨诱导能力的重要因素，具有特殊结构的多孔磷灰石陶瓷具有诱导骨形成的能力。需要指出的是，并不是所有的磷酸钙陶瓷都具有活性，制备工艺的差别所导致的晶体结构的差异将直接影响其活性。

致密 HA 的表面气孔率较小，有较好的力学性能。但植入人体内后，只能在表面形成骨质，骨组织不能长入材料内部，力学性能远不能用于负荷区修复。因此，近年来多孔 HA 受到了重视。孔隙率越高，越有利于新骨的长入。当长入的新骨在植入体内 4 个月后矿化完成时，孔隙率最大的种植体所形成的重建骨强度最高，与自然骨压缩强度水平相当。但是种植体孔隙率高时，多孔种植体本身的强度较低，为了使植入初期种植体能满足临床对力学性能的要求，种植体孔隙率应控制在 45%～55%。

磷酸三钙为代表的可吸收陶瓷植入机体后，随时间而部分或全部被吸收，同时新骨生成取代生物材料，新骨逐步长入替代植入物，这是一种理想的骨修复和替代途径。但因受材料本身和宿主植入部位等因素影响，要达到材料吸收和骨生长的速度相一致是相当困难的。目前可吸收性的陶瓷材料主要有：低结晶的磷灰石、磷酸三钙、磷酸八钙、磷酸四钙等。

（三）磷酸钙水门汀

磷酸钙水门汀（calcium phosphate cement）概念由 Gruninger 等（1984 年）首次描述为："在室温和生理温度条件下，一种粉末物质（或混合组成的粉末）和水（或水溶液）调和，由于晶体的沉积、成核、生长而固化，固化体含有一种或多种磷酸钙盐"。该材料具有优良的生物相容性，可以被吸收，原位引导骨的生成，具有良好的操作性能，可以创伤最小的注射方式注入植入部位。原位固化材料可用于软硬组织的修复、药物的载体、组织工程支架材料。

磷酸钙水门汀压缩强度与骨松质相当，具有良好的生物相容性和可吸收性。主要用于非负荷区的修复，在颅骨缺损，经皮注射骨折固定，椎体替代，牙槽嵴整复方面都取得较好的效果。

三、有机高分子类植入材料

包括天然衍生物类和人工合成聚合物类。按照在植入体内后是否可以降解，又可分为非降解聚合物和可降解聚合物。

（一）非降解聚合物颌面植入材料

1. 硅橡胶　硅橡胶由线性高分子通过硫化交联反应形成立体网状结构。根据交联度不同，可以表现不同的物理状态，凝胶态常用于局部软组织的外形整容，固态硅橡胶常用于口腔颌面部组织缺损的修复。固态的硅橡胶具有很高的化学惰性，在人体内长达几十年也可无变化，呈现特有的耐老化性能，不降解、无毒性和过敏性，是理想的美容整形材料。

硅油或硅凝胶在人体内不表现为完全的惰性，而导致成纤维反应（fibroblastic response），其微小颗粒还可能对局部组织造成炎症反应和肉芽组织的形成，类似于异物反应。另外，虽然在人体中不利的免疫反应还未被证实，但是在动物实验中已证明，该材料可以结合蛋白形成抗原，而出现免疫问题。因此，液态或凝胶状硅烷不宜注射入人体组织内使用。临床已证明在乳房成形和颌面软组织整复中存在很大的副作用。

硅橡胶在口腔颌面部主要用于软组织美容修复的充填剂和增加颌面骨量及塑形，如颏颌成形，上、下颌骨外形重塑，鼻背、鼻翼成形，颊、颏部的成形等。

2. 聚四氟乙烯（polytetrafluoroethylene，PTFE）　PTFE 是无交联的线性分子，具有非常好的柔韧性，较低的拉伸强度，同时具有非常稳定的化学性质，不降解，表面光滑而不易黏附。PTFE 是无交联的线性分子，具有非常好的柔韧性，较低的拉伸强度。该材料可作为皮下植入物，材料植入体内后组织难以长入，当需要第二次手术取出时非常容易。PTFE 可制成块状、颗粒状、纤维状、条带状，用于唇、鼻、眉间以及其他面部缺损的整复。

3. 聚乙烯（polyethlene，PE）　聚乙烯有低密度、高密度和超高分子量三种形式。超高分子量聚乙烯由于优良的力学性能和较少的蠕变倾向，主要用于负荷区修复。高密度聚乙烯比低密度聚乙烯有更高的拉伸强度，广泛用于整形外科。和聚四氟乙烯相比，它具有更好的强度，可以抵抗一定的压缩力，同时也有一定的柔韧性。聚乙烯是不可吸收性材料，具有生理惰性，多为纤维组织所包绕，不引起慢性炎症反应。高密度聚乙烯内部具有 $125\sim250\mu m$ 的孔隙，纤维血管组织能够长入，起到固定种植体的作用。在骨膜下植入时聚乙烯引起的骨吸收相对较少。

4. 聚甲基丙烯酸甲酯（PMMA）　PMMA 应用于颅颌面植入修复具有悠久的历史，成功地应用于全层颅骨缺损修复和额部成形。但自凝固化的反应热和残留单体是主要缺点，有部分人对其会过敏。PMMA 属于非降解性材料，植入体内被纤维组织所包裹。

以上聚合物基口腔颌面植入材料，它们的共同点是不可吸收性，不具备骨传导的性能，呈疏水性，作为植入材料还有待于进一步的改进。

（二）可降解聚合物

1. 天然可生物降解材料　天然可生物降解材料是指来源于动植物或者人体内的高分子材料，也是人类最早使用的医用材料之一。具有良好的生物学性能，几乎都可生物降解且降解产物无害。典型的天然材料有胶原蛋白、纤维蛋白、甲壳素、藻酸盐、淀粉、葡聚糖、天然丝以及纤维素衍生物。主要可以用于可吸收缝线、组织工程支架、药物缓释载体、人工皮肤、注射用美容材料、组织诱导再生膜等。

（1）藻酸盐：藻酸是从海洋生褐藻中提取的一种线性多糖，由 D- 甘露糖醛酸（D-mannuronic acid）和 L- 古洛糖酸（L-guluronic acid）这两种糖醛酸以 β-1，4 和 α-1，4 糖苷键连接所形成的共聚体，藻酸盐（alginates）是藻酸的盐类。以藻酸盐作为软骨细胞载体，可以获得组织工程化软骨。藻酸盐凝胶作为组织工程的载体，有很多的优越性，承载细胞量大，细胞的生存状态接近体内状态，有利于细胞分泌基质和保持基质浓度。

（2）壳聚糖：几丁质（chitin），是一种广泛存在于昆虫、甲壳类动物外壳及真菌细胞壁中的天然多糖，最早由法国科学家从蘑菇中分离得到。几丁质经脱乙酰化反应变成壳聚糖（chitosan）。在临床上，壳聚糖及其衍生物具有止血、抗凝以及促进创面愈合等功能，已经被广泛应用在医学和组织工程的各个领域。在骨组织工程方面，可以作为骨缺损的填充材料以及软骨和骨的组织工程支架材料。经改性后的壳聚糖还可用于组织工程化皮肤等用途。

（3）聚羟基丁酸酯：聚羟基丁酸酯（polyhydroxybutyrate，PHB）是微生物在不平衡生长条件下储存于细胞内的一种高分子聚合物，广泛存在于自然界许多原核生物中。具有生物可降解性、生物相容性、压电性、光学活性等特殊性质。PHB 在人体内自然降解，其最终降解产物无任何毒性作用。试验研究表明，PHB 是较为理想的组织工程支架材料，广泛用于骨、软骨组织、皮肤黏膜修复的试验研究中。

（4）天然丝蛋白：天然丝是由鳞翅目幼虫（蚕）、蜘蛛、蝎子、螨等生成的蛋白聚合物。丝的组成和结构由于来源的不同而有较大的差异。蚕丝用作医用缝线已经一个多世纪，具有良好的生物学性能。而且，丝纤维由于具有极佳的力学性能和化学稳定性，使得丝蛋白成为未来骨和韧带组织工程修复的理想的支架材料。蜘蛛丝是目前已知的最强韧的天然纤维材料，它和其他昆虫生成的丝样蛋白同样也可能提供了一系列天然材料或生物工程衍生物，可满足临床应用的需要。蚕丝和蜘蛛丝是现在研究得最多的两类可生物降解天然丝材料。

（5）胶原：胶原（collagen）是哺乳动物体内结缔组织的主要成分之一，包括关节软骨、肌腱、韧带、皮肤、血管等，构成人体 30% 以上的蛋白质，结缔组织的强度和韧性主要依靠它来维持。胶原不仅为细胞提供支持保护作用，而且与细胞的黏附、生长、表型表达均有密切关系。胶原在作为骨基质和骨修复材料方面有很大潜力。其缺点是价格较高，力学性能较差，需交联后使用，而且容易变性。

2．人工合成可生物降解材料　与天然材料相比，合成材料具有来源丰富、结构和性能可人为地调控和修饰等优点，近年来发展迅速。主要的人工合成可降解聚合物如下：

（1）聚羟基乙酸和聚乳酸：聚 α- 羟基酯为美国美国食品药品监督管理局（Food and Drug Administration，FDA）批准使用的人工合成组织工程生物降解材料。较常见的聚 α- 羟基酯包括聚羟基乙酸（polyglycolide acid，PGA）、聚乳酸（polylactic acid，PLA）及其共聚物聚丙交乙交酯[poly（lactide-co-glycolide），PLGA]。这些材料的突出优点是具有相对良好的生物学性能及可变的物理和化学性能，可以通过简单的水解降解，其产物经人体新陈代谢排出体外。PGA 具有简单规整的分子结构，可熔融纺丝加工成高强度纤维，由此制成世界上第一个合成可吸收缝线。用 PGA 制作的植入骨钉已商品化。

（2）聚 ε- 己内酯：聚己内酯[poly（ε-caprolactone），PCL]是线性的脂肪族聚酯，其结构式为[O－CH₂CH₂CH₂CH₂CH₂－CO]。PCL 具有良好的热塑性和成型加工性，可采用挤出、吹塑、注塑等方法制成纤维、薄片、片材等，用作手术缝合线、医疗器材等。

聚己内酯具有生物降解性、药物透过性、生物相容性以及原料易得等优点，被广泛用作可生物降解控释载体。

（3）氨基酸类聚合物：聚氨基酸有许多优点包括品种丰富，并能与肽、药物或交联剂等连接，制成各种不同性能的产物，易于被机体吸收和排泄。因此受到广泛的重视。但目前由于制备氨基酸的原料较昂贵且生产工艺不易控制，使其实际应用还受到限制。

（三）膜引导骨组织再生材料与技术

膜引导骨组织再生技术（guided bone regeneration，GBR）是指在骨缺损区域建立一物理屏障，使骨缺损区域与对骨生长有干扰作用的周围软组织相隔离，以促进新骨生长的技术。膜引导骨组织再生技术已广泛地应用于口腔颌面外科、牙周科、种植修复外科、修复重建外科等的临床实践。

膜引导组织再生的机制主要是用物理屏障膜，通过阻止快速生长的纤维细胞、上皮细胞长入骨缺损区域，从而促使骨生成细胞（osteogenic cell）从邻近的骨缺损边缘或骨髓迁移进入骨缺损区，在无干扰的情况下完成骨的再生。

1．组织再生膜的基本要求

（1）膜作为植入性生物材料必须具备生物安全性，与骨组织和周围组织具有良好的生物相容性。

（2）膜材料必须具有阻止周围组织细胞特别是成纤维细胞、上皮细胞长入所覆盖区域的功能。

（3）膜材必须具有保持所设计的骨再生空间的能力。即膜必须具有一定硬度，能够保持一定的形状，防止周围软组织压力所导致的塌陷。

（4）材料和组织具有一定结合功能，或组织能够长入，保持创口的稳定和抑制牙龈上皮的迁移。

（5）良好的操作性能，良好的成形性，易于修剪和固定，必要时易于取出。

2．膜的种类

（1）非吸收性屏障（nonresorbable barriers）：即在人体内不能水解或被人体组织、细胞代谢吸收的膜材料。非吸收性膜材料在整个过程中，可以保持其结构的完整性和内在的性质，使整个过程易于控制，减少了膜性质不稳定的不可控因素，但必须二次手术取出。

不可吸收膜多为聚四氟乙烯或膨化聚四氟乙烯,聚四氟乙烯是一种生物惰性材料,显微结构可以是无孔的或有孔的,有孔膜允许组织液和营养通过,外表面经过处理与软组织相互作用以利于固定。采用膨化聚四氟乙烯膜能有效地减少常见的术后并发症,例如疼痛、化脓、肿胀、软组织裂开、膜的暴露等。一旦出现膜的持续暴露,为防止骨再生区的细菌污染,应将膜手术取出。另外,钛膜也是一种应用较广的膜引导再生材料。

(2)可吸收性屏障(resorbable barriers):引导组织再生膜材料发展的一个趋势是从非吸收性膜向可吸收性膜的转变。因为可吸收屏障不需要二次手术取出。但是可吸收性屏障也存在一些问题,如其在引导组织再生整个过程中,是否都能自始至终起到作用;其降解产物可能影响到组织的愈合过程;降解过程中如何维持组织再生的空间;降解产物的安全性问题。目前可吸收性膜屏障材料可分为天然可吸收性屏障和人工合成可吸收屏障。

1)天然可吸收屏障:常选用天然胶原蛋白制取,胶原是人体和脊椎动物的主要结构蛋白,临床所用胶原常来源于猪、牛、羊等动物的肠、肌腱、皮肤。已被证实有良好的生物相容性。

2)人工合成可吸收屏障:合成可吸收的膜材料主要是聚 α- 羟基羧酸,如聚乳酸、聚羧基乙酸以及它们的共聚物,为保证引导组织再生的物理屏障的时间和力学强度,控制它们的降解速度相当重要。其产品可提供数周至 1 年左右的功能屏障作用,可用于各种类型的手术,研究证明,PLA 膜与聚四氟乙烯膜的引导组织再生效果相似。在临床应用中显示满意的结果。

知识拓展

生物衍生骨移植材料

1. 自体骨　新鲜自体骨具有无抗原性、骨诱导能力强、机械强度高、移植后成功率高等优点,是临床修复骨缺损时最常使用的材料。口腔手术中使用的自体骨通常来源于下颌升支和外斜线、额部、上颌结节、髂骨和肋骨。但取骨需要开辟第二术区,额外增加创伤、感染机会及手术时间,并且来源极为有限。

2. 异体骨　目前在临床上经常应用的异体骨材料主要有异体脱矿骨(脱矿骨基质)、异体深冷冻骨和异体冻干骨。异体脱矿骨具有良好的生物相容性、骨诱导性和骨传导性,其的最大优点在于塑形方便和具有异位骨诱导活性。但异体脱矿骨的最大缺点在于其力学强度明显低于正常骨,这决定了异体脱矿骨只能作为充填材料,不适用于负重骨缺损区域的修复。同时异体脱矿骨移植后所形成的新骨不能完全恢复异体脱矿骨移植前的原有形态,因此异体脱矿骨也不适用于外形要求很高的颌面畸形修复。

异体冻干骨具有与异体脱矿骨相类似的生物学特性,仅作为充填材料,骨诱导活性很低。异体深冷冻骨具有良好的组织相容性和一定的骨传导性。它的优点在于具有较高的力学强度,适用于修复下颌骨缺损。但由于异体深冷冻骨缺乏骨诱导活性,它在骨修复重建中只能起到支架作用。

3. 异种骨　异种骨移植是指不同种属个体之间的骨组织移植。由于其取材于动物,来源广泛且方便,避免了自体骨移植二次手术可能引起的并发症,并可缩短手术时间，减轻患者的痛苦而且没有同种异体骨移植可能导致传染病的危险，因此在临床上具有一定意义。

骨基质中含有胶原蛋白和多种非胶原蛋白生物活性物质，如骨结合素（osteonectin）、骨钙素（osteocalcin）、骨桥蛋白（osteopontin）、骨形态发生蛋白（BMP）等生长因子。如何消除异种骨抗原性和避免交叉感染，保留诱导活性是骨基质材料研究的核心课题。

小 结

口腔植入材料是口腔材料学研究最活跃的领域之一。口腔种植治疗的长期优异疗效与口腔种植材料的发现、发展密不可分，同时也推动了各类组织再生的研究和新材料的运用。尽管还有很多难关未能攻克，相信材料学的不断进步会为口腔植入材料带来更新、更好的材料。

（谢亮煜）

思考题

1. 什么是骨结合理论？
2. 口腔植入材料的分类。
3. 金属植入材料和陶瓷类植入材料的性能特点。

第七章 口腔正畸材料

1. 掌握：活动矫治器常用材料的种类、性能及用途；固定矫治器常用材料的种类、性能及用途。
2. 熟悉：口腔正畸种植体材料的种类；热压膜材料的性能和使用方法。
3. 了解：磁力矫治器材料的种类及在正畸中的应用。

口腔正畸学（orthodontics）是近年来发展较快的学科，随着矫治技术、矫治手段的不断发展和改进，正畸专业发展迅速，已成为口腔医学的一个重要分支学科。同时，越来越多的正畸材料应用于临床实践，对正畸治疗质量的提高起到重要促进作用。有部分正畸材料和修复材料、口腔内科材料共用，如印模材料、模型材料、不锈钢丝、树脂材料和水门汀等，放在有关章节介绍。

矫治器（appliance）是正畸治疗使用的装置，按固位方式不同分为活动矫治器（含功能矫治器）和固定矫治器两类。本章主要介绍活动矫治器、固定矫治器常用材料，特别是正畸专用材料，如金属托槽、正畸专用金属丝、橡皮圈等，还有隐形矫治器、磁力矫治器用的材料等。

第一节 活动矫治器常用材料

活动矫治器（removable appliances），是一类医师和患者可摘戴的纠正牙颌畸形的矫治装置。大部分功能性矫治器也属于活动矫治器。活动矫治器一般由固位、加力和连接装置三部分组成。固位和加力部分多为金属材料，连接部分多为基托树脂。

一、活动矫治器常用金属材料

（一）18-8不锈钢丝

18-8不锈钢丝属于锻制合金丝，弹性模量大，硬度高，在口腔内不易变色，具有良好的生物安全性和力学性能，化学性能稳定，抗腐蚀性能良好。较粗的不锈钢丝主要用于弯制活动矫治器的卡环，起固位和加力作用（表7-1）。

注意事项：用不锈钢丝弯制卡环是冷变形加工过程，会出现加力硬化现象，因此弯制过程中要均匀用力，缓慢弯曲，避免使用暴力和反复多次弯折；同时，弯制过程中注意技工钳对钢丝表面的损伤，防止应力集中，造成弓丝折断。临床上，对钢丝的弯制部位可进行热处理，以消除内应力，减少折断。18-8 不锈钢丝的组成等内容可参见第二章非贵金属合金部分。

表7-1 不锈钢丝的用途

用途	固位作用			加力作用		
	箭头卡环	单臂卡环	邻间钩	双曲唇弓	分裂簧	各种弹簧曲
规格 /mm	0.7～0.8	0.8～0.9	0.8～0.9	0.8～0.9	0.9～1.0	0.5～0.6

（二）扩弓螺旋器

又称正畸螺旋器，临床常用市售成品螺旋器。它由螺丝、螺母块、导栓和钥匙组成，加力时将钥匙插入螺丝的孔内，每次旋转 1/4 圈，每天加力最多 2 次；根据它位于矫治器基托内的位置而有不同作用，常放在腭中缝处用于扩大上牙弓。

二、活动矫治器中的树脂材料

树脂材料在活动矫治器中一般使用自凝固化型基托树脂（详见第二章第三节）。

（一）临床应用

用于制作活动矫治器的连接体部分，将加力部分和固位部分连成一个整体，从而发挥作用。临床常见的连接体装置有：基托、环托等。另外，还可用于制作𬌗垫矫治器的𬌗垫部分以及各类功能矫治器的功能部分，如：唇挡、颊屏等。

（二）使用方法

正畸活动矫治器一般采用糊塑成型法完成矫治器的制作。应用时，一般先将牙托水加入调拌杯内，然后再加牙托粉于杯内，按一定的比例调呈稀糊状，直接在模型上糊塑成型。

（三）注意事项

1. 自凝树脂聚合时间有限，受环境温度、粉液比例以及塑料体积的影响。温度越高、液剂越多、体积越大，固化时间越快。

2. 自凝树脂聚合过快，容易产生气泡，使基托内部不均匀，影响光泽度。

3. 自凝树脂聚合过程中残留的单体，对黏膜有一定刺激，可在聚合后再放入 60～70℃水中一段时间，提高聚合程度，同时随着在水中浸泡时间的延长，残留的单体含量因溶出而下降。

4. 操作过程中环境要通风良好，并做好个人防护，避免用手直接接触未固化的调和物。

第二节　固定矫治器常用材料

固定矫治器（fixed appliance）是目前应用最广泛的一类矫治器，种类很多，目前常用的有直丝弓矫治器（straight wire appliance，SWA）、方丝弓矫治器（edgewise appliance）、Begg 细丝弓矫治器等。各种固定矫治器的主要组成部分有矫治弓丝、带环、托槽、末端颊面管及矫治附件等。所用材料分为金属和非金属两大类。

一、固定矫治器用金属材料

（一）矫治弓丝

矫治弓丝（arch wire）是固定矫治器施力的部分，常选用不锈钢丝或合金丝。

1. 理想矫治弓丝应具备的条件

（1）强度较高，抗破坏能力大，在口腔内不致因咀嚼力、矫治力而发生永久性形变。

（2）刚度较低，弹性模量较小，即弓丝柔软，弹性较好。

（3）弯制方便，容易成形。

（4）弹性变形至塑性变形范围大，即弓丝弯曲直至永久性形变的范围大。

（5）生物学性能及稳定性好。

（6）可焊接。

（7）摩擦系数小。

2. 常用矫治弓丝的种类及性能

（1）正畸不锈钢丝

1）18-8 不锈钢丝：18-8 不锈钢丝的刚度显著刚度明显大于镍钛合金丝、β 钛合金丝等，其优点是能够抵抗口内或口外牵引对弓丝的变形力，有利于保持牙弓的稳定性；可根据临床需要弯制各种曲。其缺点是移动牙齿时力值变化的幅度大，变形后回弹性稍差，需要经常加力或换弓丝。弯制后的不锈钢丝可在 450℃热处理 1 分钟，释放应力，但热处理温度过高则会使晶格重组，使弓丝变软，其性能下降。

2）澳丝：即澳大利亚特制不锈钢丝，是由较粗的不锈钢丝经冷拉热处理至一定规格而成。它伴随 Begg 技术产生，并逐渐发展成一类高张力的正畸矫正弓丝。澳丝较硬但弹性较好，不会轻易变形，可产生持续而稳定的力值，不需经常更换弓丝。缺点是比较脆，弯制时应缓慢成形以防折断，表面没有普通钢丝光滑。根据不同的用途，澳丝又分为教学用、临床用等不同类型；包装形式有筒装和卷装。

3）麻花丝：由多股细不锈钢丝相互缠绕而成，其特点是：在刚度减低的同时能保持适当的弹性，其刚度比镍钛合金丝低，柔软而力小，但抗形变能力强。

（2）钴铬镍合金丝：主要由钴（40%）、铬（20%）、镍（15%）、钼（7%）、锰（2%）、铁（16%）、碳（0.15%）及少量铍组成。其在外观和性能方面与不锈钢丝相似，但容易弯制，经热处理后弹性模量有较大增加，可达 196～206GPa，对疲劳和扭曲的抵抗力较强，弹性持续时间也较长。根据弓丝回火性能后性能不同，弓丝分为软性、可延展性、半弹性或弹性四种，一般常用软性弓丝，便于弯制，其他类型弯制困难，价格也较高，使用较少。

（3）β 钛合金丝：又称为钛钼合金丝，即 TMA 丝。其组成为钛（78%）、钼（11.5%）、锆（6%）、锡（4%）等。其性能优良，兼有不钢丝和镍钛合金丝的优点，力学性能介于不锈钢丝与镍钛合金丝之间，弹性好，弹性模量低，具有良好的延展性、焊接性和防腐性能，是近年来发展起来的较理想的正畸弓丝。

（4）镍钛合金丝：为含镍 54%～56%、钛 45% 左右的合金。镍钛合金丝是一类有高弹性的弓丝，有的还具有一定的形状记忆特性，这和合金在温度变化或外力作用下发生相变有关。镍钛合金冷却时的相变顺序为奥氏体相→马氏体相。奥氏体是温度较高或者去除载荷时的晶体相；马氏体是温度较低或者加载荷时的晶体相。奥氏体合金丝弹性模量大，刚性强,形状比较稳定;马氏体合金丝弹性模量小,刚性弱,具有延展性好、容易变形等特点。

镍钛合金丝其力学性能和不锈钢丝有较大不同(表7-2),通过三点弯曲试验,其载荷-挠度曲线为非线性改变,在一定范围内,其应力值增加不大情况下,就可以达到较大的形变;同时,加载力(如结扎力)的载荷-挠度曲线值大于卸载力(如矫治力)的载荷-挠度曲线值,也称双模曲线(图7-1)。这和加力后弓丝相变是从奥氏体转变为马氏体,卸载时弓丝相变是从马氏体转变为奥氏体有关,奥氏体的弹性模量大于马氏体的弹性模量。在临床上,意味着弓丝加载后变形较大时,牙齿受力也不会太大。有的镍钛合金丝还加入某些金属,改善性能,如加入铜后,可改善弓丝的性能,降低弹性模量,弓丝更加柔软,更容易结扎入槽,回弹性维持时间也更长,弓丝末端热处理后,更容易回弯。

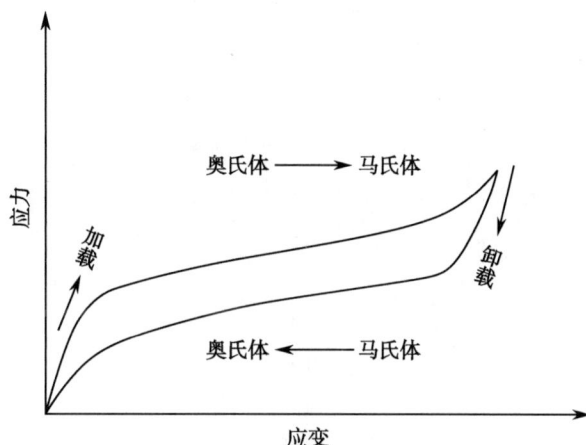

图7-1 镍钛弓丝三点弯曲载荷-挠度曲线示意图

镍钛合金丝弯制加工性能差,不容易焊接,在口腔内受外力反复作用下容易断裂。

表7-2 常用正畸弓丝力学性能比较

性能		18-8 不锈钢丝	镍钛合金丝	β- 钛合金丝
拉伸性能	0.1% 屈服强度(单位:MPa)	1 200	343	960
	弹性模量(单位:GPa)	134	28.4	68.6
	回弹性(单位:YS/E)	0.89×10^{-2}	1.40×10^{-2}	1.22×10^{-2}
弯曲性能	屈服强度(2.9° 剩余变形)(单位:MPa)	1 590	490	1 080
	弹性模量(单位:GPa)	122	32.3	59.8
	刚性系数 *(单位:mm-N/ 度)	0.80	0.17	0.37
扭曲性能	刚性系数 *(单位:mm-N/ 度)	0.078	0.020	0.035

* 弓丝偏转 1° 产生的力矩

目前临床使用的镍钛合金丝有两种类型。

1)超弹性型:室温下晶型结构为奥氏体相,具有超弹性,韧性高,弹性模量小于不锈钢丝,可产生柔和的矫治力且产生的力持续恒定,但不具有形状记忆,常温下无法弯制成形。在治疗早期用于排齐牙列效果好;

2)形态记忆型:又称为热激活镍钛弓丝,室温下晶型结构为马氏体相,弓丝很容易塑形,在口腔温度下（32~35℃），从马氏体相向奥氏体相转变，弓丝具有良好的形态记忆性能和超弹性，回复到它形变前的原始弓形形态。形态记忆型镍钛弓丝常用于严重错位牙畸形正畸治疗的初弓丝，常用于严重错位牙畸形正畸治疗的初弓丝，提高患者舒适度，减轻疼痛感。

3. 矫治弓丝在不同矫治器的应用

（1）方丝弓矫治器：方丝弓矫治器的弓丝要求是有良好的弹性，一般选用镍钛合金丝及不锈钢丝，在矫治步骤的第一阶段先用圆形弓丝，第二、第三阶段多选用方形弓丝。

（2）Begg 细丝弓矫治器：其需用高弹性的细丝，常选用直径 0.36mm（0.014 英寸）、0.41mm（0.016 英寸）、0.46mm（0.018 英寸）或 0.51mm（0.020 英寸）的澳丝。

（3）直丝弓矫治器：直丝弓矫治器的托槽有专门的预成角，很少需弯制弓丝，一般先用镍钛合金圆丝、镍钛合金方丝，然后使用高弹性的不锈钢方丝。

（4）舌侧矫治器：舌侧矫治器的弓丝用镍钛合金丝、TMA 和不锈钢丝。

4. 常用圆形及方形弓丝的规格种类见表 7-3。

表 7-3　常用弓丝种类

弓丝性质 / 弓丝形态	镍钛合金丝	不锈钢丝
圆丝 / 英寸	0.012	
	0.014	
	0.016	
	0.018	
方丝 / 英寸	0.016 × 0.022	0.016 × 0.022
	0.017 × 0.022	0.017 × 0.022
	0.018 × 0.022	0.017 × 0.025
	0.018 × 0.025	0.018 × 0.025
	0.019 × 0.025	0.019 × 0.025
		0.021 × 0.025

（二）带环

带环（band）是指粘接在磨牙上，矫治器固位用装置（图 7-2）。要求和牙齿紧密贴合，容易粘接，不对牙龈及其他组织产生刺激。厚度一般为 0.12~0.18mm。早期带环是由镍 - 铬合金或不锈钢材料制成的带环片，通过成型、试戴、焊接而成，缺点是外观和光洁度不理想。现多用无缝钢管制成多种不同大小型号的预成带环，其光洁度和外观有了很大的改进，使用也更加方便。成品预成带环分为左上、左下、右上、右下四种磨牙带环，分别用 UL、LL、UR、LR 表示。每种有大约 20 个大小不同的型号，供临床医

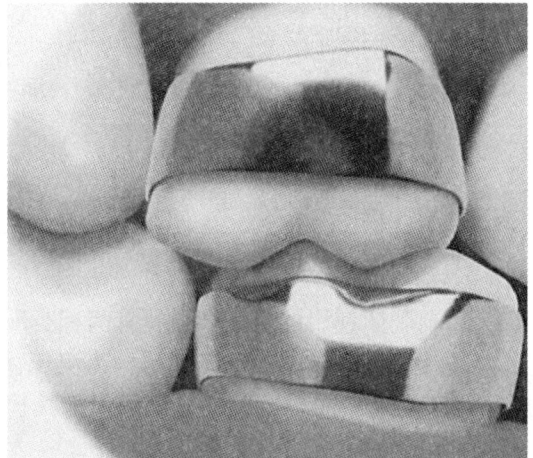

图 7-2　带环

师根据磨牙的大小选择使用。如 UL25 表示为左上 25 号，根据解剖形态不同，预成带环又分第一磨牙和第二磨牙带环，型号不通用。

（三）金属托槽

托槽（bracket）也称锁槽，金属托槽由镍 - 铬合金或不锈钢锻造而成，在正畸中使用广泛。因有的金属托槽含一定成分的镍，所以对镍过敏者不适用。

托槽（图 7-3）由槽沟、托槽翼和基底三部分组成，槽沟用于放置弓丝、托槽翼用于结扎固定弓丝、基底通过牙釉质粘接剂粘接于牙齿表面，基底形态与各牙齿的唇颊面形态相适。为增强粘接性，基底板加工成槽沟状或用金属网焊接在底板。目前比较好的托槽为整体锻造。另外，托槽还可焊接在带环上后再粘接到牙冠上。托槽按形态可分单翼托槽和双翼托槽，目前多用后者。根据矫治技术不同托槽可分为方丝弓矫治技术托槽、直丝弓矫治技术托槽、舌侧矫治技术托槽、Begg 矫治技术托槽、Tip-Edge 矫治技术托槽等。

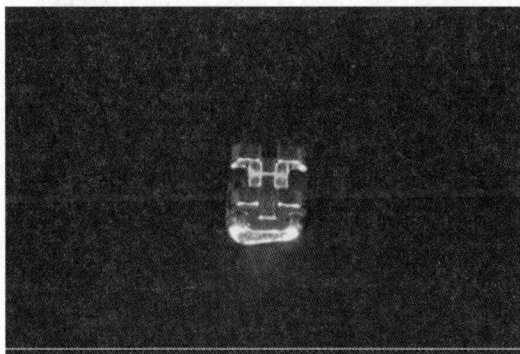

图 7-3　金属托槽

托槽脱落后再粘接的处理：

1. 因网状底板撕脱的托槽需要重新更换。

2. 火烧法　用明火将托槽加热至托槽变红、粘接剂充分燃烧后，立即用高压水气冲洗直至残余灰烬去除干净，同时还需要去除粘接面的氧化层，利于粘接。但是高温也会造成托槽变色，部分托槽因高温而发生变形。

3. 磨除法　用砂轮将脱落的托槽底板粘接剂磨除，可有效保持托槽的色泽和形状，但粘接剂去除不彻底，也容易磨损托槽的底板，导致粘接效果不理想，甚至出现托槽底板厚度的改变。

4. 喷砂处理法　使用专门的喷砂机对脱落托槽底板进行处理，可有效去除托槽底板粘接剂，同时不损害底板形态。是目前临床上使用价值较高的一种方法。

托槽脱落后，条件允许时，尽量换新的托槽粘接。

（四）颊面管

颊面管（buccal tube）供矫治弓丝末端插入管内，以固定弓丝或控制牙齿移动（图 7-4）。分为粘接型和焊接型两种，粘接型通过牙釉质粘接剂直接粘接于磨牙表面；焊接型是焊接在带环颊面后粘接于磨牙上（图 7-5）。颊面管根据矫治技术不同，有圆管、方管、扁圆管等形态。目前，方管使用较多。由不锈钢锻造而成，常使用线切技术加工。有的颊面管采用粉末冶金技术加工,预成角度精确,比较美观,但是受较大咬合力后易破碎,需要在生产工艺上加以改进。

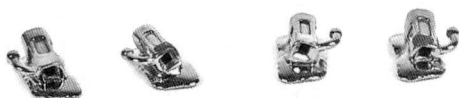

图 7-4 颊面管

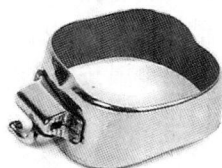

图 7-5 带环及颊面管

(五)结扎丝

结扎丝(ligature wire)用于将矫正弓丝与托槽或其他附件相结扎,以达到固定弓丝、传导矫治力及牵引牙齿移动的目的。常用的有直径 0.20mm(0.008 英寸)、0.25mm(0.010 英寸)两种软质不锈钢丝。

(六)栓钉

栓钉(pin)用于 Begg 矫治器。其主要作用是将钢丝固位于托槽沟内。常用的栓钉可分为完全栓钉、常规栓钉、钩形栓钉和 T 形钉四种类型。

(七)其他金属附件

有牵引钩、舌侧扣、Begg 矫治器用的正轴簧和扭转簧、开展和关闭间隙用的扩大螺旋弹簧和压缩螺旋弹簧(见彩图 7-6)、口外支抗矫正器用的面具面架和面弓等。

二、固定矫治器用非金属材料

除金属制品外,一些陶瓷、塑料、橡胶、布类等材料或制品也用于固定矫治器中。

(一)陶瓷托槽

陶瓷托槽由高强度生物陶瓷材料制成,其具有金属托槽的强度,粘接强度相对较大,又有接近于牙齿的色泽,但价格较贵,多用于前牙。按制作材料分为氧化铝陶瓷托槽和氧化锆陶瓷托槽,其中氧化铝陶瓷托槽根据晶体含量不同分为单晶和多晶体两种,单晶体陶瓷托槽较多晶体陶瓷托槽的透明度好,但强度差。与金属托槽相比陶瓷托槽体积略大,受力后容易折断,摩擦阻力偏大,且脱落后再粘接强度减弱。为减少托槽槽沟的摩擦力,有的陶瓷托槽在槽沟上镀一层金属;陶瓷托槽脱落后为提高粘接强度,临床推荐使用喷砂处理后再粘接。

(二)橡皮圈(链)

橡皮圈(链)属于高分子材料,根据其作用不同分为:

1. 牵引用橡皮圈　主要用于颌内及颌间做Ⅱ类、Ⅲ类及垂直牵引,常用的内径有 3mm (1/8 英寸)、4mm(5/32 英寸)、5mm(3/16 英寸)、6mm(1/4 英寸)、7mm(9/32 英寸)、8mm (5/16 英寸)、9mm(1/32 英寸)和 10mm(3/8 英寸)。同一内径的橡皮圈,也有粗细之分,可产生不同的牵引力。另有一类用于口外弓牵引的橡皮圈,其内径较大,常用的规格有 12mm (1/2 英寸)、14mm(9/16 英寸)、16mm(5/8 英寸)和 18mm(11/16 英寸)。

2. 结扎用橡皮圈　使用结扎用橡皮圈进行结扎具有快速、高效的特点。

3. 分牙用橡皮圈　具有良好的弹性,用于分离牙齿。

4. 橡皮链　可方便地挂在托槽、舌侧钮、颊钩等附件上,用以牵引移动牙齿。根据链孔之间的距离,橡皮链有无距、短距、中距和长距等多种规格。将橡皮链拉张成不同的距离,可产生不同大小的力值。

5. 橡皮筋　有实心和空心两种类型,使用时根据所需力量大小扎紧,用途同橡皮链。

受材料本身特性影响,加之口腔环境复杂,在唾液、食物残渣、分解物及微生物等的影响下,材料容易出现老化现象,导致其力量衰减、变色等。临床上根据力量大小、治疗需要定期更换。

(三)口外力装置

颈带、头帽、颏兜均为矫治器的口外力装置。颈带、头帽可选用布带、胶带或软塑料制成,颏兜可由塑料或布块制成。

第三节　其他矫治材料

一、口腔正畸种植体材料

早在 20 世纪 40 年代,就开始了口腔正畸种植体的动物实验研究,随着 Brånemark 教授提出骨结合理论并使用钛及钛合金作为种植体获得成功后,正畸医师开始关注应用种植体作为支抗来移动牙齿。目前种植支抗的材料研究和使用技术日趋成熟,发展迅速。常用的正畸种植体有以下几种:

(一)修复用种植体

修复用种植体的材料和使用技术目前已经很成熟,常用的修复用种植体为钛及钛合金制造。对于一些牙齿缺失较多,需要做修复的成年正畸患者,可选用修复用的种植体,植入将来需要修复的部位,过 3~6 个月骨结合期后,就可作为支抗使用。正畸治疗结束后,种植体进行冠修复。

(二)腭部种植体

腭部种植体也称为骨内种植体,一般种在上颌硬腭区,多种在腭中缝及两侧。腭部种植体多用钛及钛合金材料制成,包括种植体部分、颈部和基台三部分结构。种植体部分直径为 3.3mm,长度在 4~6mm,表面经过酸蚀喷砂处理。种植 3 月后种植体与骨组织融合,可开始使用,使用完后局麻下取出。

(三)微螺钉种植体

微螺钉种植体的使用历史并不算长,一般用不锈钢、钛或钛合金材料制成,直径为 1~2mm,长度 6~10mm。微螺钉种植体为一体式,植入部分呈螺纹状,一般不做特殊表面处理,顶部有结扎丝孔。

根据结构不同微螺钉种植体分为自攻式和助攻式。自攻式的使用方法为在局麻下,使用专用扳手利用种植体锐利的尖端拧入牙槽骨(图 7-7),植入过程中既要保持较大的压力,又要严密控制旋入方向,旋转速度也不能太快,以防尖端折断;助攻式则要求在局麻下切开黏膜,使用专用钻针在牙槽骨上钻诱导孔,然后再植入螺钉。微螺钉种植体植入后可即刻受力,一般常在 2 周后开始加力,目的是预防感染,并让软组织充分愈合。在治疗结束取出种植体的过程中,由于创伤小,甚至不需要局部麻醉。与其他种植体相比微螺钉种植体具有价格较低、操作简单、微创和高效的特点,在正畸临床中得到广泛使用。

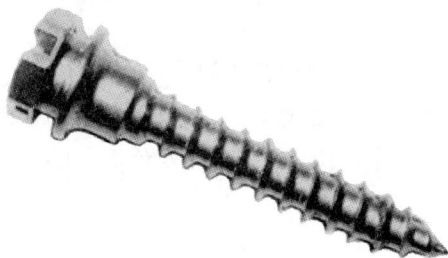

图 7-7 微型种植体

二、热压膜材料

(一)热压膜材料的概述

正畸热压膜材料(orthodontic thermoplastic material)是高分子聚合物,做成不同厚度的片材,其厚度有 0.5mm、0.75mm、0.8mm、1.0mm、1.2mm、1.5mm 等不同规格,临床根据需要选择使用。使用时,通过将平展的热压膜材料加热变软,采用真空负压或正压的方式吸附于模型表面,冷却后成型,以制作各种矫治装置。除了制作正畸保持器和隐形矫治器外(图 7-8),还可制作口腔运动保护器、咬合板、颞下颌关节板、牙齿漂白装置、阻鼾器、托槽转移装置、牙周术后敷料套等。

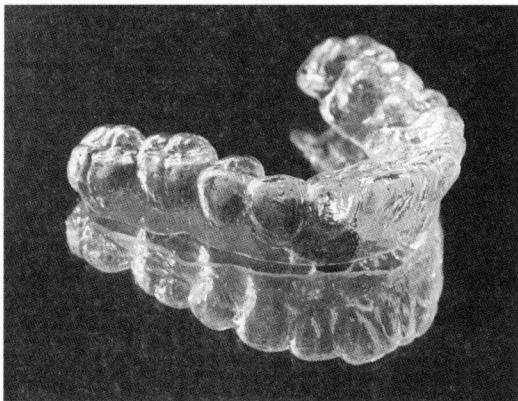

图 7-8 隐形矫治器

与传统的固定矫治技术相比,无托槽隐形矫治技术是一种新型牙颌畸形矫治技术,是现代口腔医学、计算机辅助三维诊断、个性化设计及数字化成型技术的完美结合,通过系列隐形矫治器完成错𬌗畸形的治疗。具有美观、可视、安全等优点,其矫治力主要来源于热压膜材料变形后的回弹力。多种因素可影响热压膜材料的力学性能,其应力 - 应变曲线随时间、温度、负荷大小及加载速率等变化而改变。正畸矫治中牙齿的移动还受到材料老化性、吸水性、耐磨性等影响。

（二）热压膜材料的种类及特点

1. 乙烯 - 醋酸乙烯共聚物（ethylene-vinyl acetate copolymer，EVA）　特点是质地较软，具有良好的生物相容性、抗溶性、无毒的热塑性聚合物，加热可调节外形。

2. 苯二甲酸乙二醇脂（polyethylene terepHthalate，PET）　特点是刚性高，硬度大，韧性好，吸水性很小，抗疲劳性和尺寸稳定性好，表面光亮，环保无毒。是目前临床上使用较为广泛的一种热压膜材料。

3. 乙二醇改性聚对苯二甲酸乙二醇酯（polyethyleneterephthalate-glycol，PETG）　特点是物理性质同普通 PET 差不多，但可以高频热合，其价格也比 PET 贵。

4. 热塑性聚氨酯：（thermoplasticpolyurethane，TPU）　特点是高抗张强度、高撕裂强度、高耐磨性、耐油耐溶剂性、低温柔韧性，但透明度略差，影响美观。

5. 丙酸纤维素（cellulose propionate）　特点是质硬，刚性高，可以高频热合。

6. 聚碳酸酯（polycarbonate，PC）　特点是硬度大，刚性强，高韧性，高尺寸稳定性、高耐久性以及低吸水速率，透明无色。可以与其他聚合物联合用于正畸用热压膜膜片的制作。

三、磁性材料

磁性材料（magnetic material）指被磁化的合金，又称磁体（magnet）。近年来，已被应用于口腔临床。

（一）磁性材料的种类与性能

磁性材料的发展方向是研究永久性的磁体。评价永磁体性能最重要的两个参数是固有矫顽力和磁能积。固有矫顽力（intrinsic coercivity）是材料退磁所需的外磁场强度。磁性材料的软硬度以固有矫顽力来表示，其值越高，则硬度越高，抗磁化性越好；同时被磁化后，抗退磁性也越强。磁能积（BH）是一个由磁场强度和矫顽力所决定的复合参数。磁能积越高，则永磁体抗退磁性越强，所产生的磁力也越大。根据性能的不同，将磁性材料分为硬性磁合金和软性磁合金两类。

1. 硬性磁合金　硬性磁合金必须置于强的磁场之中才能被磁化，当磁场去除后，仍保持有很强的磁力而成为良好的永久性磁性合金。属于这类合金的磁性材料有如下几种：

（1）钴铂合金（Pt-Co）：由 Behrman 于 1953 年首先用于修复科临床。但因磁力小，所需体积大，磁体维持位置困难，易暴露于口腔而未能广泛应用。

（2）钐钴合金：属于稀土元素磁性合金。第一代钐钴合金永磁体为 SmCo5，具有较高的矫顽力；第二代 Sm2Co17，磁力更强。这种磁体可制成长度 2mm 或以下，适合放置于根管中，用作增强覆盖义齿的固位用。但这种磁体成形困难，不能铸造成复杂形态，且本身具有脆性、易破裂、生锈、加热后退磁等缺点。

（3）钕铁硼永磁合金（Nd-Fe-B）：为第三代稀土永磁体。该磁性合金较第一、第二代性能更优越，主要表现在：①固有矫顽力和磁能积比钐钴合金更高；②具有良好的力学性能，其硬度、抗压强度和抗弯强度高于钐钴合金；③价格低，为钐钴合金的 50%；④组织相容性好。

但钕铁硼永磁合金也存在不足之处，如在口腔环境中易于氧化，可使邻近组织染成黑色，且氧化后磁体的磁力下降，不能高温消毒。

2. 软性磁合金　1978 年，日本学者研制出一种可磁化的、低矫顽磁性的铸造合金 - 钯钯镍（Pd-Co-Ni）合金。它具有低的矫顽力，本身不存在磁场，但具有高磁导率，当与永久性磁体作用时，即形成强的感应磁体而产生吸力。此外，钯钴镍合金还具有良好的铸造性能，便于铸造成各种需要的形状供临床应用。

（二）磁性材料在口腔正畸中的应用特点

1. 应用　目前用于口腔正畸领域的磁性材料主要是永磁体钐钴合金和钕铁硼合金。它们体积小，可直接粘贴在牙面上或附在矫治器上，单独使用或与活动、固定矫治器结合使用，可以用于一般的牙移动和关闭间隙等。磁力正畸的真正优势在于解决常规矫治方法难于处理的难题，如：①颌间牵引，调整上下颌的前后位置；②压低后牙；③牵引埋伏尖牙；④扩大牙弓；⑤纠正开颌畸形；⑥牵引下颌向前以治疗睡眠呼吸暂停综合征；⑦偏颌畸形；⑧磁力保持器及各种磁力功能矫正器等。

2. 磁力正畸的优点

（1）相对于一些复杂的功能矫治器和口外牵引装置，磁力矫治器体积小、结构简单，患者易配合。

（2）磁性材料在口腔环境条件下无能量衰减，也不需要克服摩擦力，可最大程度地发挥效率。

（3）牙齿松动度小，减轻了牙根吸收和牙槽骨吸收的危险性；促进血液循环，利于牙周组织的再生修复。

（4）对于埋伏牙基本做到无创牵引，力量控制好，不担心粘接附件脱落，最大限度避免了炎症、附着龈丧失、邻牙牙根吸收等并发症。

（5）方法简单，材料来源广泛。

3. 磁力正畸的缺点

（1）磁力值随磁化块间距变化明显，磁化块间距一般不宜超过4mm。

（2）磁体易腐蚀生锈，氧化后磁力下降。

（3）许多问题有待进一步研究或开发。例如，如何更好地进行磁力的三维定向控制，如何进一步与活动或固定矫治器结合应用，如何开发新的、更适宜用于正畸的磁性材料等。

小　结

　　活动矫治器常用材料包括金属材料和树脂材料，金属材料主要为18-8不锈钢丝，可制作活动矫治的固位部分和加力部分，树脂材料是自凝固化型基托树脂，主要用于制作矫治器的基托、环托、𬌗垫以及各种功能性矫治器的功能部分。固定矫治器常用材料包括金属材料和非金属材料，金属材料主要有矫治弓丝、带环、托槽、颊面管、结扎丝等，非金属材料有陶瓷托槽、橡皮圈（链）、口外力装置等。常用的正畸种植体有修复用种植体、腭部种植体、微螺钉种植体。用于制作隐形矫治器的材料主要是热压膜材料。磁性材料分为硬性磁合金和软性磁合金两类。

（赵利霞）

思考题

1. 活动矫治器的金属材料和非金属材料主要是什么？使用中注意事项有哪些？
2. 固定矫治器由哪些部分组成？矫治弓丝的种类及性能有哪些？
3. 热压膜材料的特点及种类有哪些？
4. 常用的正畸种植体有哪些？
5. 磁性材料的种类有哪些？

第八章　口腔辅助材料

第一节　切削、研磨抛光材料

学习目标

1. 掌握：切削、研磨抛光的方法。
2. 熟悉：各种切削、研磨抛光材料。
3. 了解：不同修复体的研磨抛光方法。

在口腔治疗过程中，常使用专门工具对修复体或充填物进行必要的形态修正和表面光泽度的处理。切削（cutting）和研磨（grinding）是必不可少的材料加工手段。以减小工作对象体积（或形状）为目的的称切削，以减小工作对象表面粗糙度为目的的称研磨。实质上研磨也是一种微量切削过程，而抛光（polishing）是在研磨的基础上通过机械、化学或电化学等作用改善物体表面光洁度的方法，研磨和抛光习惯统称为研磨抛光。切削和研磨抛光材料是指应用于口腔科修复治疗的各种切削刀具、刃具及研磨抛光用的磨具、磨料等。

一、切削、研磨抛光的特点

（一）切削

口腔科治疗中主要使用手握式旋转切削工具（电动及气动手机）进行窝洞制备以及对修复体表面的切削、研磨、抛光等操作。在切削牙体组织，或加工修复体，特别是树脂、银汞合金时，均应避免切削产热。切削压力与切削产热有直接关系，压力越大产热量越高。在高速切削状态下，较小的切削压力，也可获得高效率的切削。但高速摩擦也会导致产热加剧，所以需在降温条件下进行。过大压力反而导致机器转速减慢，效率降低，影响设备和磨具的使用寿命，如在口腔内操作时，采用喷水降温，在口腔外时采用间歇操作。

（二）研磨抛光

1. 研磨抛光的生理意义　在口腔医学领域，研磨抛光特指减小表面粗糙度的抛光加工过程。在口腔治疗中，研磨抛光不仅仅起到美观的效果，而且还有更重要的作用是：

（1）使牙齿、修复体表面光洁、平整，减少异物感和不适。

（2）防止食物残屑和细菌在牙齿、修复体表面沉积，以保持口腔内的清洁和美观。

（3）防龋，降低修复材料发生着色、失泽和腐蚀的概率。

2. 研磨抛光方法　主要有机械研磨抛光、电解研磨抛光、化学研磨抛光、喷砂研磨抛光，其中机械研磨抛光是最主要的研磨抛光方法。

（1）机械研磨抛光：是利用各类研磨磨具与磨料，通过电机的高速旋转，使被加工物体的表面平滑光亮的方法。通过研磨抛光，可使金属物件表面温度升高，表面原子重新排列填满磨痕形成薄膜，或使高分子有机材料物件细微的凸起被均匀去除，从而提高物件表面光洁度。

（2）电解研磨抛光：即电解抛光，也称电化学抛光。它是利用电化学的腐蚀作用，将被研磨的金属铸件接在电源的正极，铅板接在电源的负极，一同置入电解液中，在适当的温度和电流强度下，通电一定时间后，电解池的正负极之间发生氧化还原反应，造成凹处的钝化和凸处的电化学溶解。溶解的金属和电解液形成一层高阻抗的黏性薄膜，覆盖在高低不平的表面上，凸起部分覆盖膜较薄，则电阻小、电流大，金属溶解快；凹陷部分覆盖膜较厚，则电阻大、电流小，金属溶解慢，细微的凹凸因溶解速度的差异而得到平整，一定时间后物件表面可获得很好的光滑平整度。电解研磨抛光一般用于金属精细的抛光。不同合金的铸件需配备不同的电解液。

（3）化学研磨抛光：是将金属置于强酸、强碱的溶液中，在一定温度下浸渍适当的时间，通过适度腐蚀去除金属修复体表面的氧化物，产生清洁平滑的效果。不同的合金铸件需配备不同的化学研磨液（金属清洁剂）。

（4）喷砂研磨抛光：是由压缩空气带动摩擦剂微粒子从喷嘴中喷出，产生较大的冲击力，从而达到使物体表面清洁和抛光的效果。

3. 影响机械研磨抛光的因素

（1）磨料颗粒的大小、硬度和形态：磨料应比被研磨物坚硬；磨料颗粒的外形应具有锐利的外形，磨料颗粒大，则磨痕深而大。

（2）黏合剂：是将磨料粘成具有各种几何形状磨具的胶合物质。磨料与基材必须具有适当的粘接强度，稳固而又能适时地脱落，在研磨中反复有变钝的颗粒脱落和锋锐的颗粒露出，黏合剂还应能耐冷、耐热、耐腐蚀。

（3）工作压力：在磨平磨光时，压力越大，所形成的磨痕越深；但压力过大，摩擦力较大，影响电机转动，磨具也容易磨损，效率反而下降。工作压力过大也容易造成电机轴承结构的损坏。

（4）研磨器械的转动速度：转速的大小决定了研磨效率。转速快则效率高。

在研磨操作中应遵守循序渐进的原则，研磨时，按照磨料的硬度，从硬到软逐级顺序研磨，或按照磨料的粒度，从大到小逐次顺序进行；否则，不但效率降低而且无法获得理想的表面状态。同时需注意义齿精细结构，对铸件的细小重要部位，如颈缘、组织面、邻接面以及卡环等要加以保护。

二、切削、研磨抛光的设备

（一）技工打磨机

在马达的轴承上安装研磨工具，转速快，力矩大，效率高。

（二）微型电机

体积小、重量轻、振动小、噪声低、握持舒适，多用于较细的打磨。

（三）涡轮机

转速快且振动小,握持舒适,多用于较细的研磨。

（四）喷砂机

专用的砂粒被压缩空气喷射到物件表面,刮除相应的部位以达到研磨效果。不同种类、颗粒度和颗粒形态的砂粒进行喷砂处理可获得不同的研磨效果。

（五）超声清洗机

利用超声振荡的原理,使物件表面污物去除而不损伤物件本身,是进行研磨和抛光前的较理想的预处理设备。

（六）高压清洗机

使洗涤液形成高压蒸汽,喷射到物件表面,去除机械研磨抛光后的附着物。

（七）电解抛光机

由电解池和正负极组成,被抛光物置于正极。不同的合金使用不同的电解液。

三、切削、研磨抛光材料的种类及性能

（一）切削材料

1. 金刚石钻针及磨轮(diamond point and wheel) 金刚石具有极高的硬度和良好的热稳定性,非常适于切削牙体硬组织,特别是牙釉质。金刚石钻针是将金刚石粉末,用电镀的方法,固定在具有某种外形的金属切削端表面上。切削时,金刚石颗粒与被切削物体高速接触,因此,颗粒与工具表面的连接需要非常牢固。虽然金刚石颗粒很硬,棱角锋利,但由于它不像一般的磨料颗粒那样可以通过旧颗粒的脱落,新颗粒的露出,来保持颗粒的外形尖锐,所以钻针表面容易被切削碎屑淤塞。一般只能用于在冷却水冲刷的条件下切削牙体硬组织、陶瓷等硬而脆的材料,不宜加工金属、塑料等韧性、塑性较大的材料。

金刚石钻针分为低速钻针和高速钻针两种(见彩图 8-1)。切削端形状有圆柱形、球形、倒锥形、杯形等。

2. 金刚砂钻针(carborundum point)及磨头 金刚砂常指碳化硅粉末状颗粒,具有较高硬度。用不同形状和粒度的金刚砂与陶瓷结合剂按一定比例混合,粘接在不同形状的钻针、磨头或磨片上,制成不同的磨具,用于切屑和研磨。钻针的切削端是用粘接剂粘在钻针柄上的,所以使用时应避免施加弯曲力。

有的金刚砂磨头(见彩图 8-2)或砂片是将刚玉(Al_2O_3)、碳化硅(SiC)等物质的粉末状颗粒,用粘接剂粘接在一起制成的切削研磨工具。这类粉状颗粒具有较高的硬度、强度和耐磨性,但冲击强度较差。因此在切削过程中,颗粒因冲击而破断,形成新的尖锐外形。同时,由于粘接固定方式也较脆弱,在切削过程中,可通过颗粒的脱落,避免磨头表面的淤塞,提高研磨效率。因此,粘接剂对研磨效率也有很大影响。

3. 碳化钨钻针(tungsten carbide bur) 即钨钢车针,其切削端是用碳化钨(WC)硬质合金制作的。其尖锐的切刃有明确的排列方向,排屑槽可使碎屑顺利排出,避免刃部淤塞。碳化钨钻针也有低速、高速之分。主要用于切削牙体组织及金属制品。

碳化钨硬质合金是用粉末冶金法高温烧结而成的,具有硬而脆的特性。除切削用的钻针外,碳化钨钻针中也有抛光用的钻针(见彩图 8-3)。

4. 钢钻针(steel bur) 钢钻针一般用工具钢制作,可用于切削、研磨牙本质、塑料等。

缺点是不耐磨、不适用于切屑、研磨较硬的材料。切削端外形与碳化钨钻针类似，有圆形、反锥形、圆筒形等。

（二）研磨抛光材料

使用时需要一定载体配合使用，常用的种类如下：

1. 氧化锡（tin oxide）　将氧化锡（SnO_2）与水、甘油等调成腻子状，用于在口腔内抛光牙体组织或修复体。使用时最好以橡皮障配合保护。

2. 氧化铬（chromium oxide）　氧化铬（Cr_2O_3）经与脂类混合固化成抛光膏，呈绿色。适用于各种金属材料的抛光。

3. 氧化铁（ferric oxide）　主要成分为 Fe_2O_3，俗称"红铁粉"，一般是将红色的 Fe_2O_3 细粉末与硬脂酸混合做成抛光膏，用于贵金属抛光。不能用于抛光不锈钢类的材料。

4. 碳酸钙（calcium carbonate）　为颗粒状 $CaCO_3$，白色，用沉淀法制备出各种粒度的粉末，常加水、甘油做成抛光膏使用，也是牙膏中的摩擦剂。

5. 浮石粉（pumice）　主要成分为 SiO_2，颗粒硬度较低，常用于抛光软、中硬度的金合金，也用于研磨牙体组织。对牙釉质无损伤。

6. 硅藻土（diatomaceous earth）　主要由硅藻类植物的硅质细胞壁沉积而成。呈白色或淡黄色。是一种中等硬度的抛光剂。硅藻土也是水胶体印模材料的填料。

7. 砂（sand）　即石英砂，主要成分为 SiO_2，除用于制作砂纸和研磨剂外，还可以用不同粒度的砂对修复体表面进行喷砂处理。

8. 石榴石　化学成分复杂，是一种含有 Mg、Fe、Mn、Ca、Al、Cr 等元素的硅酸盐矿石。石榴石研磨材料特别坚硬，研磨效率高。主要被制成砂片、砂轮。常用于研磨硬质合金和塑料材料。

9. 氧化铝　俗称刚玉（emery），呈白色晶体状。可筛分出不同粒度的粒子，做成各种形状磨具，还常用作喷砂。也可粘在耐水纸上，制成各种标号的水砂纸。

10. 碳化硅（silicon carbide）　俗称金刚砂，分为黑色或绿色。是最早人工合成的研磨材料，非常硬且脆，形成的颗粒很锐利，非常适合切割多种材料，如金属、瓷和塑料等。将其黏合在耐水纸上，可制成各种标号的水砂纸；也可做成各种规格的砂布。

11. 碳化硼（boron carbide）　碳化硼（B_4C）为有光泽的黑色晶体。硬度接近金刚石。可制成各种切削、研磨工具。

12. 乌贼骨（cuttle）　乌贼、乌贼骨是这类研磨剂常用的名称。它是将地中海乌贼类软体动物体内的骨壳研磨成粉末而制得的一种白色石灰粉。是精细的打磨抛光材料，用于抛光金属边缘或银汞合金修复体。

通常将上述抛光材料与表面活性剂、水、增黏剂混合配成糊剂使用。

（三）抛光工具

1. 抛光轮（buff）　用布或皮革制成的圆盘。临床上多用于修复体的研磨抛光，一般多配合含有氧化铁、氧化铬的抛光膏使用。

2. 毡轮（felt wheel）　用毛毡制成的磨轮。硬度大于布或皮革制抛光轮。需与研磨抛光材料配合使用。

3. 毛刷轮（brush wheel）　用猪鬃或马鬃制作的抛光轮。有各种尺寸和软硬之分。一般配合以浮石、硅藻土、石英砂、碳酸钙等研磨抛光材料使用。

4.硅橡胶磨具(见彩图 8-4) 分为两类,橡胶工作头和橡胶加硅磨料工作头。橡胶工作头是用软橡胶制成的各种抛光轮,橡胶加硅磨料工作头是把刚玉、碳化硅、金刚石等物质的粉末状颗粒结合到硅橡胶里,制成各种形态的硅橡胶磨具。硅橡胶磨具有柱状、轮状、刀边状,还有适合在口腔内使用的杯状、碟状等,可用于牙体、树脂、陶瓷、金属等的研磨抛光。由于颗粒有粗细、软硬之分,硅橡胶磨具也分为粗抛光、细抛光及最终抛光等不同规格。

(四)电解抛光液

1.电解抛光的效果与电解液的成分、温度和电流大小有关 依照被抛光合金的不同,其配方也不同,通常用于可摘局部义齿铸造支架的电解抛光。举例如下:

(1)钴 - 铬合金电解液成分

乙二醇 500mL,浓硫酸 60mL,蒸馏水 17mL。

(2)18-8 铬镍不锈钢电解液成分

正磷酸 50mL,硫酸 35mL,次铬酸钾 3g,水 12mL。

(3)镍 - 铬合金电解液成分

正磷酸 75 份,硫酸 11 份,铬酐饱和液 14 份。

(4)钛及钛合金电解液成分

乙醇 90mL,丁醇 10mL,氯化铝 6g,氯化锌 25g。

2.电解抛光步骤 将铸件用肥皂水彻底清洗,以去除其表面的污物和油脂,然后用流水冲洗干净。根据合金的种类选择与之匹配的电解液,将铸件挂在正极上置入电解槽内。根据铸件大小设定电流密度,过小,抛光效果差;过大,可造成过度溶解。电解时间为 2~5 分钟,完成后,从槽内取出铸件,冲洗干净,放入 10% 的氢氧化钠溶液中,处理 10 分钟以中和铸件上残存的电解液,流水冲洗,干燥。

四、不同物件的研磨、抛光方法

(一)高熔合金表面

选用磨料颗粒坚硬的研磨工具。研磨、抛光方法:①铸件经喷砂后切除铸道;②将铸道痕迹、飞边和金属瘤切削去除;③用专用碳化钨钢磨头或金刚砂摸头对卡环、咬合面窝沟进行修整;④用细颗粒磨料进行细磨;⑤用硅橡胶磨头加粉剂、糊剂进行初步抛光;⑥用绒轮、皮轮结合抛光膏进行细抛光,以达到镜面效果;⑦必要时进行电解抛光。

(二)中熔合金表面

中熔合金的硬度相对较低。研磨、抛光方法:①选用金刚砂片或普通砂片切除铸道;②表面喷砂处理(贵金属不宜采用,以免贵金属损耗);③用碳化钨钢磨头或砂石磨头进行粗打磨;④选用粒度较细的砂石磨头进一步细磨,后用橡皮轮抛光;⑤用布轮、毛刷加抛光膏最后抛光。⑥对于较复杂的修复体可常规抛光后,再进行电解抛光。

(三)钛及钛合金表面

应选择与钛合金相匹配的磨具和应用正确的处理方法;否则,直接影响到铸件的光亮度、抗腐蚀性能及力学性能。研磨、抛光方法:①使用氧化铝砂对钛及钛合金铸件表面进行喷砂处理,可在氢氟酸处理液中进行化学处理;②选用金属磨头、砂石磨头对铸件表面进行研磨,要求研磨面积小,压力轻,转速高;③应用金刚砂橡皮轮和筒研磨法进行细磨;④采用软布轮或毛刷轮,蘸以钛合金专用抛光剂进行抛光,或者采用钛合金专用电解液进行电解抛光。

知识拓展

筒研磨法

筒研磨法是利用滚筒研磨机进行研磨的方法。滚筒中的待研磨物与研磨抛光材料(主要是树脂石、刚玉石、高铝瓷石、光亮剂之类的),在滚筒不断的水平旋转过程中,下翻、从高处跌落、相互摩擦,达到表面处理的目的。常用于各类五金、塑料、珠宝首饰等零件去毛刺、倒角、除油、去锈、表面抛光。

(四)塑料表面

树脂类质地比较柔软,不耐高温,注意研磨抛光时力量不能太大,并要采取降温措施。研磨、抛光方法:①开盒后去除包埋料;②用碳化硅磨头或钨钢磨头去除义齿表面的飞边和树脂瘤;③并修整义齿边缘形态,达到厚薄均匀,线条流畅;④用颗粒由粗到细的碳化硅磨头递进研磨;⑤用毛刷、布轮配合抛光糊剂及专用抛光蜡进行抛光,注意过程中保持义齿处于湿润状态。

(五)陶瓷表面

研磨、抛光方法:①选用氧化铝等砂石磨头或金刚砂磨头进行粗打磨,使修复体外形合乎要求,解剖形态准确清晰;②选用粒度较细的金刚砂磨头或砂石磨头,进一步平整;③用碳化硅橡皮轮抛光;④最后可选择超声清洗后上釉获得光泽。

五、切削、研磨抛光的注意事项

在口腔诊室或技工室对修复体进行切削、研磨抛光过程中,尤其在研磨抛光时,空气中会弥漫大量的粉尘颗粒和微生物,这易导致医技人员患各种慢性或传染性的呼吸系统疾病和眼病。一些直径微小的粉尘颗粒随着人的呼吸过程直接进入肺泡。因此,研磨抛光时,应采用喷水、负压抽吸等措施,同时保证有良好的通风环境,工作人员佩戴防护眼镜和面罩。

小 结

切削和研磨抛光是口腔修复过程中必不可少的加工手段。材料和工具分为临床与技工室操作使用。研磨抛光方法包括机械研磨抛光、电解研磨抛光、化学研磨抛光、喷砂研磨抛光,其中机械研磨抛光是最主要的研磨抛光方法。临床上根据不同界面,比如金属、塑料、陶瓷等选用材料,应遵守循序渐进的原则,按照磨料的硬度,从硬到软逐级顺序研磨,或按照磨料的粒度,从大到小逐次顺序进行研磨抛光。由于工具和材料种类繁多,需结合图片和临床实践加以理解。

思考题

1. 切削和研磨抛光的实质是什么?
2. 电解抛光的原理是什么?

3. 影响机械研磨抛光的因素有哪些？

第二节 口腔修复用其他材料

学习目标

1. 掌握：咬合调整材料、排龈材料、口腔桩核材料的种类和使用方法。
2. 熟悉：分离剂、义齿清洁材料、义齿稳定材料、咬合调整材料、排龈材料等口腔修复用辅助材料。
3. 了解：义齿软衬材料

口腔修复工作中其他材料主要包括：分离剂、清洁材料、义齿稳定材料、咬合调整材料、排龈材料及药物、口腔桩核材料等辅助材料。

一、分离剂

分离剂（separating medium）是口腔修复体制作和临床工作中常用的辅助材料。其主要作用是在各种相同或不同的材料之间或材料与模具间形成隔离膜，使之不发生粘接。在各种操作过程中，需根据具体情况，选择适当的分离剂。

（一）种类

临床上常用的分离剂有以下种类：

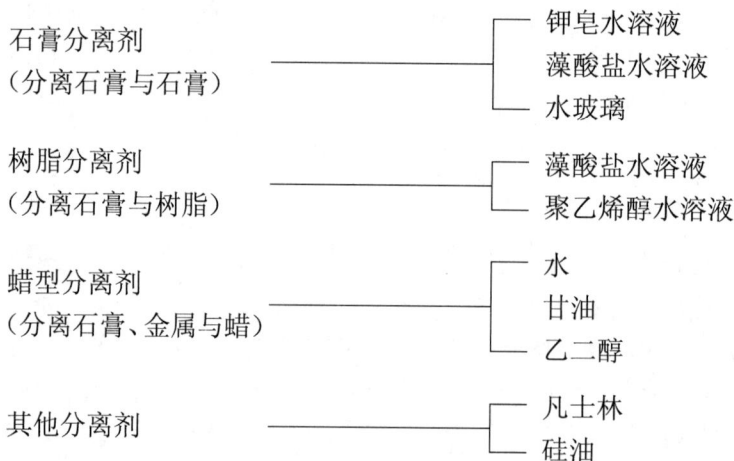

- 石膏分离剂（分离石膏与石膏）
  - 钾皂水溶液
  - 藻酸盐水溶液
  - 水玻璃
- 树脂分离剂（分离石膏与树脂）
  - 藻酸盐水溶液
  - 聚乙烯醇水溶液
- 蜡型分离剂（分离石膏、金属与蜡）
  - 水
  - 甘油
  - 乙二醇
- 其他分离剂
  - 凡士林
  - 硅油

（二）常用分离剂

1. 钾皂 钾皂（普通肥皂）水溶液是负离子类表面活性剂，涂在石膏表面后，与 Ca^{2+} 发生反应生成不溶性金属皂类物质。由于亲油性原子基团（脂肪族碳氢化合物）排布在这层物质的表面，形成一层疏水分子膜，可以发挥分离亲水材料的作用。但这种分离膜溶于树脂单体，因此不能充当石膏与树脂间的分离剂。修复工艺技术中，进行义齿蜡型装盒时，上下型盒之间石膏的分离常用该类分离剂。在已凝固的下层型盒石膏上涂布优质肥皂水，可达到分离效果。

2．水玻璃　水玻璃（硅酸钠）（sodium silicate），与石膏表面的 Ca^{2+} 发生反应，形成硅酸钙薄膜，在石膏与石膏之间起到分离作用。一般使用 30% 的水溶液。浓度过高，会使石膏表面变粗糙。

3．藻酸盐　藻酸盐分离剂是含 2%～3% 藻酸钠的水溶液，将其涂在石膏表面后，与 Ca^{2+} 发生反应，形成不溶于水和树脂单体的藻酸钙薄膜，可在树脂与石膏之间产生分离作用。石膏模型温度较高时，薄膜形成速度更快，操作时应注意：①涂布前要将模型表面的水分、残余模型蜡及杂质等彻底清除；②涂布分离剂时，按顺序均匀涂一层即可，不宜用力来回涂擦，否则可能将已形成的水溶性藻酸钙薄膜擦掉；③分离剂不能涂在钢丝、铸件及人工牙等部位上，避免和树脂结合不良。

4．聚乙烯醇　部分皂化的聚乙烯醇（PVA）的分子中含有大量羟基，是一种具有成膜性质的结晶型聚合体。虽然聚乙烯醇形成的膜耐水性欠佳，但具有透明无色、强度好、韧性和化学稳定性高等特点。所以 PVA 水溶液可作为加压常温固化树脂的分离剂使用。

5．甘油及乙二醇　甘油和乙二醇的分子中均含有亲水基团，涂布在石膏表面后，亲水基团排布在分离膜表面，对疏水的蜡起分离作用。液体石蜡也有类似作用。甘油也用于自凝树脂与口腔黏膜的隔离。

6．凡士林及硅油　凡士林和硅油可用于无圈包埋时塑料铸圈与包埋材料的分离，还用于软衬时自凝塑料与口腔黏膜的分离，和玻璃离子水门汀固化阶段的保护。凡士林也可用于隐形矫治器附件粘接时树脂和矫治器的分离。

二、清洁材料

口腔科清洁材料是指通过化学作用清洁修复体表面污物和氧化物的各种材料。在临床修复中广泛使用的有金属清洁剂和义齿清洁剂。

（一）金属清洁剂

主要用于清除金属表面的氧化物和杂质，清除焊接件上的焊料残渣，使金属表面变得平滑光洁，一般具有很强的腐蚀性。

1．常用金属清洁剂

（1）硝酸 25%，盐酸 75%，加适量水稀释，配制成稀王水。具有较强的腐蚀性，主要用于清除白合金片制作的各种（金属）修复体表面的氧化物。

（2）盐酸溶液，市售为 37% 的盐酸溶液，可根据需要加水，主要用于银合金铸造修复体。

（3）硝酸、盐酸、氢氟酸及硫酸配制溶液，可用于清除贵金属及非贵金属铸件表面的氧化物。

2．使用方法及注意事项

（1）将准备处理的修复体先放在室温下的清洁液中，然后逐渐加热，待清洁液达到沸点后，停止加热并及时取出，用清水洗去清洁液，然后即可擦去修复体表面的氧化物。

（2）煮沸时间切勿过久，否则会使修复体因腐蚀过度而变薄甚至溶解。

（3）修复体不能放入过热的清洁液中，以防清洁液爆溅造成化学性烧伤。

（4）使用过程中做好自身防护，避免吸入清洁剂蒸汽或清洁剂溅到身上导致烧伤。

（二）义齿清洁剂

义齿戴入口腔内后，由于受到口腔内外各种因素如唾液、微生物、食物碎屑、烟、茶等的影响，将会在义齿表面沉积吸附上一层污物、烟渍、色素或结石等，并有异味，这些沉积吸附物对患者的口腔卫生、咀嚼功能以及义齿的美观效果都有不同程度的影响,因此应予以清除。

义齿清洁剂(denture cleaner)是用以清除义齿上的污物、烟渍、色素、结石及异味的各种清洁材料。它具有清洁和消毒作用,可用于浸泡或洗刷义齿。其剂型有片剂、粉剂、糊剂和液剂。

根据义齿清洁的方法,可分为机械清洁剂和化学清洁剂。

1. 机械清洁剂　主要依靠机械摩擦和超声振荡的方法,能有效提高义齿清洁度。剂型主要有粉剂、糊剂和水剂。

(1)牙膏、牙粉:含不溶性碳酸钙、磷酸二氢钠等,可以直接摩擦除去义齿上的污渍,但对清洁附着时间较长的色素、烟茶渍和结石等效果不理想。

(2)水剂类:如食盐水、苏打水、肥皂水、醋或自来水,把义齿浸泡一段时间后,再辅以毛刷刷洗,对由食物沉积生成的水溶性的菌斑、色素有明显效果。还可采用超声振荡法。当超声波在清洗液中传播时,会产生空化(cavitation)、辐射压(radiant pressure)和声流(acoustic streaming)等物理效应。这些效应对菌斑和污物有机械剥落作用,同时能促进清洗液与污物的化学反应,清洁毛刷难以达到的细小部位。该方法单独用于清洁义齿,效果并不理想,常和其他方法结合使用,可增加消毒剂的杀菌去污作用,不损伤义齿。

知识拓展

超声波作用原理

超声波空化:存在于液体中的微小气泡(空化核)在超声场的作用下振动、生长并不断聚集声场能量,当能量达到某个阈值时,空化气泡急剧崩溃闭合的过程。

声学辐射压:当声波穿过两个媒介体之间的接触位置时,以单一方向施加在该处的压力。

声流:气体或液体媒质中有强声波传播时,往往会引起一种非周期性的运动的现象。

2. 化学清洁剂

(1)漂白型清洁剂:主要有次氯酸钠、次氯酸钙等次氯酸盐,水解反应生成次氯酸有很强的氧化性和漂白作用。将义齿在溶液中浸泡4~5小时,再用肥皂水和清水充分冲洗,对烟斑、茶渍、牙石、食物残渣等有较快的清洁效果,但不适于金属修复材料和硅橡胶衬层的漂白。对金属有腐蚀作用,对基托有褪色影响。同时产生难闻气味。

(2)稀盐酸型清洁剂:能使黏液及蛋白质等有机物溶解,使牙结石变松脆,易被刷净。盐酸对金属有一定的腐蚀作用,使用时注意控制浓度和时间。

(3)氧化型清洁剂:或碱性氧化物型清洁剂,一般为粉剂和片剂。主要由氧化剂和碱性助剂组成。氧化物有过氧化氢、过硼酸钠、过硫酸钾等,碱性助剂有磷酸钠、碳酸钠等。是一种常用有效的清洁剂,其作用原理为:过氧化物溶液在催化剂作用下,可加速产生氧,通过气泡的机械冲击作用以及所含化合物的化学作用能达到良好的清洁效果,且使用方便。对清除菌斑、污渍,去除异味,效果较好。由于不含氯离子,并有氧存在,可使金属表面形成氧化膜,因此可适用于金属修复体。其缺点是起效慢,对有机斑点清洁力差。

(4)酶型清洁剂:是一种较先进的化学清洁剂,其组成是在氧化型的基础上加入酶制剂而成。酶型清洁剂的清洁效率比氧化型高30%～40%，其中酶制剂为淀粉酶、蛋白酶、脂肪酶、果酸酶等，来源于植物、动物或微生物，其中微生物来源的酶效果最显著，其作用原理是利用酶分解菌斑内糖蛋白、黏蛋白和黏多糖，破坏菌斑和结石的形成。酶制剂清洁效率高但贮存期短，成本亦较高。

无论使用哪种清洁剂，在浸泡义齿后都应充分洗净其表面，以避免残留的清洁剂对口腔黏膜产生刺激作用。

三、焊媒

焊媒是用于保证钎焊过程顺利进行的辅助材料，也被称为焊药，钎剂等。

1. 焊媒的作用　焊媒可防止被焊接金属表面氧化，清除金属表面的氧化膜及降低金属表面与液态金属的表面张力。

2. 焊媒的要求　焊媒熔点低于焊接合金约50℃，有良好的流动性，且容易被去除，不腐蚀被焊接金属。

3. 焊媒的种类　焊媒的种类有金焊焊媒、金银钯合金焊焊媒、高熔合金焊焊媒、银焊焊媒、不锈钢和镍铬丝焊焊媒等。主要焊媒种类见表8-1。

表8-1　焊媒的组成（质量分数）

焊媒	成分
金焊焊媒	无水硼砂粉末55%，硼酸35%，二氧化硅10%
金银钯合金焊焊媒	无水硼砂粉末50%，硼酸50%
高熔合金焊焊媒	硼氟化钾60%，氟化钾20%，氯化钾10%，偏硼酸钠10%
银焊焊媒	①无水硼砂粉末20%～80%，氯化钾10%～50%，氯化钠10%～50% ②无水硼砂粉末70%，氯化钾30% ③无水硼砂粉末20%～80%，氟化钠10%～50%，氯化钠10%～50%
锡焊焊媒	正磷酸

四、义齿稳定材料

义齿稳定材料（denture adhesive）用于义齿基托的组织面，是一类暂时性辅助义齿固位的材料，主要用于全口义齿固位不佳的患者。该材料通过与口腔黏膜的黏附作用而增强义齿的固位和稳定性，从而改善患者的咀嚼功能。

（一）组成

义齿稳定材料主要成分有基质树脂、填料、表面活性剂、防腐剂和矫味剂等。剂型有粉剂、糊剂、雾剂和膜剂等。

基质树脂包括天然树脂、合成树脂、动植物胶、纤维素等。目前使用最多的是天然梧桐树胶。其黏度高，显效快，可抑制细菌生长和抵抗酶的降解。但其黏度易受温度和pH变化的影响，且水溶液显酸性，可引起腐蚀。少数患者用后可能产生过敏现象。

（二）性能

义齿稳定材料应用于义齿基托的组织面。戴入口腔后，因吸附口腔中的水分产生溶胀，溶胀后的材料可充满并封闭基托与黏膜间的间隙，产生物理吸附作用，使义齿牢固地黏附于支持组织上,从而发挥暂时性增加义齿的固位和稳定性的作用,提高咬合力,改善患者的咀嚼功能,同时避免食物残渣及污物在基托下聚集,从而减少对黏膜的刺激作用。

（三）应用

1. 适应证

（1）全口义齿固位,尤其是口腔支持组织条件差而固位不良或即刻义齿初戴不适者。

（2）由于系统性疾病,或因药物治疗、头颈部放疗后引起的唾液流量减少导致口腔干燥影响义齿固位者。

（3）某些特殊义齿,如缺乏物理固位的颌面修复体及腭裂患者的义齿固位。

（4）可用作口腔黏膜用药的载体。将药物添加于稳定材料内,从而延长药物在病变部位的停留时间,增加疗效,减少用药量并保护创面。

2. 禁忌证

（1）对义齿稳定材料或其中某种成分过敏的患者。

（2）义齿基托与承托区黏膜严重不贴合。

（3）义齿折断或基托边缘缺损。

3. 使用时的注意事项

（1）在医师的建议下购买使用。

（2）使用时应注意控制材料的用量,不能过厚或过薄,且应经常更换新的义齿稳定材料,以保持黏附效果。

（3）对于初戴义齿者,应经医师对义齿选磨,无疼痛或不密合时方可使用。

（4）嘱患者定期复查,检查义齿和口腔黏膜。

五、咬合调整材料

咬合调整材料主要是用来检查口腔内牙齿及牙列、义齿咬合关系的一类材料。按照应用品种可分为以下两种:

1. 咬合纸　由蓝色或红色的复写纸材料制成,分为厚型和薄型。主要用于临床调整咬合关系、接触点的检查。

2. 咬合板　一般由蜡或软质塑料制成。有厚薄不同的规格,具有一定的强度和柔软性,外形与牙弓形态近似。主要用于口腔内牙列及义齿咬合情况的检查和记录。

六、排龈材料及药物

固定修复体和基牙边缘适合性是直接影响修复临床效果的重要因素之一。若修复体与基牙边缘之间不密合将导致菌斑沉积,微生物滋生,进而发生继发龋、龈缘炎症,严重影响修复体的固位、美观及牙周组织的健康。所以,良好的牙体预备及精确的印模是关键。游离龈组织的存在影响了颈部牙体组织的预备及印模的采集,龈沟处出血和渗出液也会导致制作印模时,牙齿颈部边缘不完整,也会影响扫描方法采集数字化模型的精度和完整性。龈沟液对疏水性印模材料影响更明显。所以需要一种材料能将游离龈推开,将牙体颈部暂时暴露以便牙体制备而不损伤牙龈,同时也能精确的制备印模。这种材料我们称之为排龈材料。排龈材料的性能要求是:①扩大龈沟间隙,充分暴露牙颈部,便于备牙、制作印模或数字化扫描;②控制龈沟处的液体渗出;③对牙龈无不可逆性损伤。

（一）排龈材料和方法

1. 机械法　纯棉线、钢圈、树脂冠等可用来排龈，它们可将牙龈组织推开，扩大龈沟，使印模材料进入以获得牙预备体颈缘线的清晰轮廓，但都不能很好地控制牙龈出血和渗出。

2. 化学机械法（牙龈收缩线或排龈膏）　选用浸泡有止血收敛药物的牙龈收缩线或排龈膏排龈，既可扩大龈沟，又能减少龈沟内的液体渗出。市场上可供选用的排龈线有多种粗细型号及类型，如编织排龈线、双股搓捻排龈线及添加了不同药物的成品排龈线。

排龈膏的主要成分是浓度为 15% 的 $AlCl_3$ 和高岭土填料，$AlCl_3$ 是一种广泛使用的收敛剂，有较好的收敛止血作用。它打开龈沟迅速而不损伤上皮附着，使暴露的龈沟不出血、无渗出，是一种快速无痛的技术。

3. 外科手术方法　包括使用金刚钻头、外科手术刀，或者微波热频、激光、高频电刀等手段，可用于增生牙龈切除术、牙冠延长术、龈沟止血、牙龈成形术等多种牙龈修整，以获得牙预备体清晰的龈边缘。特别是使用高频电刀或激光，使组织细胞蒸发、气化而达到手术目的，同时凝固了血管，有效地止血。

（二）排龈的药物

理想的牙龈收缩药物应具有下列特征：①使牙龈退缩并具有止血作用；②对牙龈无不可逆性损害，牙龈组织不产生永久性退缩；③对局部及全身系统无不良影响。

常用的排龈药物：① 0.1% 的肾上腺素是常使用的药物。它主要作用于小动脉和毛细血管，产生血管收缩作用，使牙龈组织产生暂时性收缩并具有止血作用。但对于患有心血管疾病、高血压、糖尿病、甲亢或已知对肾上腺素高度敏感的患者禁用，可选用其他药物替代。②硫酸铝、明矾、氯化铝具有收敛作用。它们主要是通过沉淀蛋白质和抑制血浆蛋白穿透毛细血管而发生作用，具有相对较低的细胞渗透性。硫酸铝是温和的收敛剂，还被用作防腐剂和去污剂，它是目前牙龈收缩药物中刺激性最小的试剂之一，无毒性，常被配制成饱和浓度使用。明矾有两种，钾明矾和铵明矾。两者都有较好的收敛止血特性，明矾的饱和浓度为 14%，此浓度具有较好的牙龈收缩效果。氯化铝、硫酸钾铝、硫酸铁等药物也可用作牙龈收缩药物，而且上述药物可相互作用。

排龈最常用的方法是化学机械法，有时为获得满意的效果配合外科方法。

七、桩核材料

对牙体形态缺损过大并进行过牙髓治疗的牙齿的形态恢复，常需要进行桩核修复，以更好地恢复牙齿形态，增强牙齿抵抗各方向外力的能力和改善修复体的固位等作用。

桩核（post-cone）是临床中对于根管内的桩和上部的核的总称。核为冠的修复提供良好的固位形及外形高度，桩为核提供良好的固位支持力，并将咀嚼压力传递给牙根及牙周组织。

理想桩核系统应具备的特点：①良好的生物学性能和美学性能；②理想的抗张强度和耐疲劳性，与牙本质相似的弹性模量；③治疗失败时桩可被取出；④合适的成本。

桩核的种类较多，有不同的分类方法。通常可按桩核的形态、材料、制作方式进行分类。按形态可分为锥形桩、平行桩、螺纹桩、光滑桩等，按材料分为金属桩核和非金属桩核。其中金属材料有包括银汞合金、铜基合金、钴-铬合金、钛合金、纯钛和贵金属合金；非金属材料包括复合树脂材料、纤维树脂材料、陶瓷材料等。根据制作方式可分为预成桩核和个别制作桩核。

（一）个别铸造桩核

个别铸造桩核是较常使用的一种金属桩核。20世纪20年代，金属铸造技术已运用于口腔领域。其优点为根据临床制备的根管形状制作，其长度、粗细均与预备根管洞形一致，固位良好；其上部的核与桩是一个整体，结合牢固；上部的核可根据缺牙间隙位置的情况进行适当调整，改变牙体轴向，易与其他基牙取得共同就位道或适当改变前牙的突度；金属桩核力学性能好。按照金属的性质可分为普通金属铸造桩核和贵金属铸造桩核。

随着口腔修复美容材料的发展及人们对美观要求的日益提高，金属铸造桩核的缺点也渐渐暴露出来。①其弹性模量远高于牙本质，易导致牙体组织的折断。②一些金属材料在口内环境中容易腐蚀，其析出物或腐蚀产物具有细胞毒性，易产生过敏现象，长期使用后可能出现牙体颈缘发黑、发炎等现象。③由于金属的不透光性，有特殊的金属光泽，特别是全瓷冠修复中会影响修复体及牙体的颜色导致失真，影响美学效果。④在进行放射学医学检查时，例如放射治疗、磁共振的检查中，金属桩核的存在干扰了治疗和检查结果。

（二）预成桩

预成桩核系统是成品的桩与上部的核结合而成。成品桩材料有各种金属预成桩、碳纤维桩、复合纤维桩和陶瓷桩等。早期的预成桩多为金属材料，曾广泛应用，除了前述铸造桩核的缺点外，还存在与根管密合度差的问题，其适应证较窄。近年来随着材料的不断发展，非金属预成桩的发展较快。非金属预成桩具有操作方便，可一次完成桩核，为患者节省就诊时间及复诊次数；弹性模量与牙本质接近，不易导致根折，色泽符合美学修复要求等优点。

预成桩与核材料结合使用，核材料可以为银汞、复合体、玻璃离子水门汀、树脂改良型玻璃离子水门汀、树脂等。

1. 金属成品桩（图8-5） 桩冠是利用金属冠桩插入根管内以获得固位的一种冠修复体。由于金属成品桩的固位良好，强度高，便于生产，其应用已有近一个世纪的历史。成品根桩按形态可分光滑形、槽柱形、锥形、螺纹形，由不锈钢制成。

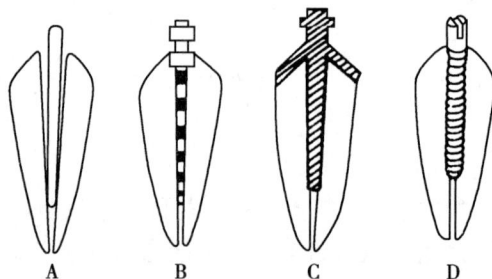

图8-5 各种成品金属桩
A. 光滑型　B. 槽柱形　C. 锥形　D. 螺纹形

目前临床上应用较多的是根管螺纹桩，分为前牙用和后牙用。前牙用根管螺纹桩为扁头，直径有1.2mm、1.5mm、1.8mm；长度有10mm、12mm、14mm。后牙用螺纹桩为方头，直径有1.0mm、1.2mm和1.5mm；长度有8mm、10mm和12mm。

2. 纤维增强型树脂桩（见彩图8-6） 纤维增强型环氧复合树脂的纤维沿着桩长轴排列，弹性模量与牙本质接近，因此具备一定的弹性和抗折性能。目前有两种纤维加强树脂桩系统：①碳纤维增强桩：主要以环氧树脂为主体，中间加有同向排列的碳纤维，两者为有机结合,弹性模量与牙本质近似,生物相容性好,抗腐蚀能力强。当上部修复体失败或治疗需要时,仅用球钻就极易取出,但颜色不佳,需要遮色,限制了在全瓷冠等修复中的应用。②玻璃纤维增强桩:主要成分为 SiO_2,在桩体中以非晶态形式存在,其他还有 Al_2O_3 和 B_2O_3 等。白色或半透明,与全瓷修复体共同使用时,产生良好的美观效果。③石英纤维增强桩:石英纤维和玻璃纤维桩并没有本质区别,其纤维主要成分都是 SiO_2。石英是结晶态纯 SiO_2,石英纤维具有良好的光传导性,有利于表面粘接剂的固化,桩体半透明,具有更优越的机械、粘接和美学性能。

3. 瓷桩　陶瓷桩核弹性模量高,韧性低,易发生根折,折断后难去除,不易与树脂性粘接剂结合,固位力低,市场价格贵等不足。但全瓷桩有着优异的光学性能和生物相容性,在追求安全和美观性能的高端修复市场很受欢迎,特别是用在前牙修复方向。但其材料的脆性和抗折强度不足限制了在后牙桩核中的应用。近年来氧化锆陶瓷的应用改变了这一现状,它具有高强度,高韧性的优点,某些力学性能与金属相似,其在全瓷冠桥中得到广泛应用。

总之,桩核材料的选择应根据患牙自身的情况及后续的修复体种类来制定。桩核系统要与冠修复体相匹配,既能恢复缺损的牙冠,为最终修复体提供基础,又能保护剩余牙体组织,增加牙齿的抗折力,同时兼顾美观。

小　结

口腔修复用辅助材料,在技工室加工工艺及在临床应用中发挥了重要的作用,应熟悉材料的性能并在专业实践中掌握材料的用途。口腔桩核材料的应用历史悠久,发展更新迅速。从金属预成桩到金属铸造桩再到非金属预成桩等,也映射了固定修复理论的发展与更新,也为将来材料的进一步发展提供了方向。

（王　荃）

思考题

1. 常用的分离剂有哪些?
2. 临床医师常采用的排龈方法有哪些?
3. 非金属桩核材料有哪些?

第九章 实验教程

实验一 藻酸盐印模材料的应用

【目的和要求】

1．掌握藻酸盐印模材料的调和比例及调拌方法。

2．掌握藻酸盐印模材料凝固原理及在凝固过程中所发生的变化。

3．熟悉使用藻酸盐印模材料制取印模的全过程，并注意观察印模材料的流动性。

4．了解流动性和材料到达所需部位的精确度和微细结构间的关系。

【实验内容】

1．藻酸钾弹性印模材料的调拌，并观察凝固反应。

2．示教；演示托盘的选择、材料的调和、印模的制取方法。采用藻酸钾印模粉，制取某一学生的全口印模。

3．同学之间相互制取印模。

【实验分组】 每两位同学为一组。

【实验学时】 2～4学时。

【实验用品】

1．实验器械 口腔检查器械、托盘、橡皮碗、石膏调拌刀、天平或量筒。

2．实验材料 藻酸钾印模材料、水。

【实验方法和步骤】

1．藻酸钾弹性印模材料的调拌，并观察凝固反应。

用天平取藻酸钾印模粉15g和水30mL备用，或按说明书中的比例取适量。

每一小组中的一位同学用一干净橡皮碗调和所称取的藻酸钾印模粉和水，调和1分钟后，观察印模材料的凝固时间及凝固反应中材料的流动性、强度和颜色等方面的动态变化，并记录结果。

2．示教

（1）取模前的准备

1）托盘的选择：选择一副大小合适、有孔或卷边的平底托盘（成品托盘一般分为1～4号，1号最大，4号最小），托盘有孔或有倒凹，利于印模与托盘的结合，可防止印模与托盘分离。托盘的大小、形状和深浅应尽量与牙弓相协调，托盘应与牙弓内、外侧留有3～4mm的间隙,形成印模后,材料有均匀一致、适当的厚度,但托盘不能妨碍口腔组织的功能活动,在唇、颊、舌系带处应有相应的切迹,以避开唇、颊、舌系带。上颌托盘后缘应盖过上颌结节和腭颤动线;下颌托盘后缘应盖过磨牙后垫区。如果成品托盘的某个部位与口腔情况不太适合,可以用技工钳调改,长度不够可用蜡或印模膏添加边缘长度。如口腔情况特殊,还可用自凝塑料或印模膏等材料,另制作一副适合"患者"口腔情况的个别托盘。

2)调整体位:"患者"舒服地直坐在牙科椅上,操作者站立在牙科椅的右侧。取上颌印模时,头稍前倾,使上颌的平面与地面平行;取下颌印模时,头稍后仰,使下颌的平面与地面平行。

(2)取上颌印模:取适量藻酸钾印模材料和水,按照材料使用说明要求的比例或粉水比例 2:1,在 30~45 秒调拌均匀,将调和均匀的印模材料置于上颌托盘内。术者于"患者"右后方,用左手指或口镜,将"患者"左侧口角拉开,托盘从左侧口角斜行旋转进入口腔,对正上颌牙列,轻轻施压就位,使托盘后部先就位,过多的材料从前部挤出。也可将托盘由前向后轻微加压就位,使多余材料从后部排出。材料未凝固以前,在固定托盘的前提下,进行肌功能修整,印模材料凝固后即可取出。

(3)取下颌印模:调拌均匀的藻酸钾印模材料置于下颌托盘内制取下颌印模。取下颌印模时,操作者位于患者右前方,用左手指或口镜拉开右侧口角,托盘从右侧口角旋转引入口腔,然后使托盘与下颌牙列对正,轻压使其就位。取下颌印模进行肌功能修整时,应嘱患者向上卷舌并微伸舌尖向前上方,左右摆动,且勿过度抬高舌尖,以保证舌侧口底肌修整呈生理功能状态,印模边缘准确。

3. 学生分组操作 同学 2 人一组,按示教制取印模的方法和步骤,用藻酸钾印模材料彼此相互取模,并记录印模调和时间、印模放入口腔后变成凝胶的时间。也可将取好的印模放置到下课后,观察其失水变化。

【注意事项】

1. 藻酸盐印模材料的粉水比例应准确。

2. 材料调拌要快而均匀,调拌时间要适当。

3. 取模过程中应保持托盘位置稳定至印模材料凝固,否则印模易变形。

4. 取模时,应避免气泡的产生,以保证印模的完整无缺。可在倒凹区、制备牙的窝洞、片切面区等的间隙处,先放少许印模材料,再将盛满材料的托盘放入。

5. 印模自口内取出时,一般先取后部,再沿前牙长轴方向取下印模。

6. 印模取出时,不得与托盘分离。

7. 取下印模后,应对照口腔情况进行检查,印模应完整、清晰、边缘伸展适度。

8. 立即灌注模型,以免印模失水变形。

【实验报告与评定】

1. 记录藻酸盐印模材料制取印模凝固时间。

2. 分析藻酸盐印模材料调和比例对印模质量的影响。

实验二　普通石膏的应用

【目的和要求】

1. 观察普通石膏在固化过程中的一些物理、化学变化。

2.分析普通石膏固化过程中物理、化学变化与普通石膏性能的关系。

3.学会普通石膏的临床应用和操作方法。

4.观察比较不同调和比例对普通石膏凝固时间的影响。

【实验内容及学时】

1.普通石膏的调和及固化实验——2学时。

2.不同调和比例对普通石膏凝固时间的影响——2学时。

【实验用品】

1.实验器械　橡皮碗、石膏调拌刀、天平、温度计、量筒、铝箔纸、计时器等。

2.实验材料　普通石膏、自来水。

【实验方法与步骤】

1.熟石膏的调和固化实验

（1）调和石膏：一般情况下普通石膏的粉水比例为2∶1，即粉∶水＝100g∶40～50mL。用量筒量取45mL自来水倒入洁净橡皮碗内，并测量记录水温。然后用天平称取100g石膏粉加入碗中，用石膏调拌刀常规均匀调拌（60r/min），调拌时间约1分钟。使之调和均匀。

（2）观察调和后普通石膏的变化

1）观察固化形态：①观察流动性，流动性一般表现为流动性好→流动性减小→流动性消失；②观察凝固状态，其一般表现为流态→有压痕凝固态→无压痕凝固态；③从调拌结束至完全固化，应每隔30秒记录一次相关变化。

2）测定固化时间：①测量并记录初凝时间，即从调拌结束至流动消失，有压痕固态的时间；②测量并记录终凝时间，即流动消失无压痕固态出现的时间。

3）测定固化热：将温度计头包一层铝箔，插入调拌好的石膏内，开始每分钟记录一次温度，温度上升明显时，每30秒记录一次，测定各期及最高放热温度和其出现的时间，直至温度明显下降为止。

注意：观察固化形态，测定固化时间及固化热三项内容应同步进行。

2.不同调和比例对普通石膏凝固时间的影响根据试验要求，可将普通石膏与水的调和比例按下表要求分成三组进行比较观察，并按前述时间测定方法，测定、记录、分析不同调和比例对普通石膏凝固时间的影响。每组条件各重复三次，取平均值作为实验结果。

测定不同调和比例对普通石膏凝固时间影响的条件

组号	水粉比例	调和时间/s	调和速度（单位：次/min）
1	30mL∶100g	60	常速
2	60mL∶100g	60	常速
3	70mL∶100g	60	常速

【注意事项】

1.为确保试验的准确性，要求三组实验所用水温一致，普通石膏粉为同一批号的材料。调拌工具要清洁。

2.为节约时间，可将两次实验合在一起进行。

3.注意保护温度计，避免温度计与材料直接接触或折断。

【实验报告与评定】

1．描述普通石膏固化形态、固化时间及固化热的测定结果。

2．列表比较不同粉水比例条件下普通石膏的凝固时间。

3．分析不同调和比例对普通石膏性能的影响。

实验三　甲基丙烯酸甲酯树脂调和反应各期的变化

【目的和要求】

1．掌握甲基丙烯酸甲酯树脂的调和方法。

2．掌握甲基丙烯酸甲酯树脂调和后各期的变化情况。

3．掌握临床充填型盒的最佳时期。

【实验内容】

1．辨认并调和甲基丙烯酸甲酯树脂

2．观察甲基丙烯酸甲酯树脂调和后各期的特色；选择临床充填型盒的最佳时期。

【实验学时】　2学时。

【实验用品】

1．实验器械调拌刀、调拌杯、计时器、玻璃板。

2．实验材料热凝牙托粉、热凝牙托水。

【实验方法与步骤】

辨认甲基丙烯酸甲酯树脂　甲基丙烯酸甲酯树脂是由粉剂和液剂调和后聚合形成，其颜色是根据牙龈和牙的颜色来选择的。

粉剂：热凝牙托粉，主要成分是甲基丙烯酸甲酯树脂均聚粉或共聚粉，为颗粒极细的粉末，分三种颜色，1号色最浅，2号色中等，3号色最深。仿真血管型牙托粉中可以观察到细血管状的纤维。

液剂：热凝牙托水主要成分是甲基丙烯酸甲酯树脂，常温下是无色、透明、易挥发、易燃、具有特殊气味的液体，易溶于有机溶剂，微溶于水。

调和牙托粉和牙托水按2:1（重量比）或3:1（体积比）的比例取适量牙托粉和牙托水，将牙托水置于清洁的调拌杯中，再将牙托粉放入其中，直至牙托粉刚刚被牙托水完全浸湿，然后用不锈钢调拌刀调和均匀，玻璃板封严调拌杯。

观察调和反应各期的变化材料调和时，牙托水逐渐渗入牙托粉内，牙托粉逐渐为牙托粉所溶解，整个变化过程可分为六个时期。

湿砂期：水少粉多，调和时阻力小，无黏性，触之有湿砂感。

稀糊期：水多粉少，外观似糨糊状，调和时无阻力。

黏丝期：有黏性，易于起丝，易黏器械，该期不宜再调拌，要密盖以防牙托水挥发，产生气泡。

面团期：材料无黏性，手感呈面团样，可随意塑成任何形状，该期为充填的最佳时期。观察到达面团期的时间和面团期持续的时间。

橡胶期：调和物逐渐变硬，富有弹性，呈橡胶状，已不能任意塑形。

坚硬期：牙托水进一步挥发，形成坚硬脆性体。

【注意事项】

调和反应变化是一连续物理变化过程，以上六期只是为了便于掌握人为划分的，并无严格界限。各期的到达时间和持续时间，也会受到调和比例、室温等因素的影响。面团期是充填型盒的最佳时期，因此，掌握面团期的变化特点十分重要。在室温20℃作用，按常规调和比例，从调和开始一般在20分钟作用就可到达面团期，整个面团期历时约5分钟，临床操作时必须掌握好这两个时间，以便能从容地完成充填型盒的操作。

【实验报告与评分】

粉液调和比例及调和方法。

加热固化型甲基丙烯酸甲酯树脂调和后各期的变化。

甲基丙烯酸甲酯树脂各期到达的时间和维持时间。

（马冬梅）

实验四　水门汀调和

【目的和要求】

1. 熟悉水门汀的种类及用途。

2. 掌握磷酸锌水门汀调和的方法和步骤。

3. 掌握玻璃离子水门汀调和的方法和步骤。

【实验内容】

学习磷酸锌水门汀及玻璃离子水门汀调制方法。

【实验学时】　2学时。

【实验用品】

1. 实验器械　金属调拌刀、塑料调拌刀、玻璃调和板、调和纸板。

2. 实验材料　磷酸锌水门汀粘接粉和液、玻璃离子水门汀粘接粉和液。

【实验方法与步骤】

1. 磷酸锌水门汀的调和

(1) 将粉摇松，取一平勺粉置于调和板上。

(2) 将液剂瓶垂直倒置，平稳缓慢的挤出一滴液体，如出现气泡，可倒置液剂瓶时轻轻用手敲打，令气泡上升离开瓶嘴。粉液比通常为每3g粉配1mL液。

(3) 一手固定调和板，一手持调拌刀将粉剂分成大、中、小三份。先加入大份粉剂，将调拌刀工作端前1/3~1/2紧贴调和板，轻快转动调拌刀形成一较大调和区，以尽快散去反应过程中生成的热量，达到最好的固化效果，推拉或旋转加压研磨调和至粉液混合均匀，再依次加入中份粉剂和小份粉剂，直到达到充填和粘接所需要的黏稠度。调和时间控制在1~2分钟内。

2. 玻璃离子水门汀的调和

(1) 用手轻拍瓶底，使粉松散，使用专用的量勺取一平勺玻璃离子粉剂放于调和纸板上。

(2) 取液时，先将液剂瓶缓缓倒置，垂直于桌面排出瓶内气泡后，轻轻挤出液体。

(3) 粘接用粉液质量比：1.25~1.5:1，充填用粉液比通常为3:1。

(4) 左手固定调和纸板，右手持塑料调拌刀，将粉剂分为2等份。先将第一份粉加入液剂中,调拌刀工作端前 1/3～1/2 紧贴调和板,使调和板与调和纸板充分接触,待粉全部混入后,加入第 2 份粉,推拉或旋转加压研磨调拌,直至细腻无颗粒,直到成为合适稠度的材料,粘接用拉丝状糊剂,充填用软面团状,表面有光泽。调和在 45 秒内完成。

【注意事项】

1. 第 1 份粉调和均匀后,再加入第 2 份粉,切勿粉液未调和均匀急于加入其他份粉末。

2. 调和过程中要形成一定调和区域,以使粉液充分混合。

3. 玻璃离子水门汀调和过程中切勿使用金属调拌刀,以免着色。

4. 严格按照粉液比进行调和,不可粉多液少或粉少液多。

【思考题】

磷酸锌水门汀和玻璃离子水门汀的调和方法有何不同?

（田　硕）

参 考 文 献

1. 赵信义. 口腔材料学. 5版. 北京：人民卫生出版社，2012

2. 赵弘，李小彤. 口腔正畸治疗常用弓丝弯制技术. 2版. 北京：人民卫生出版社，2018

3. 林野. 口腔种植学. 北京：北京大学医学出版社，2014

4. 王荃，马惠萍. 口腔材料学. 北京：人民卫生出版社，2014

5. 周学东. 口腔医学史. 北京：人民卫生出版社，2013

6. 孙皎. 口腔生物材料学. 北京：人民卫生出版社，2011

7. 杨家瑞. 口腔修复材料学基础. 北京：人民卫生出版社，2002

8. 黄慧，李静，张富强. 5种着色氧化锆陶瓷的细胞毒性评价. 临床口腔医学杂志，2007，23（7）：405-407

9. 葛淑萍，邹兴政，梁明月，等. 镁合金材料表面涂层构建及表征. 功能材料. 2018，49（4）：04082-04093

10. BOTHE R T, BEATON K E, DAVENPORT H A. Reaction of bone to multiple metallic implants. Surg GynecolObstet, 1940, 71: 598-602

11. LEVENTHAL, GOTTLIEB. Titanium, a metal for surgery. J Bone Joint Surg Am, 1951, 33-A（2）: 473-474

12. RUDY R, LEVI P A, BONACCI F J, et al. Intraosseous anchorage of dental prostheses: an early 20th century contribution. Compend Contin Educ Dent, 2008, 29（4）: 220-229

13. BRÅNEMARK P I, HANSSON B O, ADELL R, et al. Osseointegrated implants in the treatment of the edentulous jaw. Experience from a 10-year period. Scand J PlastReconstr Surg Suppl, 1977, 16: 1-132

14. BRÅNEMARK R, BRÅNEMARK P I, RYDEVIK B, et al. Osseointegration in skeletal reconstruction and rehabilitation: a review. J Rehabil Res Dev, 2001, 38: 175-181

15. ELIAS CN, LIMA J, VALIEV R, et al. Biomedical applications of titanium and its alloys. JOM, 2008, 60: 46-49

16. TRINDADE R, ALBREKTSSON T, TENGVALL P, et al. Foreign Body Reaction to Biomaterials: On Mechanisms for Buildup and Breakdown of Osseointegration. Clin Implant Dent Relat Res, 2016, 18: 192-203

17. TRINDADE R, ALBREKTSSON T, GALLI S, et al. Osseointegration and foreign body reaction: Titanium implants activate the immune system and suppress bone resorption during the first 4 weeks after implantation. Clin Implant Dent Relat Res, 2018, 20: 82-91

18. DEBRUYN H, CHRISTIAENS V, DOORNEWAARD R, et al. Implant surface roughness and patient factors on long-term peri-implant bone loss. Periodontol 2000, 2017, 73（1）: 218-227

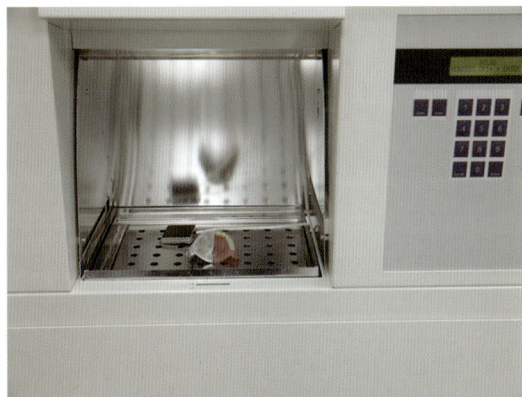

彩图 1-8　色稳定性检测

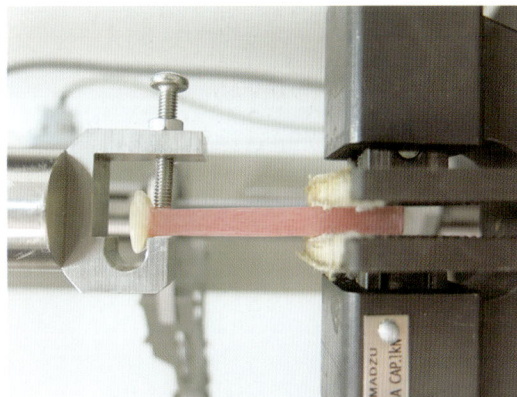

彩图 2-8　拉伸强度测试

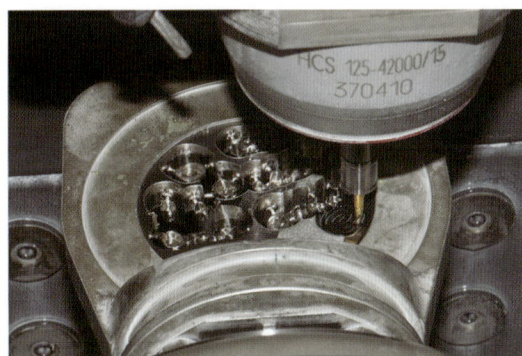

彩图 2-24　数控机床加工纯钛冠、桥

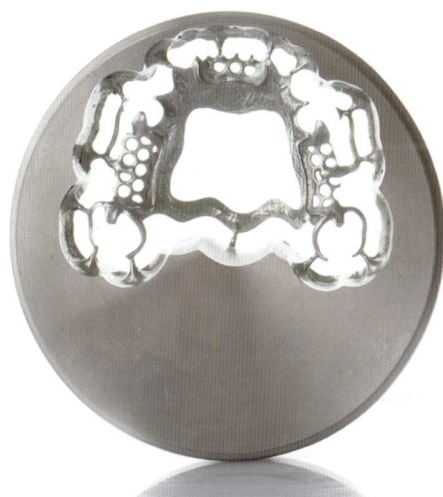

彩图 2-25　纯钛切削支架

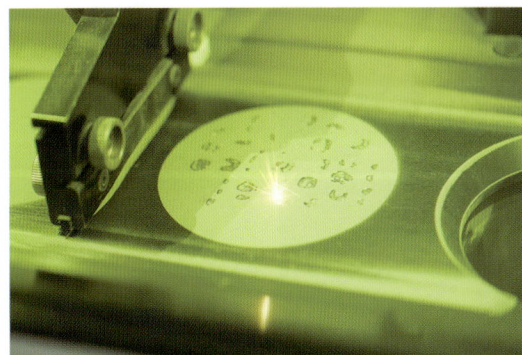

彩图 2-26　3D 激光打印

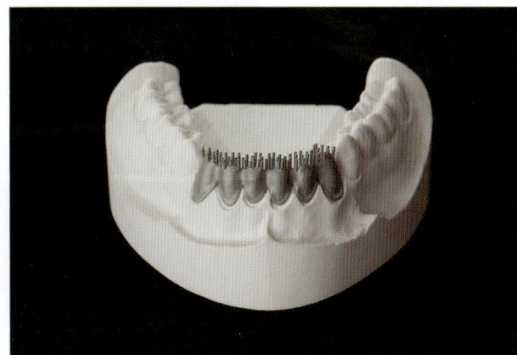

彩图 2-27　3D 激光打印钴铬金属内冠

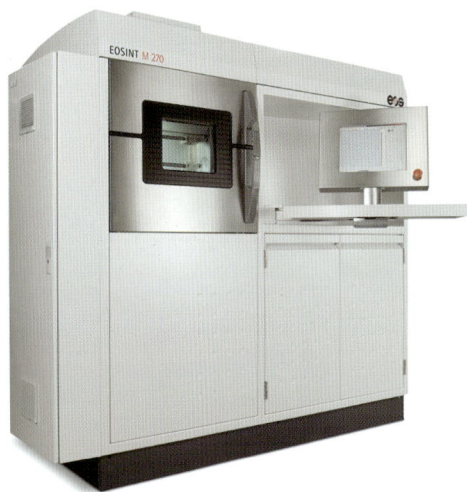

彩图 2-28　激光烧结成形机（EOS）

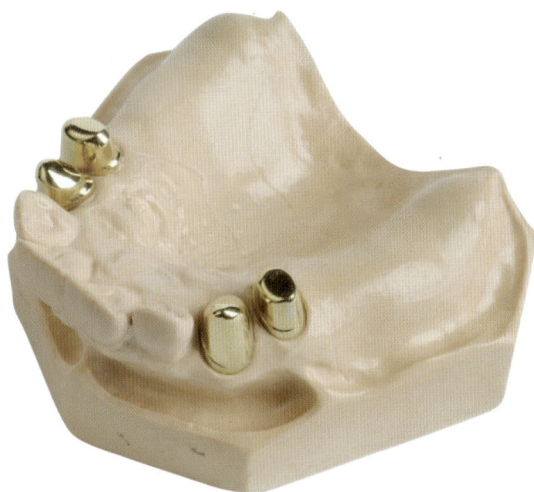

彩图 2-29　贵金属合金制作的修复体

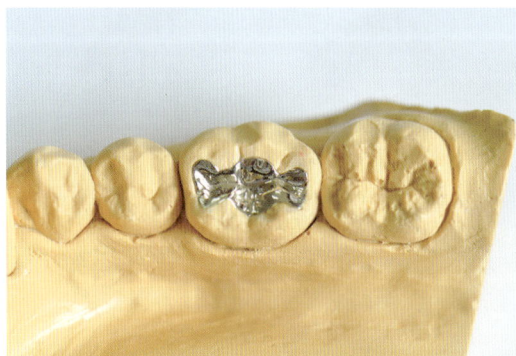

彩图 2-30　银钯合金制作的嵌体

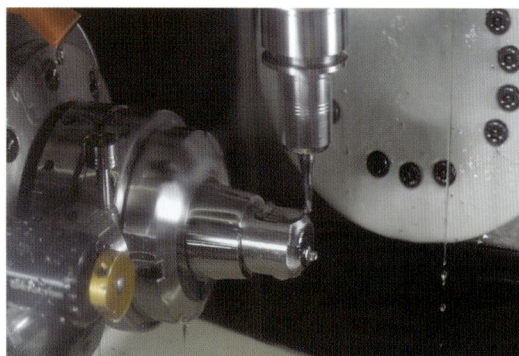

彩图 2-31　高精度机床切削纯钛个性化基台

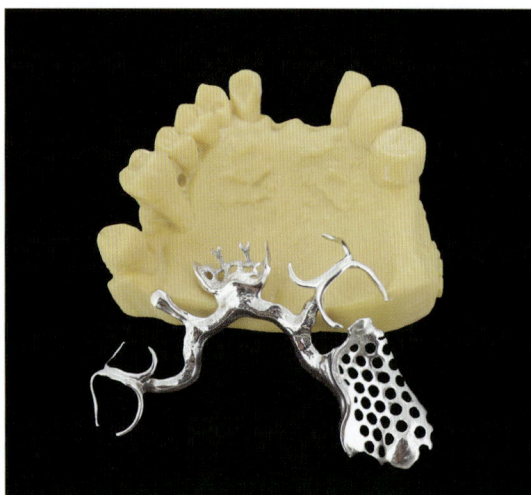

彩图 2-32　3D 激光打印钴铬合金支架

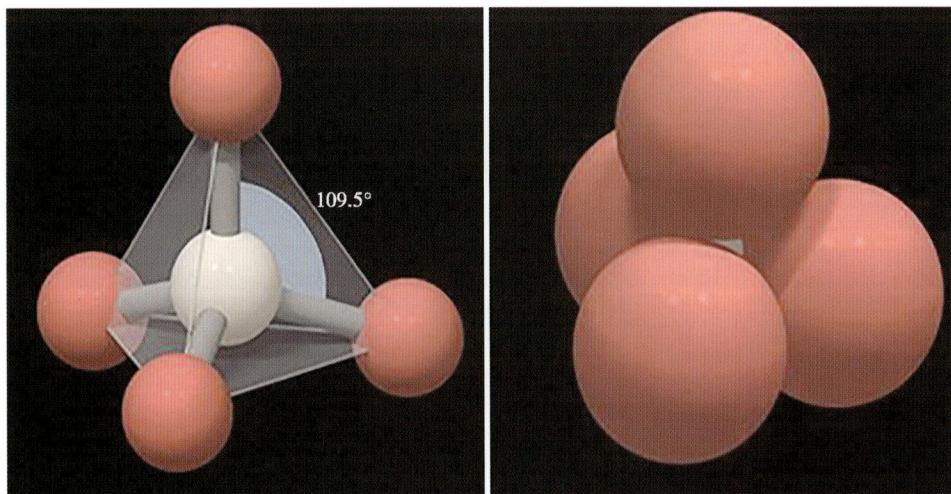

彩图 2-33　硅氧四面体结构

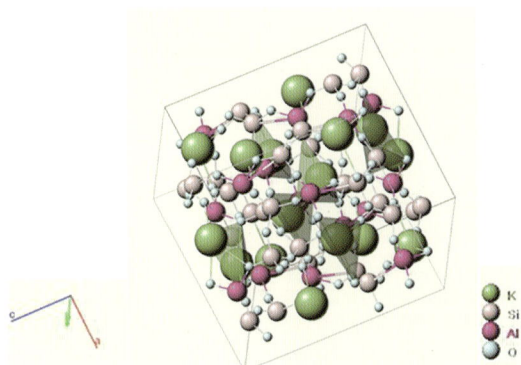

彩图 2-35　白榴石四方晶体结构

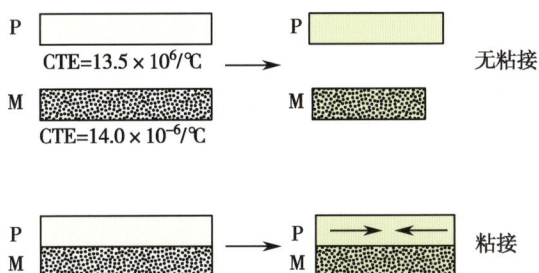

彩图 2-36　金 - 瓷结合示意图

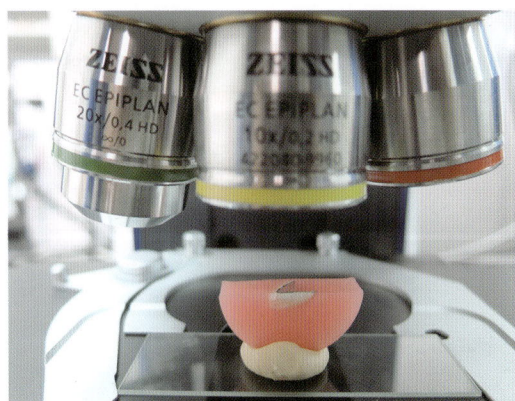

彩图 2-37　金瓷结合检测

粘接失败   内聚失败

1. 瓷金界面   4. 瓷–瓷

2. 金属氧化层–金属   5. 金属氧化层–金属氧化层

3. 瓷–金属氧化层   6. 金属–金属

瓷   金属   金属氧化层

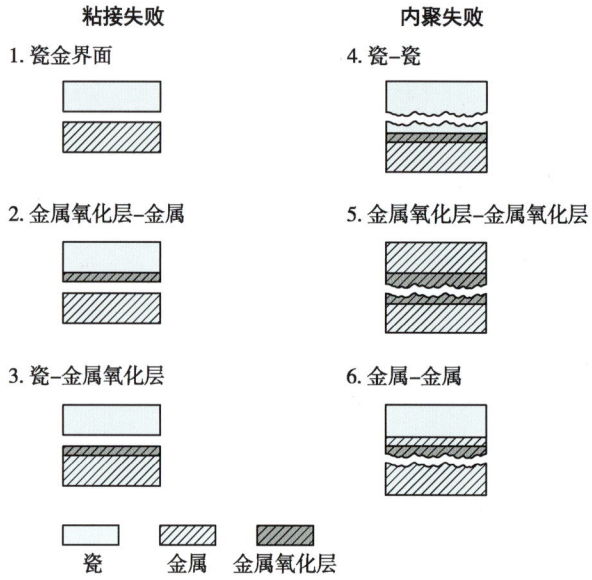

彩图 2-38　金瓷修复体可能的失败模式

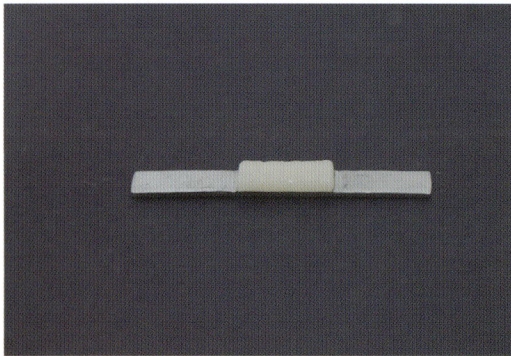

彩图 2-39　金瓷结合力测试件

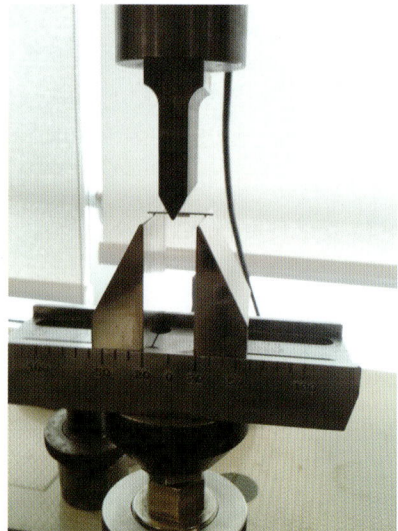

彩图 2-40　三点弯曲强度测试

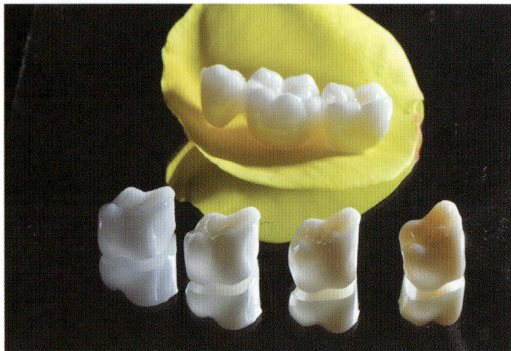

彩图 2-41　更具美观性的全瓷修复体

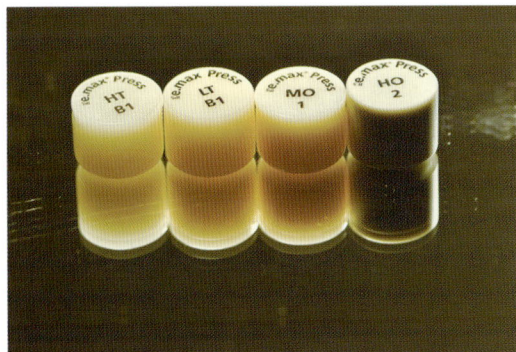

彩图 2-42　不同颜色及透明度的铸瓷块

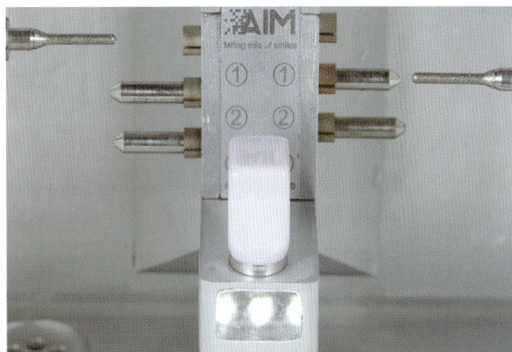

彩图 2-44　切削二硅酸锂玻璃陶瓷块

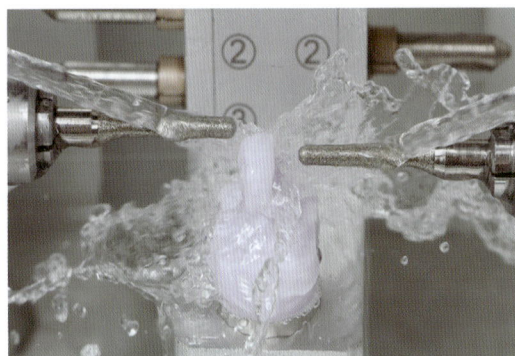

彩图 2-45　切削二硅酸锂玻璃陶瓷冠

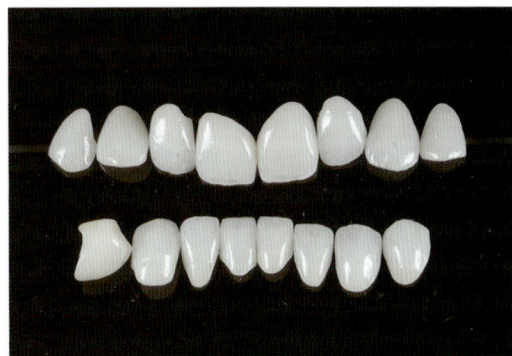

彩图 2-46　切削玻璃陶瓷

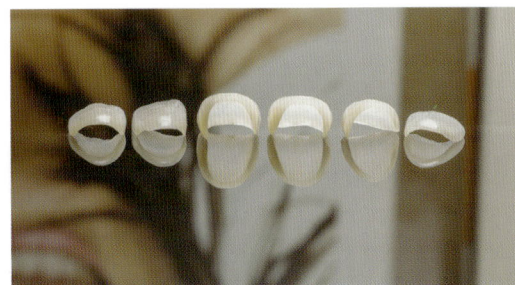

彩图 2-47　切削陶瓷贴面

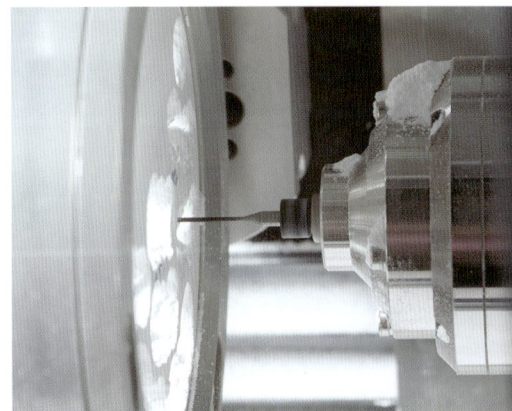

彩图 2-50　全瓷切削过程

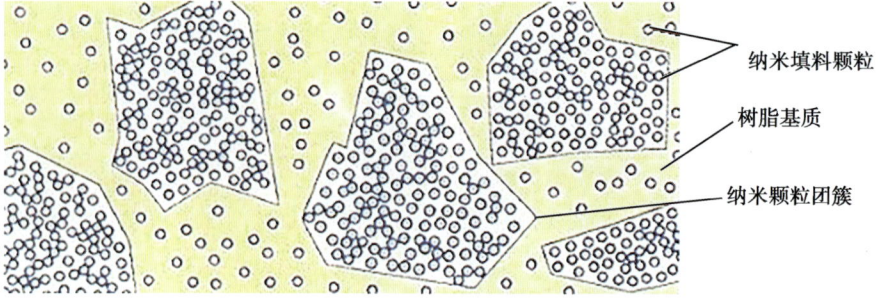

彩图 3-2　纳米填料复合树脂结构示意图

标注：纳米填料颗粒、树脂基质、纳米颗粒团簇

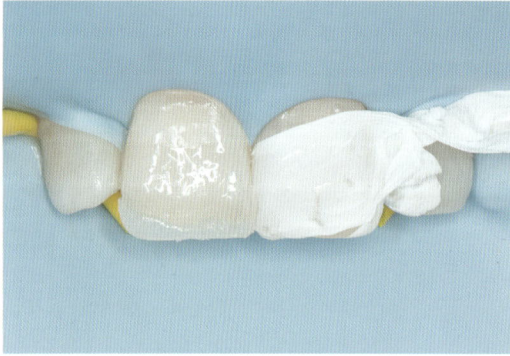

彩图 3-3　前牙 f 复合树脂

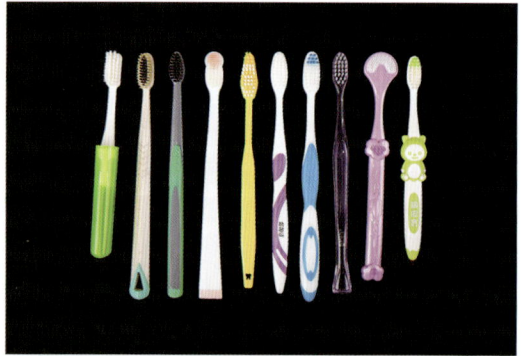

彩图 5-1　通用型牙刷

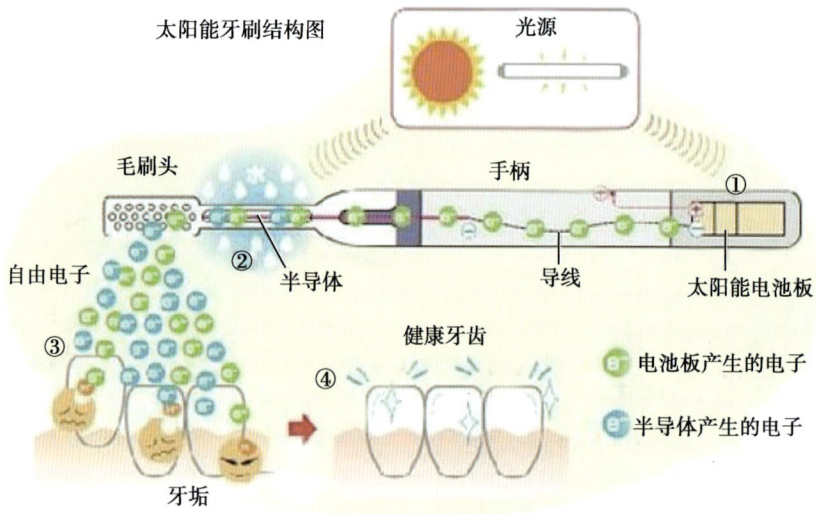

太阳能牙刷结构图

彩图 5-2　太阳能牙刷结构图

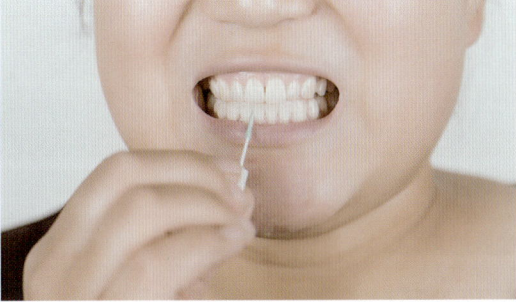
彩图 5-3　牙间隙刷

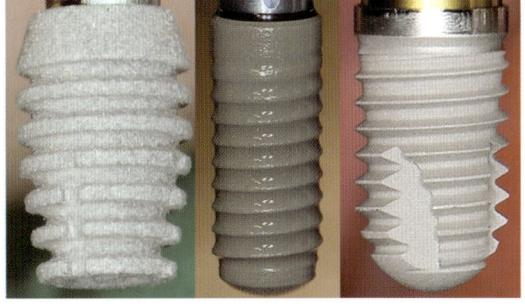
彩图 6-1　经过表面处理的三种种植体

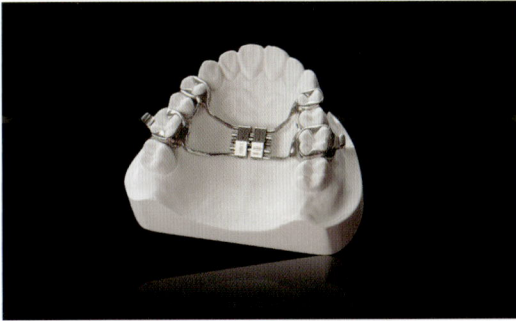
彩图 7-6　固定快速扩弓器

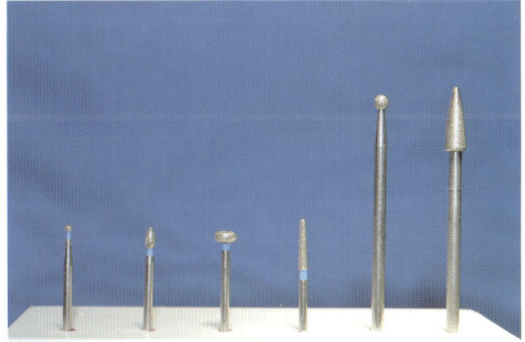
彩图 8-1　高速金刚石钻针与低速金刚石钻针（右1 右2）

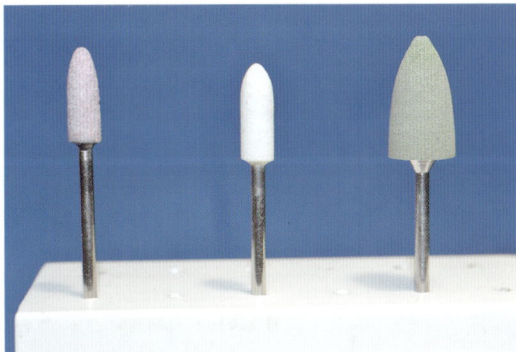
彩图 8-2　金刚砂磨头

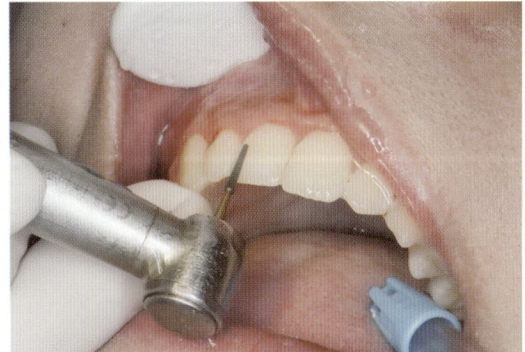
彩图 8-3　钨钢钻针去除粘接剂，抛光

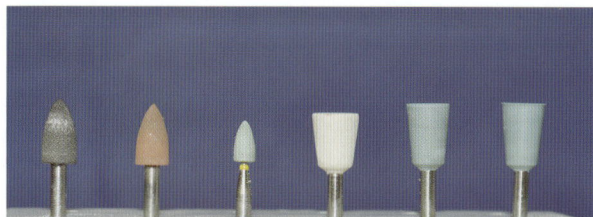

彩图8-4 硅橡胶磨具

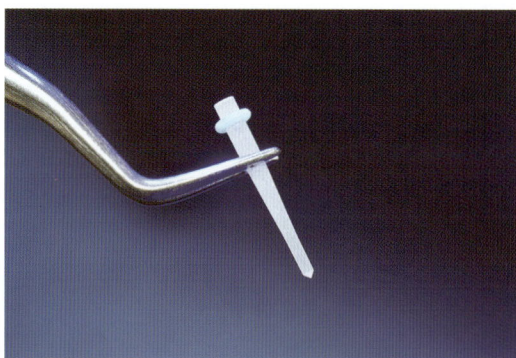

彩图8-6 纤维桩